CHOLESTERIN SPIEGEL SENKEN

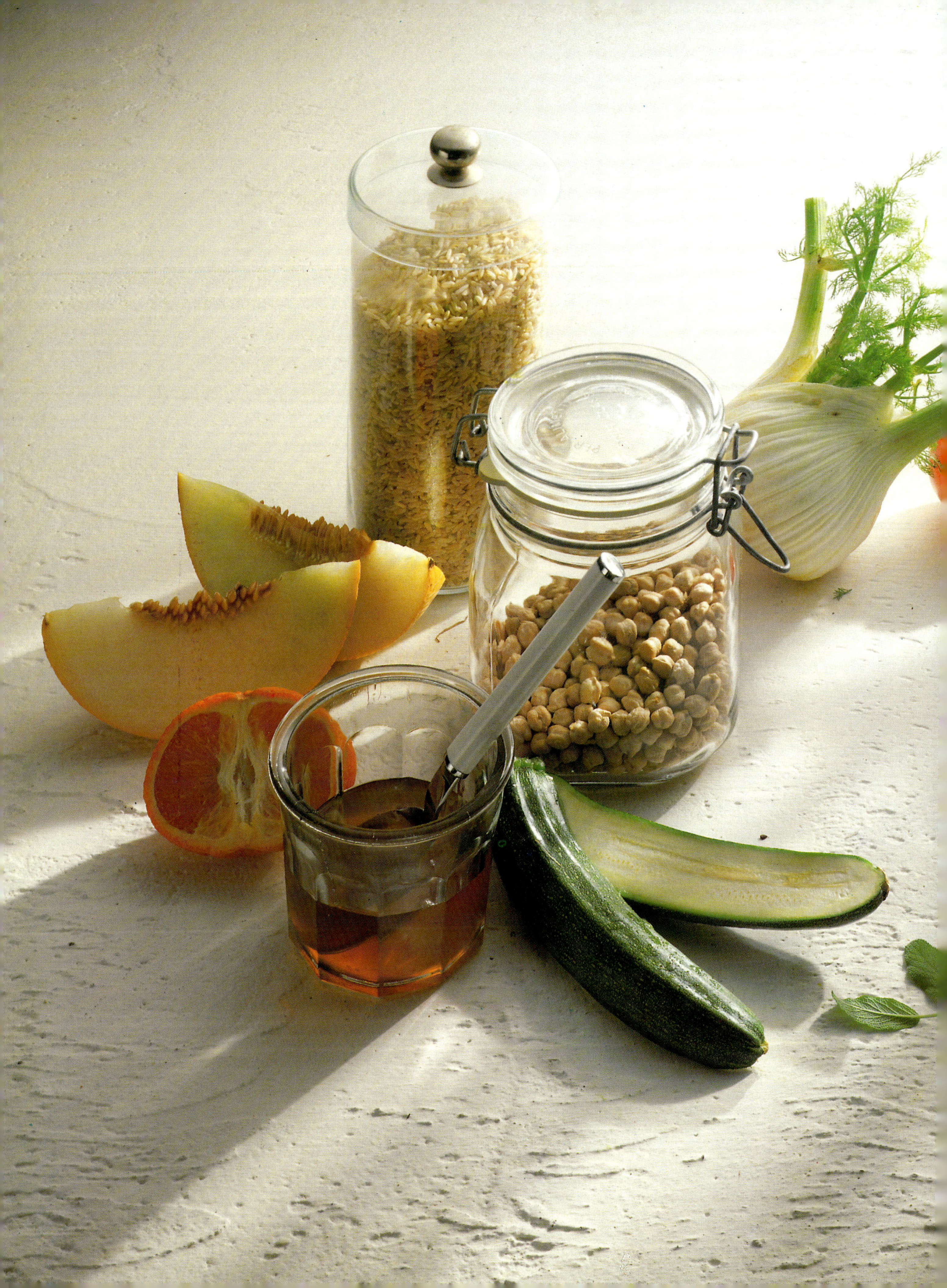

Dipl.-Ernähr.-Wiss. Edita Pospisil
Prof. Dr. med. Peter Schwandt/Prof. Dr. med. W. O. Richter

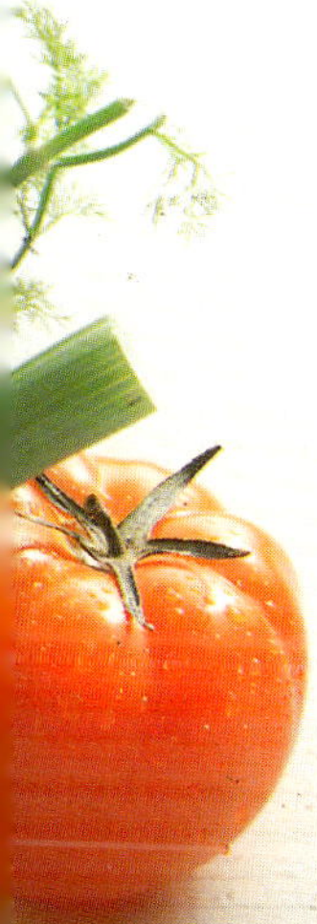

CHOLESTERIN SPIEGEL SENKEN

ÜBERARBEITETE AUSGABE

Ärztlicher Rat, köstliche Rezepte und viele Tips für leichtes Gelingen

Die Farbfotos gestalteten Odette Teubner und Kerstin Mosny

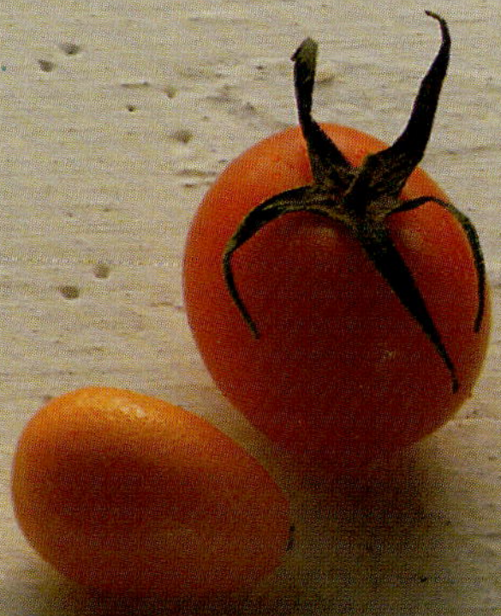

GU GRÄFE UND UNZER

Das finden Sie in diesem Buch

Über dieses Buch

Medizinische Einführung

Falsche Ernährung fordert ihren Tribut

So ernähren wir uns richtig

Was ist anders in der Ernährung bei Fettstoffwechselstörungen?

Tips für die gesunde Küche

Fettarm garen – Nährstoffe bewahren

Was auch Vorteile bietet –
Sprossen, Keime und Rohkostsalate

Und nun zu den Rezepten

Körnige Frühstücks-Ideen

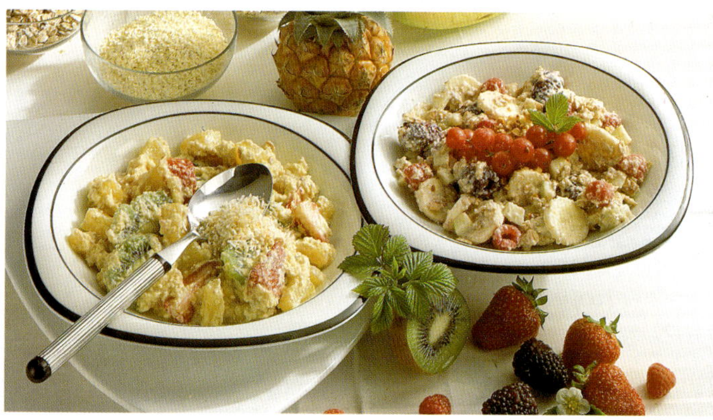

Vegetarische Hauptgerichte und Getreidebeilagen

Feine Fischgerichte

Fleischgerichte – fettarm zubereitet

Kleine Gerichte

Desserts und Gebäck

Tagespläne

Nährwerttabellen

Rezept- und Sachregister

Impressum

Vorwort

Erhöhte Cholesterinspiegel im Blut bedürfen der besonderen Aufmerksamkeit, weil sie ein erhöhtes Risiko für eine vorzeitige Gefäßverkalkung (Atherosklerose) darstellen, nicht selten über Jahrzehnte unbemerkt fortbestehen und fast immer durch eine Ernährungsumstellung günstig zu beeinflussen sind.
Man kann davon ausgehen, daß bei mindestens einem Drittel der Bevölkerung in der Bundesrepublik Deutschland die Cholesterinwerte im Blut zu hoch sind. Die Einordnung, ob das gefährlich und damit behandlungsbedürftig ist, muß immer individuell durch den Arzt vorgenommen werden. Wie später in diesem Buch noch ausführlich besprochen wird, gibt es verschiedene Arten von Cholesterin und anderen Blutfetten. Aber auch andere Risikofaktoren wie hoher Blutdruck und Zigarettenrauchen (um nur die beiden gefährlichsten zu nennen) sind bei der Bewertung des Atherosklerose-Risikos mit zu berücksichtigen.
Es müssen darüber hinaus auch andere Krankheiten und bestimmte Medikamente bei Vorliegen erhöhter Blutfette mitbewertet werden, um die richtigen Behandlungswege einzuschlagen. Das soll das folgende Beispiel zeigen: Eine Unterfunktion der Schilddrüse geht mit erhöhtem Cholesterinspiegel im Blut einher. Wird diese Unterfunktion richtig erkannt und behandelt, normalisiert sich auch das erhöhte Cholesterin im Blut in kurzer Zeit; eine zusätzliche Behandlung dieser sekundären Cholesterinerhöhung ist in solch einem Fall völlig überflüssig. Gleiches gilt für andere Ursachen, deren Beseitigung ebenfalls zu einer Normalisierung der Blutfette führt. Der Umgang mit erhöhten Cholesterinwerten bedarf also ärztlicher Hilfe.
Ganz anders ist die Situation, wenn es um die vorbeugende Umstellung der Ernährung geht. In der Bundesrepublik Deutschland bestehen 40% der Nahrungsenergie aus Fett. Wir wissen, daß mit einem Fettanteil von 30% die Ernährung viel gesünder ist. Es liegt also nahe, Fettmenge und Fettart im Sinne einer optimalen Kost zu verändern. Daß dies relativ leicht und auch auf durchaus angenehme Art machbar ist, zeigt dieses Kochbuch. Abschließend soll noch einmal betont werden, daß eine fettmodifizierte Kostumstellung eine absolut ungefährliche vorbeugende Maßnahme darstellt, die Ihrer Gesundheit mit Sicherheit zugute kommt.

Prof. Dr. Peter Schwandt
Prof. Dr. Werner Richter

Wichtiger Hinweis

Die Ratschläge und Rezepte in diesem Buch stammen von Fachleuten und sind erprobt. Die medizinische Forschung auf diesem Gebiet ist nicht abgeschlossen. Zu Einzelfragen werden auch von namhaften Wissenschaftlern abweichende Meinungen vertreten. Darüber hinaus reagiert jeder Organismus anders. Deshalb darf eine Diät zur Linderung von Beschwerden oder Krankheiten – ebenso wie jedes Medikament – nicht ohne Rücksprache mit dem Arzt durchgeführt werden. Sprechen Sie also unbedingt zunächst mit Ihrem Hausarzt, bevor Sie mit der Ernährungsumstellung beginnen.
Kaufen Sie nur gereinigtes Getreide, Schmutz und Unkrautsamen (vor allem Samen der giftigen Kornrade) dürfen nicht enthalten sein. Das gleiche gilt auch für das heute wieder häufiger auftretende Mutterkorn, das vor allem den Roggen befällt. Es ist ein schwärzliches, meist stark vergrößertes Getreidekorn. In größeren Mengen verzehrt, ruft es lebensgefährliche Vergiftungserscheinungen hervor. In Hülsenfrüchten (Samen und Schoten) ist ein natürliches Gift, das Phasin, enthalten. Durch ausreichendes Garen wird es unschädlich gemacht. Keimlinge von Hülsenfrüchten sollten nicht zu oft und besser kurz erhitzt oder blanchiert verzehrt werden.

Ihr Cholesterinspiegel ist zu hoch und Ihr Arzt hat Ihnen geraten, Ihre Ernährung umzustellen. Mit den vielen Anregungen und Rezepten möchte ich Sie ermuntern, Ihre bisherigen Ernährungsgewohnheiten für immer zu ändern. Denn eine cholesterinsenkende Behandlung dauert ein Leben lang und die Umstellung der Ernährung ist dabei die wirkungsvollste Maßnahme. Das Buch soll allen Betroffenen Mut machen und Sie, aber auch Ihre Familienangehörigen, zu mehr »Cholesterin-Bewußtsein« anregen. Alle Ernährungsempfehlungen sind aktuell und basieren auf den neuesten wissenschaftlichen Erkenntnissen.
Ein erhöhter Cholesterinspiegel tut nicht weh, deshalb haben Sie vielleicht den ärztlichen Rat, die Ernährung umzustellen, nicht sehr ernst genommen. Vielleicht fiel es Ihnen nur deshalb so schwer, Ihre Ernährung zu ändern, weil Ihnen die nötigen Kenntnisse darüber gefehlt haben. Die vielen Tips und Informationen zu den Lebensmitteln und eine umfassende Ernährungslehre helfen Ihnen bestimmt, die Wissenslücken zu schließen.
Im Ernährungsteil sage ich Ihnen, wie Sie natürlich und ohne Nebenwirkungen den Cholesterinspiegel senken können. Sie erfahren, worauf es ankommt, wenn Sie Ihre Ernährungsgewohnheiten verändern möchten. Sie erhalten alle Informationen, die Sie für die Praxis brauchen. In leicht verständlicher Form mache ich Sie mit den wichtigsten Maßnahmen zur Cholesterinspiegelsenkung vertraut. Wenn Sie diesen Teil gelesen haben, können Sie selbst leicht feststellen: was mache ich falsch – wie kann ich es besser machen? Sie erfahren alles über die Nährstoffe, wieviel Sie davon brauchen und worin sie vorkommen. Ergänzt werden diese Informationen durch praktische Tips, Tabellen, Nährwertangaben und Tagespläne.

Daß die neue und gesunde Art sich zu ernähren keinesfalls fade oder langweilig ist, werden Sie sehr schnell feststellen. Sie merken das auch schon beim Durchblättern, denn jedes der verlockenden Rezepte ist auf einem appetitanregenden Farbfoto abgebildet. Die Fotos wurden exklusiv für dieses Buch fotografiert und geben einen Vorgeschmack auf das, was Sie kulinarisch erwartet. Mit Hilfe der Rezepte werden Sie sehr leicht auf eine kohlenhydrat- und ballaststoffreiche, fett- und cholesterinarme Ernährung umsteigen können. Wenn Sie sich bisher nicht vorstellen konnten, daß zum Frühstück auch etwas anderes als Brot mit Butter und Marmelade schmeckt, so beweise ich Ihnen mit meinen Frühstücksideen das Gegenteil. Probieren Sie einfach einmal Müslis, Getreidegrützen oder pflanzliche Brotaufstriche aus. Sie werden begeistert sein. War Fleisch Ihr liebstes Nahrungsmittel beim Mittagessen, so werden Sie es bei den verlockenden vegetarischen Hauptgerichten wie beispielsweise Austernpilz-Spinat-Pfanne nicht vermissen. Auch für die beliebte Wurst auf dem Brot biete ich Ihnen fettarme Alternativen. Ich versichere Ihnen: Makrelenpastete oder Kichererbsenpaste mit Kräutern schmeckt ausgezeichnet. Sie werden auch neue Nahrungsmittel wie Sojaprodukte oder Haferkleie und deren Verwendungsmöglichkeiten kennenlernen. Sie werden überrascht sein, wie gesund Sie sich ernähren und dabei auch noch genießen können.

Noch etwas: Sie brauchen auch kein Außenseiter am Familientisch zu sein und »extra« Zubereitetes essen, nur weil Ihr Cholesterinspiegel erhöht ist. Denn die Rezepte sind – mit einigen Ausnahmen – für 4 Personen berechnet, damit Ihre Familie mitessen und von den Köstlichkeiten auch profitieren kann.
Nun wünsche ich mir, daß es Ihnen mit diesem Buch gelingen wird, Ihren Cholesterinspiegel in den Griff zu bekommen und hoffe, daß Ihnen die vielen Rezepte, Tips und Hinweise dabei helfen werden.

Ihre
Edita Pospisil

Medizinische Einführung

Ihr Arzt hat Ihnen mitgeteilt, daß Sie einen zu hohen Cholesterinspiegel im Blut haben und Ihnen eine Ernährungsumstellung empfohlen. Sie fragen sich jetzt natürlich: Was ist Cholesterin denn überhaupt? Wieso kann das, was ich esse, dabei überhaupt helfen? Muß ich jetzt auf alles, was ich gerne esse, verzichten? Die Antwort geben wir Ihnen in dieser Einführung, und wir können Ihnen versichern, daß Sie selbst viel, sehr viel tun können, um Ihren Cholesterinspiegel wieder zu normalisieren oder zu senken.

Erhöhter Cholesterinspiegel und Atherosklerose

Jeder zweite Deutsche stirbt an Herz- und Kreislauferkrankungen. Damit nimmt, nach einer Statistik der Weltgesundheitsorganisation (WHO), die Bundesrepublik Deutschland unter den westlichen Industrieländern einen traurigen Spitzenplatz ein. Allein am akuten Herzinfarkt sterben jährlich etwa 85 000 Menschen – dies entspricht der Einwohnerzahl der Stadt Marburg. Der Herzinfarkt ist eine der folgenschwersten Komplikationen der Atherosklerose, der vorzeitigen Gefäßverkalkung. Das Cholesterin spielt bei der Entstehung eine wesentliche Rolle.
Cholesterin kommt in vielen tierischen Lebensmitteln vor. Der Mensch ist aber nicht auf die Zufuhr mit der Nahrung angewiesen, da es der Körper selbst produzieren kann. Es ist als Gerüstsubstanz wichtiger Bestandteil aller Zellmembranen. Darüber hinaus werden Gallensäuren, Nebennierenrinden- und Geschlechtshormone sowie die Vorstufen von Vitamin D daraus gebildet.

Was ist Atherosklerose?

Jedes Gewebe im menschlichen Körper benötigt zur Aufrechterhaltung seines Stoffwechsels und seiner Funktionen Nährstoffe und Sauerstoff. Diese werden über die Blutbahn (Arterien) antransportiert. Für die ausreichende Versorgung ist eine bedarfsgerechte Durchblutung der Gewebe erforderlich. Die Größe der Blutgefäße ist daher so angelegt, daß auch unter Belastungen, wie zum Beispiel beim Sport, ausreichend Blut zur Verfügung gestellt werden kann. Auf den folgenden Bildern sehen Sie, wie ein gesundes und krankes Gefäß aussehen.
Werden die Arterien eingeengt, so kann der Sauerstoff- und Nährstoffbedarf in den Geweben, die von diesen Gefäßen versorgt werden, nicht mehr völlig gedeckt werden. So treten zunächst nur unter körperlicher Anstrengung Sauerstoffmangelerscheinungen auf, die sich beispielsweise am Herzen als durchblutungsbedingte Herzschmerzen (Angina-pectoris-Beschwerden) äußern.
In den meisten Fällen werden solche Arterieneinengungen durch die Atherosklerose verursacht. Dabei kommt es nach einer Schädigung der inneren Auskleidung der Arterien durch zuviel Cholesterin,

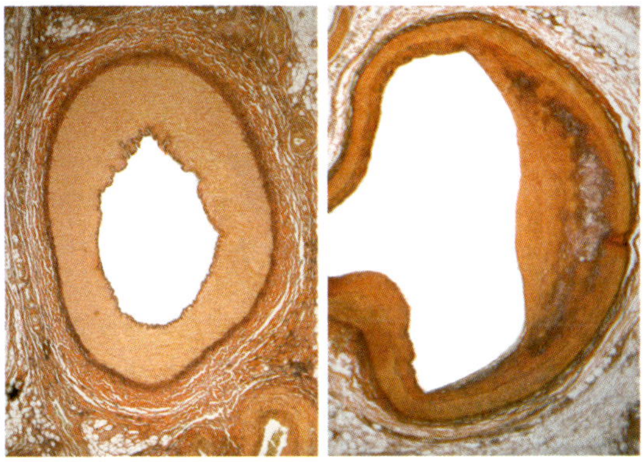

Auf diesen beiden Abbildungen sehen Sie einen Querschnitt von Blutgefäßen – links ein gesundes und rechts ein atherosklerotisch verändertes Gefäß.

Nikotin oder einen zu hohen Blutdruck zu einer krankhaften Mehrbildung von Muskelfasern und Bindegewebe sowie zur Einlagerung von Cholesterin. Später treten dann Verkalkungen auf. Die Innenwände der Blutgefäße werden durch diese entzündlichen Veränderungen zerstört. Durch diese atherosklerotische Schädigung werden die Blutgefäße eingeengt oder ganz verschlossen. Auf dem Bild oben ist dies deutlich zu erkennen.
Häufiger verantwortlich für den Verschluß einer Arterie sind jedoch die Blutgerinnsel, die sich auf den entzündlich veränderten Oberflächen der atherosklerotischen Veränderungen bilden. Durch den plötzlichen Verschluß einer Arterie können die durch dieses Blutgefäß zu versorgenden Gewebeanteile nicht mehr ausreichend mit Sauerstoff und Nährstoffen versorgt werden und sterben ab, wenn die Blutversorgung nicht rasch wieder hergestellt wird (siehe Abbildung). Ein solches Ereignis äußert sich am Herzen als Infarkt. Sind die Arterien betroffen, die das Gehirn versorgen, so tritt ein Schlag-

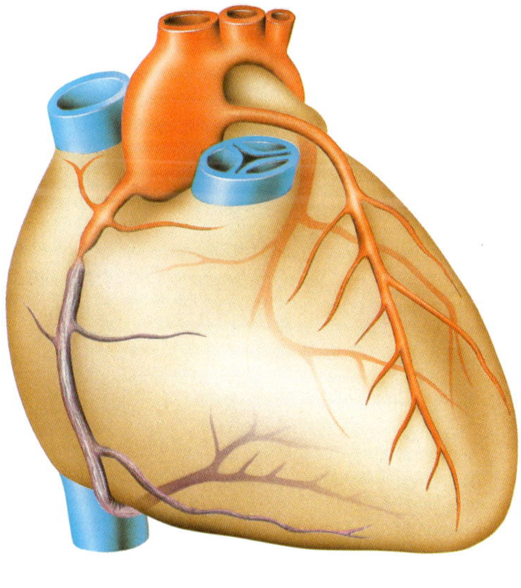

Durch die Einengung der Arterie kann das Gewebe nicht mehr ausreichend mit Sauerstoff versorgt werden.

anfall auf. Je nach der Stelle des Verschlusses kommt es zur Lähmung einer Körperhälfte, zu Sprachstörungen oder zu Störungen des Gleichgewichtes. Betroffen sein können aber auch die Blutversorgung des Auges (Erblindung), die Beinarterien (mit vorwiegendem Gewebetod an den Zehen – schwarze Zehen), der Darm oder auch die Nierenarterien. Jedes Gewebe kann im menschlichen Körper durch Atherosklerose geschädigt werden.

Risikofaktoren für die Entstehung von Atherosklerose

Heute ist bekannt, daß bestimmte Risikofaktoren für die vorzeitige Entstehung der Atherosklerose verantwortlich sind. Dazu gehören:

- Fettstoffwechselstörungen, insbesondere ein erhöhter Cholesterinspiegel im Blut
- Rauchen
- Bluthochdruck
- Zuckerkrankheit (Diabetes mellitus)
- Übergewicht
- Erhöhte Harnsäurewerte im Blut

Die Bedeutung des erhöhten Cholesterinspiegels im Blut für die vorzeitige Entwicklung der Atherosklerose ergibt sich aus den Krankengeschichten von Patienten mit einer angeborenen Cholesterinerhöhung im Blut (familiäre Hypercholesterinämie). Es gibt verschiedene Formen dieser genetisch bedingten Cholesterinerhöhung im Blut. Bei der einen (reinerbig) liegen die Serum-Cholesterinwerte zwischen 600 und 1000 mg/dl (Häufigkeit 1 : 1 000 000). Wird diese Form nicht ausreichend behandelt, tritt ein Herzinfarkt schon vor dem zwanzigsten Lebensjahr auf. Aber auch bei der anderen Form (gemischterbig), die wesentlich häufiger ist (1 von 500 Menschen ist betroffen), kommt es bei Serum-Cholesterinwerten zwischen 350 und 700 mg/dl im Alter zwischen 40 und 60 Jahren häufig zum Herzinfarkt.

Erhöhte Serum-Cholesterinwerte durch falsche Ernährung

Wie sieht es aber aus mit Serum-Cholesterinwerten (Serum ist der Anteil des Blutes nach Abtrennung der Blutzellen) zwischen 200 und 300 mg/dl, die meistens durch eine falsche Ernährung bedingt sind? Sind solche Werte bereits für ein vorzeitiges Auftreten der Atherosklerose verantwortlich?
Hier können z. B. zwei große Bevölkerungsuntersuchungen Antwort geben. Bei der einen wurden in den Vereinigten Staaten von Amerika mehr als 361 000 Männer im Alter von 35–57 Jahren über 6 Jahre hinweg beobachtet. Dabei zeigte sich, daß im Vergleich zu einem Serum-Cholesterinspiegel von unter 200 mg/dl doppelt so viele Männer an einem Herzinfarkt starben, wenn der Serum-Cholesterinwert bei 240 mg/dl lag und sogar dreimal mehr bei Werten von 280 mg/dl. Dies bestätigten auch die Ergebnisse des sogenannten »Pooling Projects«, in dem die Daten von 8500 Männern im Alter von 40–59 Jahren zusammengefaßt wurden. So litten diejenigen mit einem Serum-Cholesterinwert zwischen 240 und 270 mg/dl fast dreimal mehr an einer vorzeitigen Atherosklerose der Herzkranzgefäße, als die Männer, die einen Wert unter 194 mg/dl hatten.

Richtwerte

Aufgrund dieser Erkenntnis haben Experten in den USA und in Europa Grenzwerte für ein »normales Serum-Cholesterin« empfohlen. Ein Serum-Cholesterinwert, der unter 200 mg/dl liegt, ist nach Meinung der Fachleute »normal«. Werte zwischen 200 und 250 mg/dl liegen im Grenzbereich, und ein Wert von über 250 mg/dl ist eindeutig zu hoch.
In der folgenden Tabelle sehen Sie auf einen Blick, ab wann von seiten der Blutfettwerte ein Risiko vorliegt. Dort finden Sie auch die Normalwerte für das LDL- und HDL-Cholesterin sowie für die Triglyceride. Diese Blutfette werden später erklärt. Bei Vorliegen von anderen Risikofaktoren (siehe oben) muß der Grenzbereich bereits ernst genommen werden.

Richtwerte für Blutfette in mg/dl (mmol/l)

Serum-Cholesterin	LDL-Cholesterin	HDL-Cholesterin	Triglyceride
günstig <200 (5,2)	<135 (3,5)	>45 (1,1)	<200 (2,3)
grenzwertig 200–250 (5,2–6,5)	135–175 (3,5–4,5)	35–45 (0,9–1,1)	200–400 (2,3–4,6)
ungünstig >250 (6,5)	>175 (4,5)	<35 (0,9)	>400 (4,6)

< unter > über

Wie führt ein erhöhter Cholesterinspiegel zu Atherosklerose?

Das Cholesterin ist ein Fett und deshalb nicht wasserlöslich. Darum kann es nicht in freier Form im Blut transportiert werden. Damit es transportfähig ist, wird es an bestimmte Eiweiße (Apolipoproteine) gebunden. Die Verbindungen aus Eiweiß und Cholesterin heißen Lipoproteine. Diese Partikel enthalten neben Cholesterin und den Apolipoproteinen in unterschiedlichen Mengen auch noch andere Fettstoffe, die Triglyceride und Phospholipide.
Die Lipoproteine unterliegen einem stetigen Stoffwechsel, das bedeutet, daß sie stets auf-, ab- oder umgebaut werden.
Es gibt Stoffwechselstörungen, bei denen entweder zuviel Lipoproteine produziert oder zuwenig abgebaut und/oder nicht ausreichend aus dem Blut in die Gewebe transportiert werden.

Die verschiedenen Lipoproteine

Zu den wichtigsten Lipoproteinen gehören:
- Lipoproteine sehr niedriger Dichte (very low density lipoproteins – VLDL)
- Lipoproteine intermediärer Dichte (intermediate density lipoproteins – IDL)
- Lipoproteine niedriger Dichte (low density lipoproteins – LDL)
- Lipoproteine hoher Dichte (high density lipoproteins – HDL)

Wie die Lipoproteine verstoffwechselt werden, zeigt das folgende Bild.
Die VLDL werden in der Leber gebildet und an das Blut abgegeben. Dort werden sie durch ein Enzym, die Lipoproteinlipase, das sich an den Auskleidungen der kleinen Blutgefäße vor allem in der Muskulatur und im Fettgewebe befindet, über die IDL zu LDL abgebaut (siehe Abbildung). Diese sehr cholesterinreichen LDL können über spezielle Aufnahmestellen (Rezeptoren) in die Zellen eingeschleust werden. Solche Rezeptoren kommen in nahezu allen Geweben und Organen vor. Ein bestimmter Prozentsatz der LDL wird jedoch immer in die sogenannten Makrophagen aufgenommen. Makrophagen sind Blutzellen, die Cholesterin aufnehmen können. Sie sind die »Polizei« im menschlichen Körper.

Stoffwechsel der VLDL

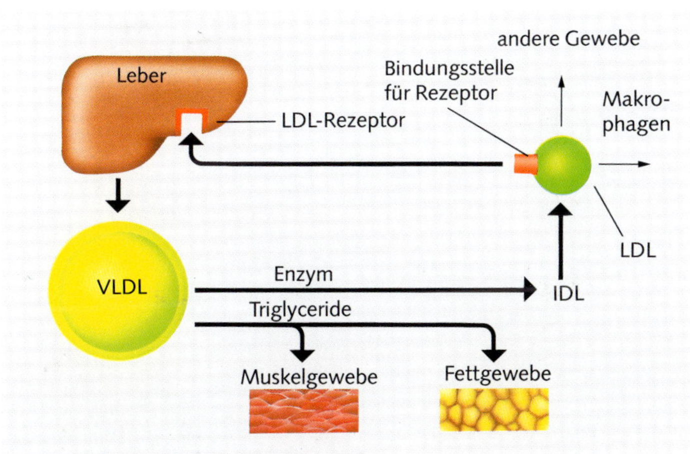

Die Leber bildet VLDL, die im Blut zu LDL abgebaut werden. Die LDL gelangen über spezielle Bindungsstellen wieder in die Leber, in andere Gewebe oder werden von Makrophagen aufgenommen.

Die beiden amerikanischen Nobelpreisträger Brown und Goldstein konnten den zugrundeliegenden Fehler im Lipoproteinstoffwechsel bei den Patienten mit angeborener (familiärer) Hypercholesterinämie aufklären. Sie fanden, daß bei der gemischterbigen Form die Anzahl der Aufnahmestellen für LDL an den verschiedenen Körperzellen vermindert ist, bei der reinerbigen Form fehlen sie vollständig. Daher können LDL nicht in ausreichendem Maße aus dem Blut abtransportiert werden und reichern sich dort an. Aber auch falsche Ernährung kann den LDL-Stoffwechsel verändern. Besonders leicht werden die LDL in die Makrophagen aufgenommen, wenn sie chemisch verändert (oxidiert) werden. Provitamin A (Beta-Carotin), die Vitamine C und E sowie Selen aber können diese Oxidation verlangsamen. Da die Aufnahme der LDL dann unabhängig von den Rezeptoren ist, werden die Makrophagen mit Cholesterin überladen und wandeln sich zu Schaumzellen um, die immer bei einer Atherosklerose nachweisbar sind.
Die LDL gehören also zu den die Atherosklerose-Entstehung stark begünstigenden Lipoproteinen. Die Menge des LDL-Cholesterins im Blut bestimmt den Grad der Gefährdung.

Das gute HDL

Im Körper gibt es auch ein Lipoprotein, das positive Eigenschaften hat. Es ist in der Lage, in Gewebezellen und Makrophagen gespeichertes Cholesterin aufzunehmen und wieder zur Leber zurückzutransportieren, wo es abgebaut wird. Es handelt sich um die HDL. Je höher die HDL-Werte im Blut sind, desto mehr abgelagertes Cholesterin kann wieder mobilisiert und abgebaut werden. Das bedeutet: Um das Risiko für die vorzeitige Entstehung einer koronaren Herzkrankheit beurteilen zu können, ist es wichtig, bei erhöhtem Serum-Cholesterin sowohl den Anteil des Cholesterins in den LDL als auch in den HDL zu kennen. Ein möglichst niedriges LDL- und ein hohes HDL-Cholesterin sollten angestrebt werden. Dadurch kann das Risiko für eine vorzeitige Atherosklerose vermindert werden.

Ziele der Behandlung

Ist der Serum- oder LDL-Cholesterinwert erhöht, so reicht es nicht aus, den Wert um 10 oder 20 mg/dl zu senken. Statt dessen sollten unbedingt die von Experten festgelegten Werte erreicht werden. Nur so kann das Fortschreiten der atherosklerotischen Veränderungen gestoppt oder so können sie sogar zurückgebildet werden. Es sollten folgende Behandlungsziele erreicht werden:

Optimale Cholesterinwerte in mg/dl (mmol/l)

	Serum-Cholesterin	LDL-Cholesterin
ohne weiteren Risikofaktor	215 (5,5)	155 (4,0)
mit weiteren Risikofaktoren	<200 (5,2)	<135 (3,5)

< unter

Medizinische Einführung

Die Senkung des Cholesterinspiegels führt zu einer verbesserten Prognose

Es wurde untersucht, welchen Einfluß eine Senkung des Serum-Cholesterins auf das Auftreten und den Verlauf einer koronaren Herzkrankheit hat, wenn die Ernährung umgestellt oder Medikamente eingenommen werden. Alle Studien hatten ein sehr positives Ergebnis: Bei einer durchschnittlichen Senkung des Serum-Cholesterins um 1% verringerte sich das Risiko für eine koronare Herzerkrankung um 2%. Wenn gleichzeitig das vor Atherosklerose schützende HDL erhöht und die Serum-Triglyceride gesenkt wurden, war das Ergebnis noch günstiger.

Erhöhter Triglycerid-Spiegel im Blut

Die Triglyceride sind neben dem Cholesterin der zweite wichtige Fettstoff im Blut. Zu einem großen Teil stammen die Triglyceride aus der Nahrung. Wie sie durch den Stoffwechsel umgesetzt werden, zeigt die folgende Abbildung. Neueste Forschungen ergaben, daß auch hohe Serum-Triglyceridwerte mit einem erhöhten Risiko für die Atherosklerose einhergehen. Dies gilt insbesondere für Abbauprodukte triglyceridreicher Lipoproteine, wie zum Beispiel Chylomikronenreste (Remnants) und IDL.

Stoffwechsel der Nahrungsfette

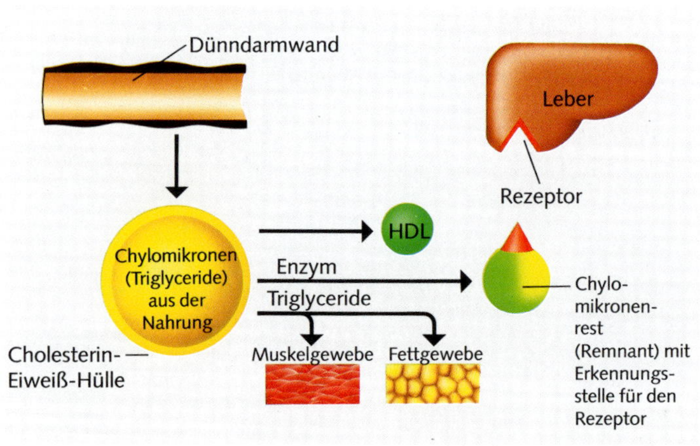

Triglyceride aus der Nahrung gelangen als Chylomikronen ins Blut. Diese werden zu HDL und Remnants abgebaut. Der Remnant besteht aus Cholesterin, das von der Leber aufgenommen wird.

Bei einer deutlichen Erhöhung der Triglyceride (über 500 mg/dl) wird das Serum trübe und milchig. Dadurch kommt es zu einer erheblichen Verschlechterung der Fließeigenschaften des Blutes. Besonders negativ wirkt sich dies in den sehr kleinen Blutgefäßen aus. Entzündungen der Bauchspeicheldrüse, schwere Schmerzzustände im Bauchbereich oder auch Durchblutungsstörungen im Gehirn und Herz können auftreten.
Der Triglycerid-Spiegel im Serum sollte deshalb nüchtern unter 200 mg/dl liegen.

Andere Risikofaktoren

Wie bereits gesagt, ist ein erhöhtes Serum-Cholesterin verantwortlich für die Entstehung oder Verschlechterung eines atherosklerotischen Leidens.
Liegen zusätzlich noch andere Risikofaktoren wie Zigarettenrauchen, Übergewicht, Bluthochdruck, Zuckerkrankheit (Diabetes mellitus) oder eine erhöhte Harnsäurekonzentration im Blut vor, so addiert sich das Risiko nicht nur, es vervielfacht sich sogar. Es hat also wenig Sinn, nur den Serum-Cholesterinspiegel zu senken und weiter zu rauchen, es müssen alle Risikofaktoren beseitigt werden.

Wichtige Maßnahmen sind also:

- Nicht mehr rauchen
- Mehr körperliche Aktivität
- Übergewicht verringern
- Blutdruck kontrollieren und wenn nötig unter ärztlicher Betreuung behandeln.
- Beim Vorliegen einer Zuckerkrankheit muß der Blutzucker optimal eingestellt werden. Hier gilt das gleiche wie bei erhöhtem Cholesterinspiegel: Ein wenig nützt nichts!
- Eine zu hohe Harnsäurekonzentration im Blut (Gicht) sollte mit Diät und/oder Medikamenten behandelt werden.

Prinzipien einer cholesterin-senkenden Ernährung

Cholesterin als Risikofaktor ist kein akutes, sondern ein chronisches Problem. Die Quittung für eine falsche Ernährung wird erst Jahrzehnte später serviert.
Die erste Maßnahme zur Senkung eines erhöhten Serum-Cholesterins ist deshalb die Umstellung der Ernährung. Auch wenn zusätzlich noch Medikamente eingenommen werden müssen, bleibt eine fettmodifizierte Ernährung die Grundlage der Behandlung. Die Prinzipien einer fettmodifizierten Ernährung beruhen auf den Empfehlungen der Europäischen Atherosklerose Gesellschaft (1992). Nach diesen Empfehlungen sollte sich die fettmodifizierte Ernährung wie folgt zusammensetzen:

Nährstoffempfehlung

Nährstoff	Anteil an der täglichen Energiezufuhr
Kohlenhydrate	50–60%
Eiweiß	10–20%
Fett	30%
gesättigte Fettsäuren	7–**10%**
einfach ungesättigte Fettsäuren	**10**–15%
mehrfach ungesättigte Fettsäuren	7–**10%**
Cholesterin	weniger als 300 mg/Tag
Ballaststoffe	etwa 35 g/Tag

Die Grundsätze der fettmodifizierten Kost lassen sich in einer »Dreier-Regel« zusammenfassen: Maximal 30% der Energie (kcal) sollte aus Fett bestehen, davon jeweils ein Drittel als:

- gesättigte Fettsäuren
- einfach ungesättigte Fettsäuren
- mehrfach ungesättigte Fettsäuren

Außerdem sollten höchstens 300 mg Cholesterin und etwa 35 g Ballaststoffe täglich aufgenommen werden.

Das bedeutet:
1. Weniger Fett essen.
2. Gesättigte Fettsäuren, insbesondere die tierischen Nahrungsmittel, einschränken.
3. Vermehrt einfach ungesättigte Fettsäuren (Olivenöl, Rapsspeiseöl) und mehrfach ungesättigte Fettsäuren wie beispielsweise Sonnenblumenöl, Distelöl, Sojaöl, Maiskeimöl verwenden.
4. Wenn Fleisch, dann vorwiegend Sorten mit einem hohen Eiweißanteil und niedrigem Fettgehalt (wenig gesättigte Fettsäuren) essen, zum Beispiel Fisch oder bestimmte Geflügelsorten.
5. Ballaststoffreiche Nahrungsmittel bevorzugen (siehe Tabelle Seite 115).
6. Cholesterinreiche Lebensmittel vermeiden (Cholesteringehalt tierischer Lebensmittel siehe Tabelle Seite 112 bis 113).

Was Fett sparen hilft

Der Fettgehalt der Nahrung verringert sich schon, wenn sichtbares Fett wie zum Beispiel Fettränder am Fleisch entfernt werden und auf Speck verzichtet wird. Fettarme Fleisch- und Wurstsorten sowie fettarme Milch und Milchprodukte sollten immer Vorrang haben. Häufig wird schon durch die Einschränkung tierischer Fette auch die Cholesterinaufnahme vermindert.
Alle Gerichte sollten fettarm zubereitet werden. Günstige Garmethoden sind Kochen, Grillen und Dünsten. Beim Braten und Schmoren kann Fett eingespart werden, wenn kunststoffbeschichtete Pfannen, Aluminium- oder Bratfolie sowie Tontopf verwendet werden (siehe die Seiten 24 bis 27). Nichts Fritiertes essen. Bereits beim Einkauf kann der Fettgehalt der Nahrung beeinflußt werden: Bewußt fettarme Nahrungsmittel auswählen. Die Deklarationen auf den Packungen geben über den Fettgehalt Auskunft (siehe Seite 22). Am besten ist es, das Essen selbst zuzubereiten und Fertiggerichte zu meiden.
Der Cholesteringehalt der Nahrung ist schon dann geringer, wenn vor allem auf Lebensmittel mit einem sehr hohen Cholesteringehalt verzichtet wird. Dazu gehören:

- Eigelb und daraus hergestellte Nahrungsmittel. Ein Eigelb enthält etwa 300 mg Cholesterin, also bereits die Menge, die täglich erlaubt ist.
- Innereien
- Hirn
- fette Fleischsorten.

Die Bedeutung der ungesättigten Fettsäuren

Nahrungsfette (Nahrungs-Triglyceride) bestehen aus Glycerin und Fettsäuren. Alle Fettsäuren bestehen aus Kohlenstoffatomen, die in unterschiedlicher Anzahl kettenförmig aneinandergereiht sind. An diese Ketten von Kohlenstoffatomen lagern sich Wasserstoffatome an.
Sind alle Bindungsstellen der Kohlenstoffatome mit Wasserstoffatomen besetzt, so spricht man von gesättigten Fettsäuren. Werden aber eine oder mehrere solcher Bindungsstellen nicht mit Wasserstoffatomen besetzt, dann entsteht zwischen zwei Kohlenstoffatomen eine Doppelbindung. Auf diese Weise entsteht eine einfach ungesättigte Fettsäure. Bei den mehrfach ungesättigten Fettsäuren gibt es mehrere solcher Doppelbindungen.
Gesättigte und einfach ungesättigte Fettsäuren kann der Körper selbst bilden. Es gibt einige mehrfach ungesättigte Fettsäuren, zum Beispiel die Linolsäure, für die das nicht gilt. Diese müssen mit der Nahrung aufgenommen werden.
Einfach ungesättigte Fettsäuren kommen reichlich im Olivenöl, mehrfach ungesättigte in den meisten pflanzlichen Ölen vor – ausgenommen Kokosfett, Palm- und Olivenöl.
Das Verhältnis von mehrfach ungesättigten zu den gesättigten Fettsäuren sollte auf Dauer 1 und nicht höher als 1,5 sein, da sonst das günstig wirksame HDL-Cholesterin zu niedrig wird.
Die einfach ungesättigten Fettsäuren wurden lange Zeit als negativer Faktor angesehen. Untersuchungen in den letzten Jahren haben jedoch eindeutig gezeigt, daß ihre Wirkung auf das Serum-Cholesterin gleich gut ist, wie die der mehrfach ungesättigten Fettsäuren, außerdem verringern sie auch nicht das HDL-Cholesterin.
Mehr einfach und mehrfach ungesättigte Fettsäuren und damit weniger gesättigte Fettsäuren in der Nahrung führen zu einer Vermehrung der Aufnahmestellen für LDL an der Leberzelle. Dadurch nimmt die Leber mehr LDL aus dem Blut auf und die LDL-Konzentration im Blut sinkt. Jeder Mensch spricht unterschiedlich auf die Fettmodifikation an, so daß im Einzelfall keine Aussage über das Ausmaß der cholesterinsenkenden Ernährung gemacht werden kann. Am ausgeprägtesten wird natürlich der Erfolg bei jenen sein, die sich vorher falsch ernährt haben. Durch die Ernährung kann möglicherweise das Serum-Cholesterin um etwa 25% gesenkt werden. Nur bei wenigen Menschen läßt sich durch diätetische Maßnahmen das Serum-Cholesterin nicht senken. Das gilt für Menschen mit einer bestimmten angeborenen Veränderung im Lipoproteinstoffwechsel. In den Tabellen sind Nahrungsmittel nach ihrer Eignung für eine fettmodifizierte Ernährung aufgelistet.

Neben den bisher dargestellten Prinzipien gibt es eine Reihe von Nahrungsbestandteilen, die möglicherweise auch Einfluß auf den Fettstoffwechsel haben.

Fischöle mit Omega-3-Fettsäuren

Eskimos und japanische Fischer erkranken seltener an einem Herzinfarkt. Dieses Phänomen kann damit erklärt werden, daß Eskimos und Japaner sehr viel Fisch essen. Sie verzehren in erster Linie Seefische, die viel Omega-3-Fettsäuren enthalten. Omega-3-Fettsäuren sind mehrfach ungesättigte Fettsäuren. Sie beeinflussen das Serum- und LDL-Cholesterin nicht wesentlich, sind allerdings in der Lage, Serum-Triglyceride wirkungsvoll zu senken. Darüber hinaus wirken sie positiv auf Faktoren, die an der Entstehung der Atherosklerose beteiligt sind. So hemmen sie zum Beispiel das Anheften der Blutplättchen an die verletzte Gefäßwand. Doch fehlen bisher Langzeituntersuchungen, die bestätigen, daß Fischöle ungefährlich sind. Deshalb gibt es noch keine Empfehlungen, täglich Fischölpräparate zu verwenden. Dagegen sind sich Fachleute einig, daß es sinnvoll ist, zweimal pro Woche Seefisch zu essen. Dies läßt sich ideal mit einer fettmodifizierten Ernährung vereinbaren.

Sojabohneneiweiß

Vegetarier haben im Durchschnitt niedrigere Serum-Cholesterinspiegel als die übrige Bevölkerung. Allerdings kann dafür nicht nur der Verzehr von pflanzlichem Eiweiß verantwortlich gemacht werden. Bei erhöhtem Serum-Cholesterin führte sowohl die Aufnahme von Sojabohneneiweiß allein als auch eine Mischung aus Sojabohneneiweiß und tierischem Eiweiß zu einer leichten Senkung des Serum-Cholesterins.

Ballaststoffe

Als Ballaststoffe werden jene Bestandteile der Nahrung bezeichnet, die vom Verdauungstrakt nicht verwertet werden können. Es handelt sich vorwiegend um komplexe Kohlenhydrate. Der Verzehr von Ballaststoffen beugt der Darmträgheit vor. Außerdem sollen sie Dickdarmkrebs und Dickdarmdivertikel verhindern helfen. Eine ballaststoffreiche Kost führt zur Senkung des Serum-Cholesterins. Untersuchungen mit den verschiedenen Ballaststoffen haben gezeigt, daß Weizenkleie keinen Einfluß auf das Serum-Cholesterin hat. Dagegen kann durch Haferkleie in einer sehr hohen Dosis (100 g/Tag) eine Senkung des Serum-Cholesterins um etwa 15% erreicht werden. Auch andere Ballaststoffe wie beispielsweise Pektin, das in Äpfeln und Zitrusfrüchten vorkommt, haben einen positiven Einfluß. Wenn täglich etwa 4 große Äpfel gegessen werden, könnte das Serum-Cholesterin um etwa 10% gesenkt werden.

Alkohol

Alkohol kann mäßig das HDL-Cholesterin erhöhen, hat aber keinen direkten Einfluß auf das LDL-Cholesterin. Die Bildung von VLDL in der Leber kann jedoch erheblich gesteigert werden. Dadurch können die Serum-Triglyceride stark ansteigen. Rotwein enthält aber Stoffe, die im Reagenzglas die ungünstige Oxidation der LDL hemmen. Dafür reicht aber schon die Menge von einem Schnapsglas Rotwein oder Traubensaft aus. Dem positiven Effekt des Alkohols steht allerdings die Gefahr einer Leberschädigung durch täglichen Alkoholgenuß gegenüber.

Übergewicht und Fettstoffwechsel

Übergewicht ist immer ein eigenständiger Risikofaktor für die koronare Herzerkrankung. Dies gilt besonders für diejenigen, die das Fettgewebe vorwiegend im Bauchbereich haben (Apfeltyp). Gleichzeitig treten aber auch häufig andere Risikofaktoren für eine koronare Herzkrankheit auf, wie Zuckerkrankheit (Diabetes mellitus), Bluthochdruck oder Fettstoffwechselstörungen. Bei Übergewichtigen ist vor allem das der Atherosklerose entgegenwirkende HDL-Cholesterin erniedrigt. Durch eine Gewichtsreduktion kann es langfristig erhöht werden. Um die Fettstoffwechselstörung, die bei Übergewicht vorliegt, zu behandeln, sollte zuerst das Übergewicht verringert werden. Dies muß immer mit einer langfristigen Änderung der Eßgewohnheiten einhergehen. Denn nur, wenn auf Dauer das Gewicht verringert wird, sinkt das Atheroskleroserisiko. Eine eindeutige Risikoerhöhung besteht ab einem Übergewicht von etwa 15% (siehe Body Mass-Index Seite 15). Liegen aber noch andere Risikofaktoren oder ein Übergewicht vom Apfeltyp vor, so sollte bereits bei einem geringeren Übergewicht das Körpergewicht reduziert werden.

Wie kann das HDL-Cholesterin erhöht werden?

Die HDL schützen die Gefäße vor der Atherosklerose; ihre Erhöhung trägt neben der Senkung des LDL-Cholesterins dazu bei, das Risiko zu verringern. Positiv beeinflußt wird das HDL, wenn nicht geraucht, mehr Sport getrieben und das Gewicht normalisiert wird. Das Rauchen sollte unabhängig von seiner Wirkung auf das HDL-Cholesterin unbedingt eingestellt werden, da es einen eigenständigen Risikofaktor für die Atherosklerose darstellt.

Ernährung bei erhöhten Serum-Triglyceriden

Sind zusätzlich noch die Triglyceride erhöht, so muß auf Alkohol verzichtet werden. Zucker und zuckerhaltige Nahrungsmittel oder Getränke sollten gemieden werden. Im Ernährungslehre- und Rezeptteil finden Sie viele Tips und Anregungen, die Ihnen bei der Ernährungsumstellung helfen werden.

Geeignete Lebensmittel für eine fettmodifizierte Ernährung

Lebensmittelgruppe	Lebensmittelsorte
Fleisch	Geflügel (Brathuhn, Truthahn, Rebhuhn, Fasan ohne Haut), Kalbfleisch, mageres Rindfleisch, Kaninchen, Hase, Hirsch, Reh, Wildschwein
Wurstwaren	Wurstsorten mit einem Fettgehalt bis 20%, magerer kalter Braten, Geflügelbraten, Roastbeef, Tatar ohne Eigelb, Deutsches Corned beef, Bündner Fleisch, roher und gekochter Schinken ohne Fettrand, Lachs-, Puten- und Rindersaftschinken
Sülzen	Kalbfleisch-, Schinken- und Geflügelsülzen
Fisch	Dorsch, Heilbutt, Schellfisch, Rotbarsch, Kabeljau, Seelachs, Flunder, Scholle, Seezunge, Steinbutt, Forelle, Renke, Zander, Hecht, Schleie, Felchen, Steinbeißer
Milch- und Milchprodukte	fettarme Milch (1,5% Fett), Magermilch, Buttermilch, fettarme Milchprodukte (1,5% Fett – Joghurt, Dickmilch), Magerquark, Hüttenkäse (20% Fett), Schichtkäse (10 und 20% Fett)
Eier	Eiklar
Getreide	Buchweizen, Gerste, Dinkel, Hirse, Roggen, Hafer, Weizen, Naturreis
Hülsenfrüchte	Bohnen, Linsen, Erbsen, Kichererbsen, Sojabohnen
Teigwaren	Hartweizen-Teigwaren, alle Teigwaren ohne Ei
Knödel	Kartoffelknödel
Brot	Weizen- und Roggen-Vollkornbrot, Leinsamenbrot, Sonnenblumenbrot, Weizenschrotbrot, Vollkornknäckebrot, Vollkornbrötchen, Sojabrot
Kuchen und Gebäck	Sorten, die mit hochwertigen Pflanzenfetten, fettarmer Milch und ohne Eigelb zubereitet wurden. Gebäck aus Hefeteig
Kartoffeln	Alle Kartoffelgerichte, wenn sie mit fettarmer Milch, ohne Eigelb und mit hochwertigen Pflanzenfetten zubereitet werden.
Gemüse	Alle Gemüsesorten – als Gemüse, Rohkost oder Salat zubereitet.
Obst	alle Sorten
Suppen	fettarme Bouillon, selbstgekochte klare Fleischbrühe, Gemüsebrühe
Süßstoffe	Saccharin, Cyclamat, Aspartam, Acesulfam
Süßspeisen	Fruchtpudding, Milchpudding aus fettarmer Milch, Frucht- und Wassereis, Kakao (stark entölt)
Getränke	Filterkaffee, Tee, Malzkaffee, Mineralwasser, Frucht- und Gemüsesäfte, Erfrischungsgetränke mit Süßstoff

Mit den Anregungen und den Rezepten in diesem Buch kann eine fettmodifizierte Ernährung leicht in die Tat umgesetzt und die Ernährung langfristig geändert werden.

Ausführliche Tabellen siehe auch:
GU Kompaß Cholesterin, Gräfe und Unzer, 1994

Lebensmittel, bei denen der Gesamtfett- und/oder der Cholesteringehalt besonders beachtet werden muß

Lebensmittelgruppe	Lebensmittelsorte
Fette (günstig)	Olivenöl, Rapsspeiseöl, Maiskeim-, Sonnenblumen-, Distel-, Soja- und Leinöl, Margarine mit einem hohen Anteil an mehrfach ungesättigten Fettsäuren (hochwertige Pflanzenfette)
Fleisch	Lammfleisch, Schweinefleisch, Rinderfilet, mageres Rinderhackfleisch
Milch- und Milchprodukte	Milch- und Milchprodukte der Halbfettstufe
Fisch	Lachs, Hering, Makrele, Thunfisch
Nüsse, Kerne, Samen	alle Sorten

Lebensmittel, deren Verzehr eingeschränkt werden sollte

Lebensmittelgruppe	Lebensmittelsorte
Fette (ungünstig)	Butter, Schmalz, Gänsefett, Kokosfett, Palmkernfett, Margarine mit niedrigem Gehalt an mehrfach ungesättigten Fettsäuren, Mayonnaise, Remouladensauce, Speck, Talg, Plattenfett
Fleisch	fette Fleischsorten vom Schwein, Rind und Hammel, gemischtes Hackfleisch, Speck, mit Speck gespicktes mageres Fleisch, Ente, Gans, Suppenhuhn, Innereien wie Herz, Nieren, Leber, Bries, Hirn; Fleischkonserven
Wurstwaren	alle Wurstsorten mit einem Fettgehalt über 20%, Mettwurst, Teewurst, Salami, Aufschnitt, Blut- und Leberwurst, Leberkäse, Würstchen
Fisch	Aal, Tintenfisch, Austern, Speisekrabben, Hummer, Languste, Mastkarpfen, Fischkonserven in Sauce, Fischmarinaden, panierte Fische, Fischrogen, Kaviar
Eier	Eigelb und damit hergestellte Speisen, Rührei, Spiegelei, Omelette
Milch- und Milchprodukte	Vollmilch und -produkte, Vorzugsmilch, Kefir, Sahnejoghurt, -quark, -Dickmilch, Sahne, saure Sahne, Crème fraîche, Käsesorten, die mehr als 30% Fett i. Tr. enthalten.
Teigwaren	Eierteigwaren
Knödel	alle Sorten außer Kartoffelknödel
Kuchen und Gebäck	Torten, Blätterteig, Cremeschnitten, Krapfen, Biskuit
Süßwaren	Schokolade, Pralinen, Marzipan, Nougat, Kuvertüre, Milch- und Sahnekaramellen
Süßspeisen	Cremespeisen aus Vollmilch oder Sahne, Mehlspeisen
Getränke	Alkohol bei erhöhten Serum-Triglyceriden vermeiden, ebenso Fruchtsaftgetränke und Limonaden mit Zucker. Am besten Rücksprache mit dem Arzt nehmen.

Die Tabellen auf den Seiten 112 bis 113 geben Auskunft über Fett- und Cholesteringehalt in tierischen Lebensmitteln.

Falsche Ernährung fordert ihren Tribut

Ernährungsabhängige Erkrankungen treten immer häufiger auf. Neue wissenschaftliche Untersuchungen zeigen alarmierende Ergebnisse: Mehr als die Hälfte der über 45-jährigen Bundesbürger hat einen erhöhten Cholesterinspiegel. Bei etwa jedem 5. ist der Blutdruck erhöht. Die Zahl der Zuckerkranken nimmt stetig zu – registriert sind etwa 3,5 Millionen Diabetiker. Die Dunkelziffer wird jedoch viel höher geschätzt. Die Gicht, einst Krankheit der Reichen, entwikkelt sich zunehmend zu einer Volkskrankheit. Mehr als 5% der Bevölkerung leidet daran. Diese Erkrankungen treten bei Übergewichtigen viel häufiger auf. Bei den Personen, die älter als 35 Jahre alt sind, ist jeder Dritte übergewichtig. Daß immer mehr Menschen an einer oder gleich mehreren ernährungsabhängigen Erkrankungen leiden, hat seinen Grund!

Überfluß und seine Folgen

Das Angebot an Nahrungsmitteln ist kaum noch überschaubar. Sie als Verbraucher haben die Qual der Wahl. Mehr als 14 000 Produkte sind derzeit auf dem Markt – jährlich kommen weitere neue dazu. Kein Wunder, daß es dabei schwerfällt, richtig auszuwählen und Maß zu halten. Die Fachleute sind sich einig: Wir essen zu viel und noch dazu das Falsche.

Wohlstand und Verzehrgewohnheiten

Mit zunehmendem Wohlstand haben sich unsere Verzehrgewohnheiten grundlegend verändert. Während wir immer weniger pflanzliche Grundnahrungsmittel wie Getreide, Kartoffeln, Hülsenfrüchte und Gemüse essen, werden kalorien- und fettreiche tierische Nahrungsmittel wie Fleisch, Wurst, Eier, Käse immer beliebter. Auch der Zuckerkonsum in Form von Süßigkeiten, Desserts und süßen Erfrischungsgetränken ist gestiegen; ebenso der Anteil an alkoholischen Getränken. Wir essen zu fett, zu süß und trinken viel Alkohol. Dies führt dazu, daß wir durchschnittlich etwa 30% mehr Kalorien aufnehmen als wir verbrauchen können. Übergewicht ist das Problem unserer Zeit.

Zuviel ungesunde Nahrungsbestandteile

Durch den hohen Fleisch-, Wurst und Eierverzehr werden überwiegend tierische Fette (reich an gesättigten Fettsäuren und Cholesterin) sowie reichlich Purine (Vorstufe der Harnsäure) aufgenommen. Das Risiko für die Entstehung von Fettstoffwechselstörungen und Gicht steigt vielfach an. Mit der Überernährung geht auch eine erhöhte Kochsalzaufnahme einher. Industriell verarbeitete Lebensmittel wie gepökelte Fleisch- und Wurstwaren (mehr als 90% der Wurstwaren sind gepökelt), Dosen-, Halbfertig- und Fertigprodukte steuern in »versteckter« Form den wesentlichen Teil zu unserem unnatürlich hohen – etwa dreifach über dem Bedarf liegenden – Kochsalzkonsum bei. Das Risiko für die Entwicklung von Bluthochdruck wird dadurch erhöht.
Eine familiäre Veranlagung für Fettstoffwechselstörungen, Bluthochdruck, Gicht und Zukkerkrankheit erhöht die Gefahr für diese Erkrankungen vor allem dann, wenn gleichzeitig ein starkes Übergewicht vorliegt. Kommt eine oder gleich mehrere dieser ernährungsabhängigen Gesundheitsstörungen vor, so steigt das Risiko für eine vorzeitige Entwicklung der Atherosklerose und ihrer Folgen wie Herzinfarkt und Schlaganfall überproportional stark an.

Mangel im Überfluß

Etwa 80% unserer »überreichlichen« Kalorienzufuhr stammt aus industriell verarbeiteten und verfeinerten Nahrungsmitteln. Vielen von ihnen fehlen wichtige Nährstoffe wie Vitamine, Mineralstoffe, Spurenelemente und Ballaststoffe teilweise oder ganz. Ein typisches Beispiel für hohe Nährstoffverluste ist das weiße Mehl. 100 g Weizen enthalten etwa 2000 mg Mineralstoffe und Spurenelemente. Nach dem Ausmahlen sinkt der Gehalt beim Mehl (Type 405) auf 405 mg. Die Verluste an Vitaminen der B-Gruppe liegen zwischen 70 und 85%, bei Vitamin E sogar bei 100%. Der Ballaststoffgehalt schrumpft von ursprünglich 9 g auf 2 g in 100 g Weißmehl zusammen. Nicht umsonst wird dieses Produkt »Auszugsmehl« genannt. Weißmehl und Weißmehlprodukte, Zucker und Alkohol sind sogenannte »leere« Kalorienträger: Je mehr Sie davon aufnehmen, um so schwieriger ist es, den Bedarf an lebenswichtigen Nährstoffen zu decken. Dazu trägt auch unsere Lebensweise bei. Streß, bedingt durch geistige und seelische Belastung, Rauchen, Alkohol und Medikamente steigern zusätzlich den Bedarf an Nährstoffen. Eine Schachtel Zigaretten pro Tag erhöht beispielsweise den Bedarf an Vitamin C um 40%. Regelmäßiger Alkoholgenuß führt zu einem wesentlich höheren Bedarf an Vitamin B_1 und Vitamin C. Bestimmte Medikamente erhöhen den Bedarf an den Vitaminen B_6, B_{12} Folsäure und Vitamin C.
So kommt es, daß trotz Überernährung viele Menschen mit einigen lebenswichtigen Nährstoffen unterversorgt sind. Verminderte Widerstandskraft und Stoffwechselstörungen können die Folgen sein.

Langes Leben bei sinkender Lebensqualität

Ernährungsabhängige Krankheiten entwickeln sich nicht von heute auf morgen. Oft dauert es 10–15 Jahre, bis sich die ersten »warnenden« Folgen bemerkbar machen. Aufgrund des medizinischen Fortschritts ist unsere Lebenserwartung zwar gestiegen, doch leider auf Kosten unserer Lebensqualität. Was nützt eine längere Lebensdauer, wenn schon bald nach der Lebensmitte erste Beschwerden auftreten und die aktive Lebensgestaltung zunehmend behindern?
Viele dieser lebensqualitätmindernden Gesundheitsstörungen sind »hausgemacht«. Sie sind die Folgen von Ernährungs- und Verhaltensfehlern, denen nicht durch Arzneimittel, sondern nur durch Einsicht und Veränderung gesundheitsschädlicher Lebensgewohnheiten beizukommen ist.
Eine gesunde Lebensweise – und dazu gehört auch eine richtige Ernährung – hilft uns, die genetisch vorgegebene Lebensspanne möglichst komplikationslos – also gesund – zu erreichen. Dies gelingt nur, wenn unser Körper nicht vorher schon durch eine ungesunde Lebensweise geschädigt ist. Jeder zugefügte Schaden vermindert die Lebenszeit. Gesund leben bedeutet deshalb, schädliche Einflüsse zu vermeiden, damit wir möglichst beschwerdefrei unser vorgegebenes Alter erreichen können.

Der Wille zur Gesundheit – ein wichtiges Motiv

Eine bisher fettreiche Kost auf eine gesunde ausgewogene Ernährung umzustellen, fällt nicht mehr schwer, wenn Sie erst die nötige Einsicht und auch praktische Anleitungen dazu haben. Es ist auch dann nicht zu spät, wenn bereits beispielsweise erhöhte Cholesterinwerte und atherosklerotische Gefäßveränderungen bestehen. Warten Sie aber nicht erst so lange, sondern beginnen Sie schon frühzeitig mit der Vorsorge. Was auch immer individuell zu tun ist, es sollte dabei nie vergessen werden, daß Essen und Trinken, trotz Veränderung der Ernährungsgewohnheiten, dem Menschen auch Genuß und Freude bereiten muß.

So ernähren wir uns richtig

Um falsche Ernährungsgewohnheiten zu ändern, brauchen wir mehr Wissen. Unser Körper ist ein kompliziertes System. Damit es störungsfrei funktionieren kann, werden etwa 50 verschiedene Nährstoffe benötigt. Diese Nährstoffe nehmen wir mit der Nahrung auf. Von Natur aus gibt es kein einziges Nahrungsmittel, mit Ausnahme der Muttermilch für den Säugling, die den Menschen optimal mit allen wichtigen Nährstoffen versorgt. Nur eine ausgewogene Ernährung kann unseren Bedarf an allen Nährstoffen decken.

Welche Nährstoffe liefern Energie?

Für die vielen Leistungen, die unser Körper bringen muß, braucht er ununterbrochen Energie. Diese Energie bekommt er von den Nährstoffen Kohlenhydrate, Fett und Eiweiß. Sie gelangen aus dem Darm auf dem Blutweg in die Körperzellen, wo sie »verbrannt« werden. Die dabei freiwerdende Energie ist die Antriebskraft unserer Körperzellen. Sie wird in Kilokalorien (kcal) oder Kilojoule (kJ/sprich: Kilodschul) gemessen. 1 Gramm Kohlenhydrate oder Eiweiß liefert 4 kcal (17 kJ), 1 Gramm Fett etwa doppelt so viel, nämlich 9 kcal (39 kJ), und 1 Gramm Alkohol 7 kcal (30 kJ). Für die Umwandlung der energieliefernden Nährstoffe in Körperenergie braucht unser Körper Sauerstoff sowie Vitamine, Mineralstoffe und Spurenelemente. Sie liefern keine Energie (Kalorien), sondern »wirken« und »regeln« die Stoffwechselvorgänge oder dienen dem Körper als Bausubstanz. Unser Körper kann sie selbst nicht herstellen und ist daher auf ihre Zufuhr mit der Nahrung vollkommen angewiesen. Da Vitamine, Mineralstoffe und Spurenelemente unentbehrlich sind, werden sie als lebensnotwendige (essentielle) Nährstoffe bezeichnet.

Wasser ist das Lösungs- und Transportmittel für die zugeführten Nährstoffe sowie für deren Abbauprodukte, die ausgeschieden werden müssen. Unser Körper besteht zu etwa 60 Prozent aus Wasser. Bereits geringe Wasserverluste stören die Stoffwechselvorgänge. Mit dem Harn, Stuhl und Schweiß scheiden wir täglich Wasser aus. Diese Verluste müssen wir wieder ersetzen. Wichtig für unseren Körper sind schließlich auch unverdauliche Nahrungsbestandteile – die Ballaststoffe. Sie liefern kaum Energie, sind aber für langanhaltende Sättigung und gute Verdauung wichtig. Einige Ballaststoffe haben einen positiven Einfluß auch auf die Blutfette und den Blutzucker.

Energiebedarf

Wieviel Energie brauchen wir? Nur so viel, wie wir verbrauchen! Jeder Überschuß wird in Körperfett umgewandelt und gespeichert. Der Energiebedarf ist bei jedem Menschen unterschiedlich. Das hängt sehr davon ab, wie hoch sein Ruhebedarf (Grundumsatz) ist und wie aktiv er ist (Leistungsumsatz). Der Grundumsatz ist die Energiemenge, die benötigt wird, um die Organfunktionen wie Herz-, Lungen-, Nierentätigkeit sowie die Körpertemperatur im Ruhezustand aufrechtzuerhalten. Je nach Alter, Körpergröße und Körpergewicht liegt der Grundumsatz bei Frauen zwischen 1200–1600 kcal, bei Männern zwischen 1400–1800 kcal pro 24 Stunden (Tag und Nacht).
Für jede körperliche (nicht geistige!) Leistung werden zusätzliche Kalorien benötigt. Der Leistungsumsatz liegt um so höher, je schwerer gearbeitet wird. Bei einer leichten Tätigkeit – und das trifft für die meisten von uns zu – liegt der Leistungsumsatz bei Frauen zwischen 500–650 kcal, bei Männern zwischen 600–800 kcal pro Tag. Schwere körperliche Arbeit und Leistungssport können den Bedarf noch erhöhen.

Der Grundumsatz und der Leistungsumsatz bestimmen den Gesamt-Energiebedarf. Normalgewichtige Erwachsene mit überwiegend leichter Tätigkeit können sich an folgenden Richtwerten orientieren.

Alter in Jahren	Frauen kcal/Tag	Männer kcal/Tag
19–25	2200	2600
26–50	2000	2400
51–65	1800	2200
über 65	1700	1900

Ist Ihnen aufgefallen, daß der Energiebedarf mit zunehmendem Alter stark abnimmt? Dies wird oft nicht berücksichtigt. Das erklärt auch, warum Übergewicht nach dem 35. Lebensjahr besonders häufig auftritt. Nur wenige Kalorien pro Tag mehr führen langfristig zu einer erheblichen Gewichtszunahme. Hier ein Beispiel: Wenn Sie täglich nur 20 Gramm Hartwurst zuviel essen, nehmen Sie »nur« 100 kcal mehr auf. In einem Jahr sind es aber 36 500 kcal. Daraus kann rein rechnerisch eine Gewichtszunahme von 5 kg resultieren. Ob Ihre Energiezufuhr Ihrem persönlichen Energiebedarf entspricht, können Sie mit dem Body Mass-Index (BMI = Körpergewicht: Körpergröße^2) feststellen. Es geht ganz einfach mit Hilfe der folgenden Graphik.

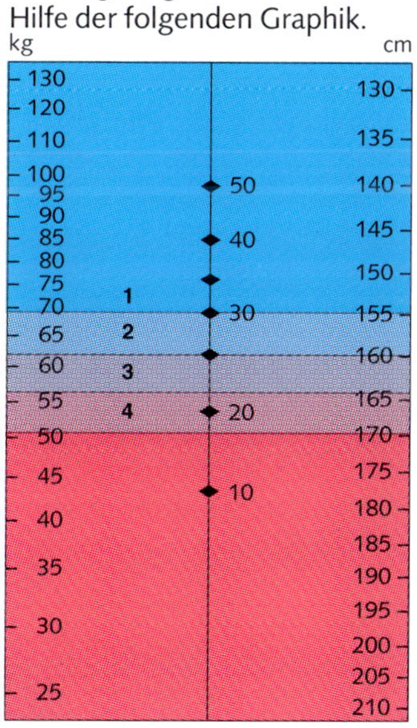

1 Fettsucht 3 Normalgewicht
2 Übergewicht 4 Untergewicht

Legen Sie ein Lineal an den Meßlatten rechts und links so an, daß Ihre Körpergröße und Ihr momentanes Körpergewicht verbunden sind. Das durch das Lineal an der Mittellinie durchschnittene Farbfeld sagt Ihnen, ob Sie unter-, normal-, über- oder stark übergewichtig sind.
• Werten Sie das Ergebnis aus:
Sie sind normalgewichtig. Die Kalorienzufuhr entspricht Ihrem Bedarf.
Sie sind übergewichtig. Sie nehmen mehr Kalorien auf als Sie verbrauchen können. Kommen bei Ihnen weitere Risikofaktoren wie Fettansammlung vorwiegend im Bauchbereich (Apfeltyp), erhöhte Blutfettwerte, Bluthochdruck, erhöhter Blutzucker- oder Harnsäurespiegel hinzu, so sollten Sie die Kalorienzufuhr verringern und Ihr Körpergewicht normalisieren. Nach erfolgreicher Gewichtsabnahme kehren meist auch die ungünstigen Werte in den Normalbereich zurück.
Sie sind stark übergewichtig (fettsüchtig). Sie führen erheblich mehr Kalorien zu, als Sie verbrauchen können. Fettsucht ist ein eigenständiger Risikofaktor, selbst dann, wenn noch keine weiteren Störungen vorliegen. Sie sollten unbedingt weniger Kalorien aufnehmen und Ihr Körpergewicht normalisieren!

Abnehmen – aber wie?

Wenn Sie wirklich abnehmen wollen, so geht es nur mit einer deutlichen Einschränkung der Kalorienzufuhr, insbesondere durch weniger Fett, Zucker und Alkohol. Blitzdiäten haben kaum Erfolg. Gewicht normalisieren braucht Zeit und Geduld! Um 1 Kilogramm Körperfett abzubauen, müssen Sie 7000 kcal einsparen, die sich der Körper aus den Fettreserven holen muß. Wenn Sie täglich 1000 kcal weniger aufnehmen, können Sie diese Gewichtsabnahme in etwa einer Woche erreichen. Wie lange Sie die Kalorienzufuhr drosseln müssen, hängt von der Zahl der »überflüssigen« Kilos ab.

So ernähren wir uns richtig

Welche Nährstoffe und wieviel brauchen wir?

Nur Kalorien zählen, reicht für eine gesunde Ernährung nicht aus! Sie können Ihren Energiebedarf zwar mit 5 l Cola dekken, denn damit nehmen Sie 2200 kcal auf. Dabei verhungern Sie jedoch, weil Cola nur Zucker enthält und deshalb ein »leerer« Kalorienträger ist. Unser Körper funktioniert nicht nur wie ein Verbrennungsmotor, sondern sorgt auch für einen reibungslosen Ablauf aller seiner Funktionen. Er kann sogar verbrauchte Teile ersetzen und defekte reparieren. Dafür braucht er eine bestimmte Menge an essentiellen Nährstoffen. Bekommt er nicht genug Nährstoffe, dann entstehen Versorgungslücken, die später zu Mangelerscheinungen und Krankheiten führen können. Dieser Gefahr können Sie mit einer ausgewogenen Ernährung, die alle essentiellen Nährstoffe enthält, vorbeugen.

Kohlenhydrate sind die Nummer eins

Kohlenhydrate sind die wichtigste Energiequelle. Sie sollten den größten Anteil unserer Nahrung ausmachen – 50–60% der täglichen Energiezufuhr. Außer in Milchprodukten, kommen Kohlenhydrate ausschließlich in pflanzlichen Lebensmitteln vor. Es gibt komplexe (stärkehaltige) und einfache (zuckerhaltige) Kohlenhydrate. Den größten Vorteil bieten die komplexen Kohlenhydrate. Diese Kohlenhydrate werden nach und nach in Traubenzucker verwandelt und sorgen für einen gleichmäßigen Energienachschub. Dieser günstige Effekt wird noch verstärkt, wenn stärkehaltige Kohlenhydrate im natürlichen Verbund mit unverdaulichen Kohlenhydraten – den Ballaststoffen – verzehrt werden. Ein weiterer Vorteil: Das Sättigungsgefühl hält länger an.
Je weniger verarbeitet und je naturbelassener die pflanzlichen Lebensmittel sind, um so höher ist ihr Gehalt an Ballaststoffen und essentiellen Nährstoffen. Deshalb sind Getreide und Vollkornprodukte, Naturreis, Kartoffeln, Hülsenfrüchte, frisches Obst und Gemüse ballaststoff- und nährstoffreicher als Weißmehlprodukte, geschälter Reis, Kartoffel-Fertigerzeugnisse oder die ballaststofffreien Säfte.
Noch weniger Vorteile bieten die einfachen Kohlenhydrate wie Zucker, Honig, Süßigkeiten und süße Erfrischungsgetränke. Sie gehören zu den »leeren« Energieträgern, gelangen rasch ins Blut und erhöhen den Blutzucker. Die einfachen Kohlenhydrate sättigen nur kurz, da der Blutzuckerspiegel ebenso rasch sinkt, wie er vorher angestiegen ist. Ein niedriger Blutzuckerspiegel macht hungrig. Als Nährstoff ist Zucker für den menschlichen Körper überflüssig, als Genußmittel jedoch von vielen begehrt. Solange der Löwenanteil an Kalorien aus komplexen und ballaststoffreichen Kohlenhydraten stammt, die uns ausreichend mit den gesundheitserhaltenden und krankheitsvorbeugenden Ballaststoffen, Vitaminen und Mineralstoffen versorgen, haben bis zu 200 süße »leere« kcal (50 Gramm Zucker) in unserer täglichen Kost Platz.

Für die Praxis

- Tauschen Sie Brötchen, Weißbrot und Toast gegen Vollkornbrot oder Getreidemüsli aus; schneiden Sie die Brotscheiben dicker als sonst und sparen Sie am Belag.
- Getreideprodukte aus vollem Korn, Hülsenfrüchte, Kartoffeln, Naturreis und Gemüse sollten Hauptbestandteil einer Mahlzeit sein.
- Essen Sie täglich viel Rohkost und frisches Obst.
- Schränken Sie Zucker, Süßwaren, Kuchen, Gebäck und süße Erfrischungsgetränke ein – sie liefern nur »leere« Kalorien.

Fette – mehr Qualität statt Quantität

Fett enthält mehr als doppelt so viel Kalorien wie Kohlenhydrate. Fettreiche Kost ist daher kalorienreich und führt langfristig zu Übergewicht. Nahrungsfette haben auch einen entscheidenden Einfluß auf die Blutfette. Tierische Fette enthalten reichlich »gesättigte« Fettsäuren und Cholesterin, die bei übermäßigem Genuß die Blutfettwerte erhöhen. Pflanzliche Öle und Fette enthalten dagegen überwiegend »einfach und mehrfach ungesättigte« Fettsäuren und kein Cholesterin. Sie erhöhen die Blutfettwerte nicht, vermögen sogar erhöhte Werte zu senken. Die mehrfach ungesättigten Fettsäuren, die in Fischölen vorkommen, vermögen erhöhte Serum-Triglyceride zu senken. Nur 30% der täglichen Kalorienzufuhr sollte durch Nahrungsfett gedeckt werden. Das sind etwa 65–80 Gramm pro Tag. Der durchschnittliche Fettkonsum liegt heute jedoch bei 140 Gramm; davon sind zwei Drittel tierische Fette! Deshalb: Unbedingt die Gesamtfettmenge einschränken, insbesondere die tierischen Fette. Auf Butter zu verzichten, reicht nicht aus. Viel wichtiger ist es, auf die »versteckten« Fette in Milchprodukten sowie in Fleisch- und Wurstwaren aufzupassen.

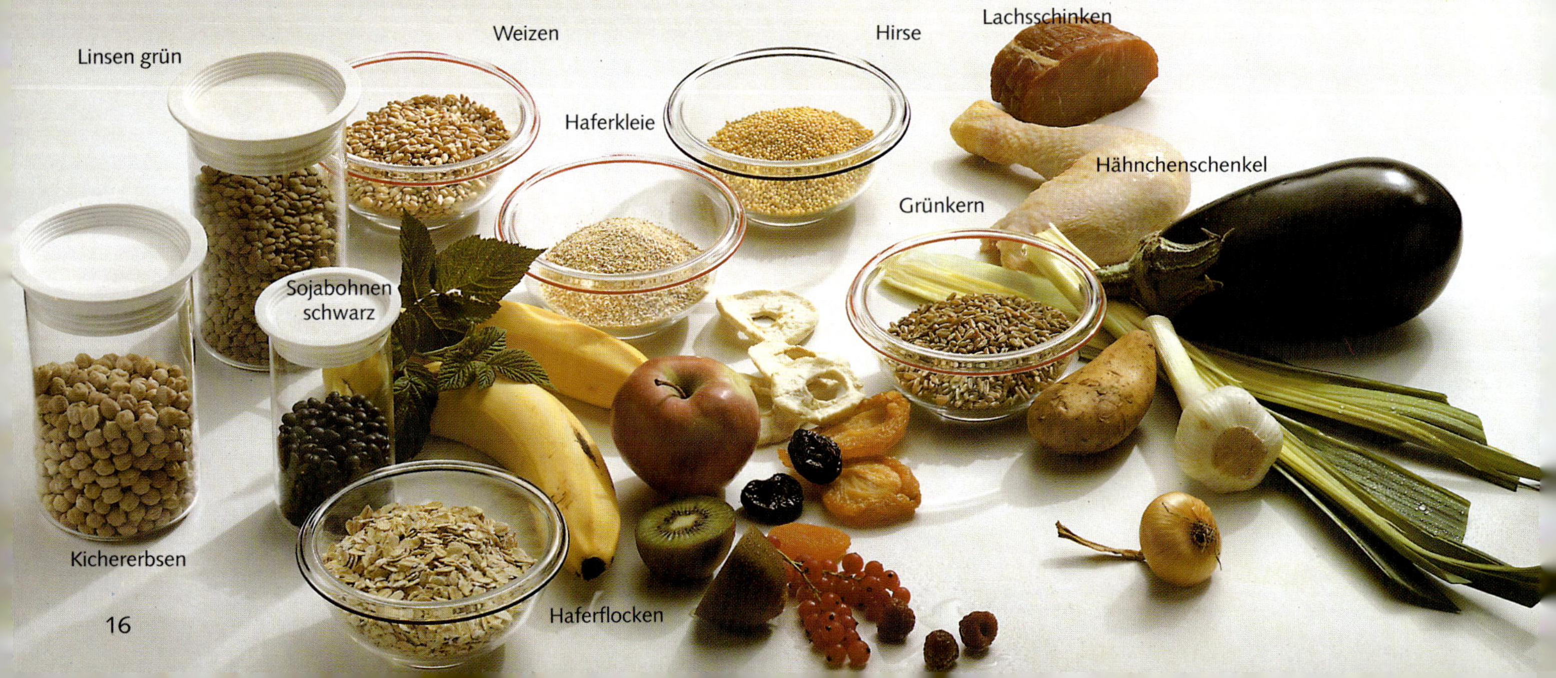

Höchstens die Hälfte der täglichen Fettzufuhr sollte von tierischen Lebensmitteln stammen (30–40 Gramm), die andere Hälfte von pflanzlichen Lebensmitteln.
Dazu gehören hauptsächlich die »sichtbaren« Fette wie Pflanzenöle und -margarine. 2 Eßlöffel Pflanzenöl und 2 Teelöffel Pflanzenmargarine enthalten bereits 30 Gramm Fett. Mehr sollte es auch nicht sein, da viele pflanzliche Lebensmittel »verstecktes« Fett liefern (Vollkornprodukte, Nüsse, Kerne und Samen), das auch berücksichtigt werden muß.
Wenn Sie für Salate und Speisenzubereitung bevorzugt Distel-, Soja-, Sonnenblumen-, oder Maiskeimöl verwenden und als Streichfett die aus ihnen hergestellte Margarine, ist Ihre Zufuhr an »mehrfach« ungesättigten Fettsäuren (Linolsäure) gesichert. Eine besonders gute Quelle für »einfach« ungesättigte Fettsäuren (Ölsäure) ist das Olivenöl, das sich besonders gut für die Gemüsezubereitung sowie für Salate eignet. Am besten, Sie verwenden neben hochwertigen Pflanzenölen auch Olivenöl.

Für die Praxis

- Wählen Sie bevorzugt fettarme Milchprodukte (1,5 % Fett).
- Belegen Sie Ihr Brot statt mit Wurst öfters mit pflanzlichen Brotaufstrichen, pikant zubereitetem Magerquark oder fettarmem Käse (bis 30 % Fett i. Tr.).
- Essen Sie nicht jeden Tag Fleisch, am besten nur 3mal in der Woche. Bevorzugen Sie fettarme Sorten.
- Essen Sie nur 1mal im Monat Innereien und nicht mehr als 2–3 Eier in der Woche. Bei erhöhtem Cholesterinspiegel sollten Sie Eier am besten meiden oder zumindest auf 1–2 Stück in der Woche einschränken und auf Innereien ganz verzichten.
- Wählen Sie 1mal, besser 2mal in der Woche Seefisch.
- Essen Sie öfters, mindestens 2mal in der Woche vegetarische Hauptgerichte.
- Verwenden Sie zum Kochen und für Salat maßvoll hochwertige Pflanzenöle und Olivenöl und als Streichfett hochwertige Pflanzenmargarine.
- Wählen Sie fettarme Zubereitungsarten wie Garen in der Alu- oder Bratfolie, im Tontopf oder Mikrowellengerät und Edelstahlgeschirr, Braten in beschichteten Pfannen, Backofen oder Grill.

Ohne Eiweiß kein Leben

Eiweiß (Protein) ist das Grundgerüst jeder Körperzelle. Muskeln, Organe, Haut, Knorpel und Sehnen, Blutkörperchen, zahlreiche Hormone und Enzyme bestehen aus Eiweiß. Das Körpereiweiß wird ständig ab- und wieder aufgebaut. Dazu werden Eiweißbausteine – die Aminosäuren – gebraucht. Bis heute sind 22 Aminosäuren bekannt, die sich zu vielen und verschiedenen Eiweißen verbinden können. Unser Körper braucht streng genommen nur 8 Aminosäuren, die er, im Gegensatz zu den übrigen, nicht selbst herstellen kann. Sie sind für ihn essentiell, also lebenswichtig, und müssen mit der Nahrung zugeführt werden. Nahrungseiweiß ist um so wertvoller, je mehr körpereigenes Eiweiß daraus gebildet werden kann. Seine biologische Wertigkeit ist am höchsten, wenn es alle acht essentiellen Aminosäuren in ausreichender Menge enthält. Tierisches Eiweiß aus Eiern, Fleisch, Fisch und Milchprodukten ist hochwertiger als pflanzliches Eiweiß aus Getreide, Hülsenfrüchten, Kartoffeln, Reis, Nüssen, Kernen und Samen. Werden pflanzliche Eiweiße mit tierischen kombiniert, so ergänzen sich beide gegenseitig und erreichen eine noch höhere biologische Wertigkeit als tierisches oder pflanzliches Eiweiß allein. Auch pflanzliche Lebensmittel können so kombiniert werden, daß ihr Eiweißgemisch ebenso hochwertig oder sogar noch hochwertiger ist als das tierische Eiweiß. Günstige Kombinationen mit einer hohen biologischen Wertigkeit sind:

- Kartoffeln mit Ei und/oder Milchprodukten.
- Hülsenfrüchte mit Milchprodukten, Getreide, Ei oder Nüssen.
- Getreide mit Milchprodukten, Hülsenfrüchten, Ei oder Nüssen.

Beachten Sie aber: Bei einer fett- und cholesterinarmen Ernährung sollten Sie nur fettarme Milchprodukte wählen und den Genuß von Eiern einschränken.
Bei einer gemischten Kost braucht eine Frau etwa 45 g und ein Mann etwa 55 g Eiweiß täglich. Im Durchschnitt verzehren wir aber mehr als doppelt so viel; zum überwiegenden Teil tierisches Eiweiß! Überschüssiges Eiweiß wird ähnlich wie Fett und Kohlenhydrate verbrannt und liefert Kalorien. Allerdings mit dem Unterschied, daß bei der Eiweißverbrennung als Abfallprodukt Harnstoff entsteht. Harnstoff ist eine giftige Substanz, die über die Niere und den Harn ausgeschieden werden muß.

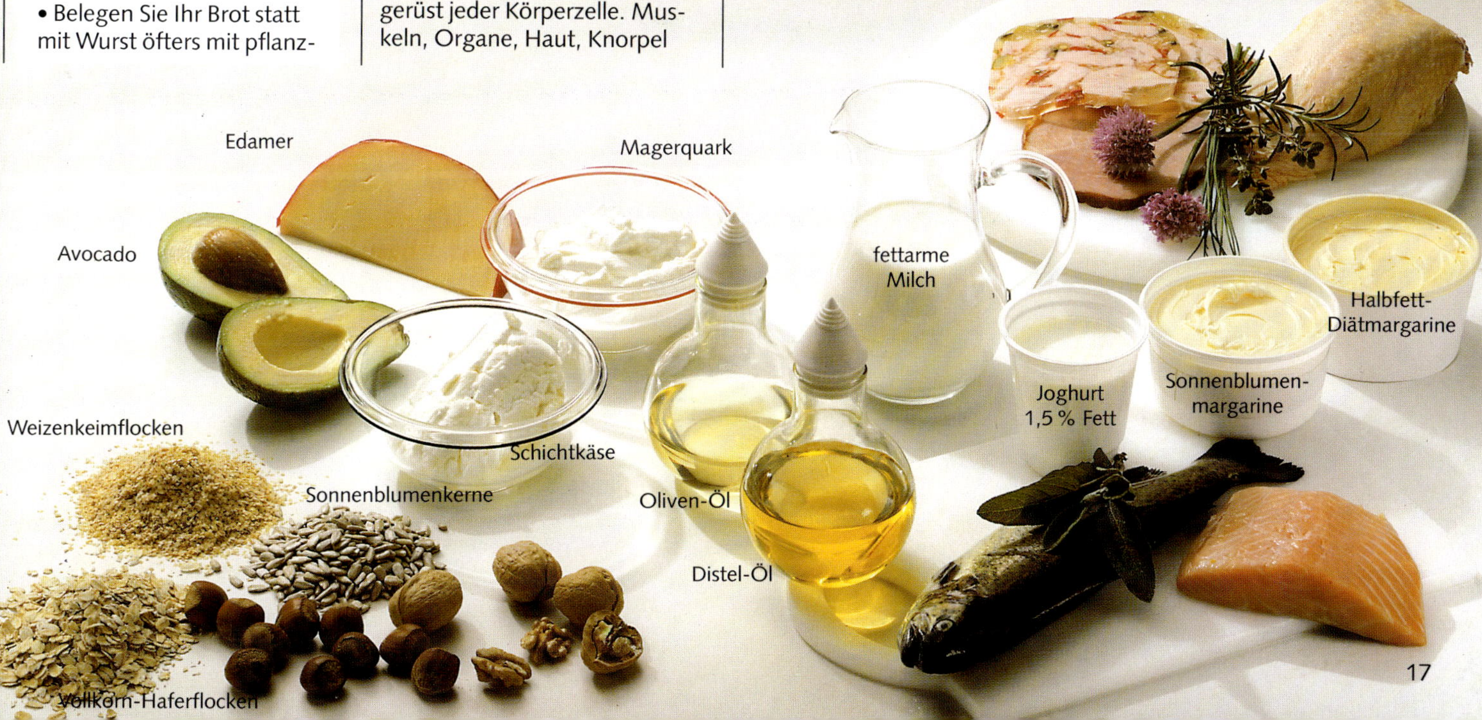

So ernähren wir uns richtig

Bei einer Einschränkung der Nierenfunktion kann eine ständige Eiweiß-Überernährung zu schweren Nierenerkrankungen führen. Hinzu kommt, daß tierisches Eiweiß wie Fleisch und Wurstwaren zugleich fettreich sind und damit das Kalorienangebot zu hoch ist. Wissenschaftler vertreten heute die Meinung, daß zu viel tierisches Eiweiß ebenfalls an der Entstehung von Atherosklerose beteiligt ist.

Für die Praxis

- Ihre Eiweißversorgung ist weitgehend sichergestellt, wenn Sie täglich Getreide, Kartoffeln oder Hülsenfrüchte mit fettarmen Milchprodukten ergänzen.
- Auch Nüsse, Kerne und Samen liefern hochwertiges Eiweiß – aber auch Fett und Kalorien. In kleinen Mengen sind sie gesund und wohlschmeckend.
- Fleisch, Wurstwaren und Käse enthalten hochwertiges Eiweiß, aber viel Fett, Cholesterin und Kalorien. Diese Lebensmittel sollten Sie maßvoll verwenden.
- Eier kombiniert mit pflanzlichen Lebensmitteln sind eine hochwertige Eiweißquelle. Aber: der Cholesteringehalt ist sehr hoch! Cholesterin ist jedoch nur im Eigelb enthalten. Das bedeutet, daß Sie das Eiweiß verwenden können.

Vitamine

Sie sind lebenswichtige (essentielle) Nährstoffe, die mit der Nahrung aufgenommen werden müssen. Vitamine werden nur in kleinen Mengen benötigt, und doch kann bereits ein geringer Mangel die Gesundheit beeinträchtigen. Vitamine sind an der Umwandlung der Nahrungsenergie in Körperenergie beteiligt, bauen körpereigene Enzyme, Hormone, Blutzellen und Gewebe auf und fördern die Infektionsabwehr. Fettlösliche Vitamine (A, D, E, K) werden im Fettgewebe und in der Leber gespeichert. Wenn Sie nicht täglich in ausreichender Menge zugeführt werden, ist die Versorgung für kurze Zeit trotzdem gesichert; die Depots werden dann entleert. Wasserlösliche Vitamine (B_1, B_2, B_6, Niacin, Folsäure, Biotin, Pantothensäure, B_{12} und Vitamin C) werden nicht in größeren Mengen gespeichert; ausgenommen Vitamin B_{12}. Ein Überschuß wird ausgeschieden, daher ist der tägliche Nachschub unbedingt erforderlich. Zahlreiche Studien deuten darauf hin, daß den antioxidativ wirkenden Vitaminen E, C und dem Provitamin A (Beta-Carotin) möglicherweise eine wichtige, vorbeugende Funktion vor Krebs, Atherosklerose und anderen Erkrankungen zukommt. Unabhängig vor ihrer Vitaminwirkung haben sie die Fähigkeit, zellschädigende Substanzen, sogenannte freie Radikale, abzufangen und unschädlich zu machen. Freie Radikale sind offensichtlich auch am Entstehen der Atherosklerose beteiligt. Sie oxidieren die LDL.

Wegen der möglichen schützenden Wirkung von Vitamin C, E und Beta-Carotin sollte ihre Aufnahme auf das Zwei- bis Dreifache des üblichen Tagesbedarfes erhöht werden. Das sind 150–200 mg Vitamin C, 30 mg Vitamin E und 6 mg Beta-Carotin pro Tag. Da sie in nennenswerten Mengen nur in pflanzlichen Lebensmitteln vorkommen, ein Grund mehr, die Ernährung auf eine pflanzenreiche Kost umzustellen.

Mineralstoffe und Spurenelemente

Sie sind anorganische Substanzen, die in kleinen Mengen gebraucht werden. Sie sind unentbehrlich für zahlreiche biochemische Reaktionen: Nerven- und Muskelerregbarkeit (Calcium, Magnesium), Blutbildung und Sauerstofftransport (Eisen), Aufbau von Knochen und Zähnen (Calcium, Phosphor, Fluor), Bildung von Schilddrüsenhormonen (Jod) und Steuerung des Wasserhaushaltes (Natrium, Kalium, Chlor). Mineralstoffe gehen mit den Körperflüssigkeiten verloren und müssen täglich getankt werden.

Mangelerscheinungen sind vor allem bei zu wenig Jod, Fluor (Fisch, Jodsalz, Mineralwässer) und Calcium (Milchprodukte) verbreitet. Dem steht ein Zuviel an Natrium gegenüber. Das meiste Natrium stammt aus dem Kochsalz (Natrium-Chlorid). Wir konsumieren 10–15 Gramm Salz pro Tag, obwohl bereits 5–7,5 Gramm den Bedarf decken. Den überwiegenden Teil nehmen wir in »versteckter« Form mit industriell hergestellten Lebensmitteln auf. Aus geschmacklichen Gründen und zur Konservierung wird ihnen reichlich Kochsalz zugesetzt; so bei Fleisch-, Wurst-, Fisch-Dauerwaren oder Dosengemüse. Alle unverarbeiteten Lebensmittel sind kochsalzfrei! Ihr natürlicher Gehalt an Natrium ist niedrig.

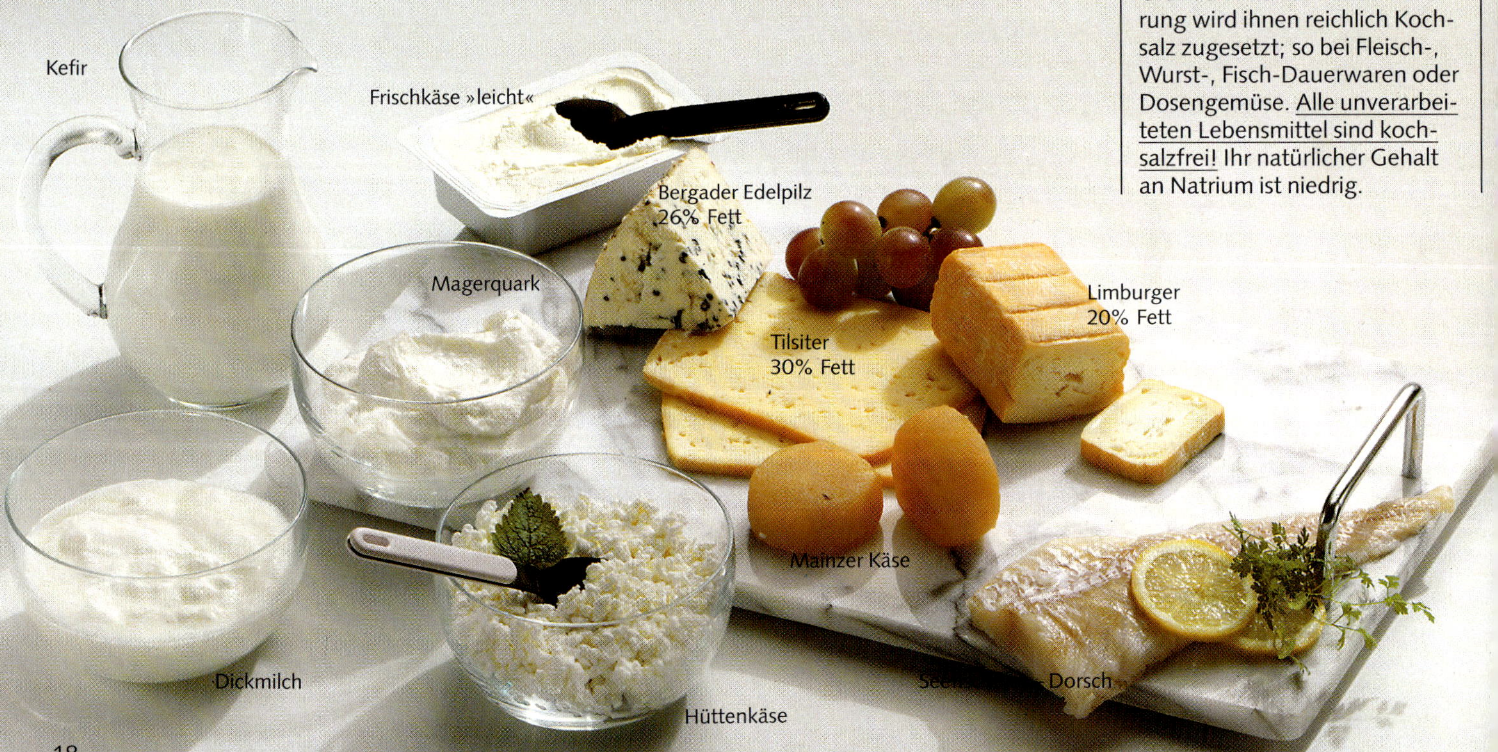

Für die Praxis

- Essen Sie täglich frisches Gemüse, Salate und Obst – unverarbeitet haben sie den höchsten Gehalt an Vitaminen (Beta-Carotin, C) und Mineralstoffen.
- Bevorzugen Sie möglichst wenig verarbeitete Nahrungsmittel wie Getreide und Vollkornprodukte, Hülsenfrüchte – sie liefern Vitamine der B-Gruppe, Mineralstoffe und Spurenelemente (Selen).
- Vermeiden Sie beim Zubereiten Vitamin- und Mineralstoffverluste – wählen Sie schonende Garmethoden.
- Wählen Sie für die Speisenzubereitung und für Salat nur hochwertige Pflanzenöle – sie sind reich an Vitamin E.
- Salzen Sie die Gerichte erst kurz vor dem Anrichten.
- Am besten Sie verwenden immer jodiertes Speisesalz. Wenn Sie außerdem zweimal wöchentlich noch Fisch essen, ist Ihre Jodzufuhr sichergestellt.
- Ergänzen Sie Ihre Kost täglich mit fettarmen Milchprodukten – sie sind die wichtigste Calciumquelle.

Wasser

Wasser ist Hauptbestandteil unseres Körpers (60%). Der Wasserbestand muß konstant bleiben. Täglich verliert der Körper etwa 2–3 Liter Wasser, die ersetzt werden müssen. Das heißt aber nicht, daß Sie auch so viel trinken müssen. Etwa 1 Liter Flüssigkeit nehmen Sie mit festen Nahrungsmitteln wie Obst, Gemüse, Milchprodukten, Brot und gekochten Speisen auf. Bei der Verbrennung der Kohlenhydrate, Fette und Eiweiß entsteht auch Wasser, das dazukommt. Etwa 1,5 Liter sollten Sie mit Getränken aufnehmen. Dabei sollten Getränke nur der Wasserzufuhr dienen! Beliebte Getränke sind neben Kaffee und Tee, Cola- und süße Erfrischungsgetränke, Bier, Wein und Spirituosen. Alle diese Getränke haben sehr viele »leere« Kalorien in Form von Zucker oder Alkohol. So enthalten beispielsweise 3 Dosen Cola 110 Gramm Zucker und 440 kcal, 1 Liter Bier 40 Gramm Alkohol und 450 kcal oder 1 Liter Wein 80 Gramm Alkohol und 800 kcal. Viel zu viel bei einem durchschnittlichen Energiebedarf von etwa 2000–2400 kcal pro Tag. Wichtig: zum Leben braucht der Körper kein einziges Gramm Zucker oder Alkohol! Viele Menschen verdanken ihre »überflüssigen« Pfunde diesen »flüssigen« Dickmachern. Sie sollten deshalb nur gelegentlich und nicht täglich getrunken werden.

Für die Praxis

- Stillen Sie Ihren Durst mit Trink-, Mineral-, Quell- und Tafelwasser, ungesüßtem Kräuter- oder Früchtetee – sie sind kalorienfrei.
- Verdünnen Sie Frucht- und Gemüsesäfte (auch frisch gepreßte) mit reichlich Mineralwasser. Eine andere Alternative sind kalorienarme Erfrischungsgetränke mit Süßstoff.
- Trinken Sie stets genug! Senioren sollten diesen Rat besonders ernst nehmen, sie trinken meistens viel zu wenig.

Essen im Drei-Stunden-Takt

Fünf kleinere Mahlzeiten sind gesünder als drei große. Üppige Mahlzeiten machen müde, belasten die Verdauungsorgane und auch den Kreislauf.

Außerdem: Unsere Leistungsbereitschaft schwankt im Verlauf des Tages. Am späten Vormittag haben wir das erste und am Nachmittag das zweite Tief. Diese Leistungsbereitschaft wird von der Ernährung stark beeinflußt. Zwei kleine Zwischenmahlzeiten, eine zwischen Frühstück und Mittagessen, die andere zwischen Mittag- und Abendessen, können das Leistungstief und auch Übergewicht verhindern. Denn kürzere Essenspausen lassen Heißhunger und unkontrolliertes Essen gar nicht erst aufkommen.

Die Imbisse zwischendurch sollten komplexe ballaststoffreiche Kohlenhydrate enthalten. So vermeiden Sie ein Absinken des Blutzuckerspiegels. Denn: Ein niedriger Blutzuckerspiegel verursacht ein Leistungstief! Frisches Obst und Milchprodukte, Müsli, Vollkornkekse, Vollkornbrot mit fettarmem Belag oder ein kleiner Salat machen wieder munter.

Vorbeugen ist besser als Heilen

Eine richtige Ernährung von Kindheit an ist die wichtigste Maßnahme für ein gesundes Leben. Ernährungsabhängigen Krankheiten und ihren schwerwiegenden Folgen kann vorgebeugt werden. Das Wichtigste ist in den 10 Regeln für eine vollwertige Ernährung zusammengefaßt:

1. Abwechslungsreich essen – aber nicht zu viel
2. Mehr Vollkornprodukte
3. Reichlich Gemüse, Kartoffeln und Obst
4. Weniger Fett und fettreiche Lebensmittel
5. Weniger tierisches Eiweiß
6. Wenig Süßes
7. Würzig, aber nicht salzig
8. Trinken mit Verstand
9. Öfters kleinere Mahlzeiten
10. Nährstoffschonend zubereiten

(Diese 10 Regeln wurden von der Deutschen Gesellschaft für Ernährung herausgegeben.)

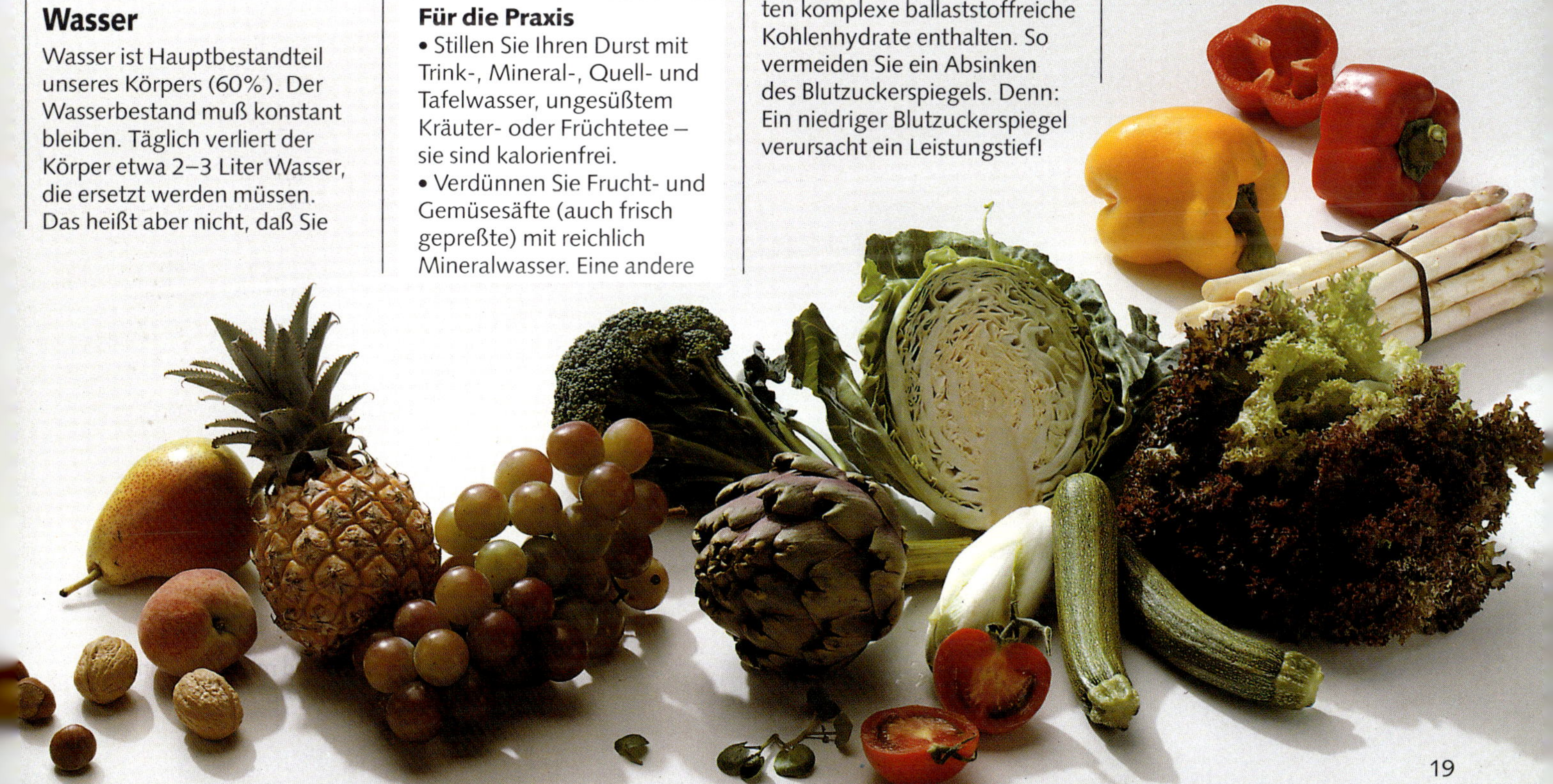

Was ist anders in der Ernährung bei Fettstoffwechselstörungen?

Erst wenn Gesundheitsstörungen auftreten, sind wir bereit, unsere Ernährungsgewohnheiten zu ändern.
Ein erhöhter Cholesterinspiegel tut nicht weh, auch die möglichen Folgen treten nicht sofort auf, sondern irgendwann. Das sind Gründe, warum der ärztliche Rat, Ernährungsgewohnheiten umzustellen, meist nicht ernstgenommen wird.
Bei der Behandlung eines erhöhten Cholesterinspiegels ist die richtige Ernährung besonders wichtig. Sie kann gegebenenfalls mit Medikamenten unterstützt, aber niemals ausschließlich durch eine medikamentöse Behandlung ersetzt werden. Dabei ist Ihre aktive Mitarbeit entscheidend. Den Erfolg bestimmt nicht Ihr Arzt, sondern den bestimmen Sie selbst!

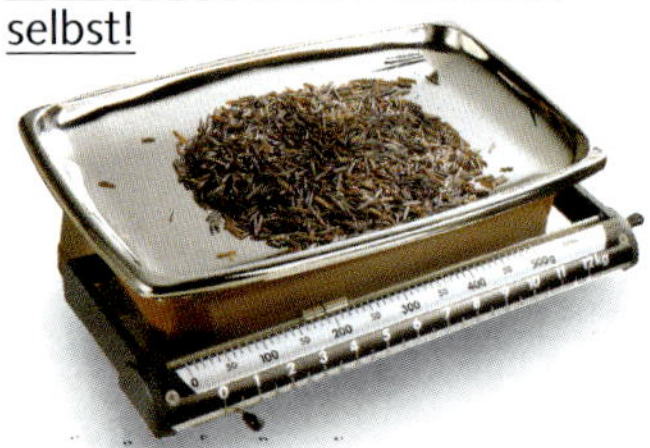

Ihr Ziel: LDL runter – HDL rauf

Hohe Cholesterinwerte, insbesondere LDL-Cholesterin, sind ein Risiko für die frühzeitige Entwicklung der Atherosklerose.
Das HDL-Cholesterin dagegen vermindert das Risiko. Wichtigstes Ziel ist deshalb, das »böse« LDL-Cholesterin zu senken und das »gute« HDL-Cholesterin zu erhöhen.

LDL-Cholesterin senken

Das Wichtigste ist die Einschränkung der Gesamtfettzufuhr auf höchstens 30 % der täglichen Energiemenge. Bei einem durchschnittlichen Energiebedarf eines normalgewichtigen Erwachsenen (2000 bis 2400 Kalorien) sind dies etwa 65–80 g Gesamtfett pro Tag.
Die Nahrungsfette beeinflussen die Blutfette sehr unterschiedlich. Tierische Fette sind reich an gesättigten Fettsäuren und Cholesterin. Sie erhöhen das LDL-Cholesterin. Pflanzliche Fette sind reich an einfach und mehrfach ungesättigten Fettsäuren und cholesterinfrei. Sie senken erhöhte LDL-Werte.
Daher ist es sinnvoll, die Fettzusammensetzung so zu ändern (modifizieren), daß die Gesamtfettzufuhr zu jeweils einem Drittel aus gesättigten, einfach und mehrfach ungesättigten Fettsäuren besteht.
Die Fettmodifizierung bedeutet praktisch die Einschränkung der tierischen Fette (Milchprodukte, Fleisch- und Wurstwaren) auf weniger als die Hälfte der Gesamtfettzufuhr (30–35 g). Die größere Hälfte sollte von pflanzlichen Nahrungsmitteln (Pflanzenöle und -margarine, Nüsse, Samen) stammen. Werden tierische Lebensmittel eingeschränkt, so ist auch die Zufuhr von gesättigten Fettsäuren und Nahrungscholesterin automatisch vermindert. Die Cholesterinzufuhr sollte unter 300 mg pro Tag liegen (Nährwerttabellen Seite 112 bis 113).
Je höher der Anteil an pflanzlichen Lebensmitteln in der Ernährung, desto größer auch der Ballaststoffanteil. Lösliche Ballaststoffe senken das LDL-Cholesterin. Sie können Cholesterin und seine Produkte (Gallensäuren) im Darm binden und mit dem Stuhl aus dem Körper befördern. Lösliche Ballaststoffe kommen besonders reichlich in Vollkorn-Haferflocken (insbesondere Haferkleie), Hülsenfrüchten, Obst (Äpfel, Bananen, Zitrusfrüchte und Beerenobst) und Gemüse (Karotten, Sellerie, Kohlgemüse) vor.
Getreide, Vollkornprodukte und Weizenkleie enthalten dagegen überwiegend unlösliche Ballaststoffe (Zellulose), die keinen ausgeprägten cholesterinsenkenden Effekt haben. Als Füllstoff sorgen sie jedoch für eine gute und langanhaltende Sättigung, geregelte Darmentleerung und beugen Dickdarmerkrankungen vor. Die tägliche Gesamt-Ballaststoffzufuhr sollte bei mindestens 30–35 g liegen (Nährwerttabellen Seite 115).

HDL-Cholesterin anheben

Das HDL schützt nachweislich vor atherosklerotischen Gefäßveränderungen. Es mobilisiert und baut bereits in den Gefäßwänden abgelagertes Cholesterin ab.
Um niedrige HDL-Werte anzuheben, reichen Ernährungsmaßnahmen allein nicht aus. Mehr Sport treiben, nicht rauchen und eventuell vorhandenes Übergewicht verringern, sind wichtige ergänzende Maßnahmen.

Erhöhte Triglyceride senken

Stark erhöhte Triglyceride verschlechtern die Fließeigenschaften des Blutes (das Blut wird dicker). Die Thrombosegefahr (Gerinnselbildung durch Verklebung der Blutplättchen) wird erhöht. Neuerdings sollen auch erhöhte Triglyceride im Blut atherosklerotische Gefäßveränderungen mitverursachen. Nach üppigen Mahlzeiten steigen die Triglycerid-Werte im Blut stark an. Das können Sie vermeiden, wenn Sie täglich mehrere kleine Mahlzeiten einnehmen. Um dauernd erhöhte Triglyceride zu senken, sollten Sie bestehendes Übergewicht abbauen, Zucker und Alkohol meiden und sich mehr bewegen.
Neue Untersuchungen zeigen, daß die in Fischölen vorkommenden mehrfach ungesättigten Fettsäuren, die Omega-3-Fettsäuren, erhöhte Triglyceride im Blut senken und auch die Fließeigenschaften des Blutes verbessern. Es fehlen noch Langzeituntersuchungen, die diese Wirkung eindeutig bestätigen und gleichzeitig mögliche Nebenwirkungen ausschließen. Deshalb sollten Sie Fischöl-Kapseln nicht regelmäßig einnehmen. Dagegen besteht kein Risiko, wenn Sie zweimal pro Woche Seefisch essen. Denn Seefisch hat noch mehr zu bieten, nämlich viel Jod und Fluor. Bei beiden wird der tägliche Bedarf oft nicht gedeckt.

Übergewicht abbauen

Bei Übergewichtigen kommen erhöhte Cholesterinwerte 2mal und erhöhte Triglyceride sogar 3- bis 4mal so häufig vor wie bei Normalgewichtigen. Erfahrungsgemäß sinken beide Blutfettwerte, wenn das Körpergewicht normalisiert wird. Die Behandlung einer Fettstoffwechselstörung beginnt daher meist mit der Gewichtsabnahme. Eine Reduktionskost mit 1000 kcal pro Tag führt in der Regel zu einem Gewichtsverlust von 1 kg pro Woche. Einseitige Diäten sollten Sie unbedingt meiden. Sie sind zum Teil gefährlich und haben keinen bleibenden Erfolg. Abnehmen und auf Dauer das richtige Gewicht halten, können Sie nur, wenn Sie Ihr Eßverhalten ändern. Wie Sie eine Reduktionskost richtig zusammenstellen, zeigen Ihnen die Tagespläne auf Seite 110. Nach diesem Muster können Sie beliebig viele Speisepläne erstellen.
Um zu vermeiden, daß Sie wieder zunehmen, sollten Sie die Kalorien nach erfolgreicher Gewichtsabnahme nur schrittweise erhöhen. Denn der Körper hat sich nach 2–3 Wochen daran gewöhnt, auf Sparflamme zu arbeiten. Werden ihm plötzlich viel mehr Kalorien angeboten, so legt er den Überschuß in Form von Fett an.
Gehen Sie am besten so vor, daß Sie in der ersten Woche etwa 250 kcal pro Tag zulegen. Früchte, Gemüse, größere Getreide- oder Kartoffelbeilagen eignen sich besonders gut. In der folgenden Woche erhöhen Sie um weitere 250 kcal pro Tag. Diese Zulagen sollten Sie so lange fortführen, bis Sie nach einer Woche keine Gewichtsabnahme oder -zunahme beobachten. Diese Energiezufuhr entspricht dann genau Ihrem Kalorienbedarf. Frauen nach dem 25. Lebensjahr haben einen Bedarf um 2000 kcal/Tag, bei Männern liegt er um 2400 kcal/Tag. Wie Sie eine Normalkost mit 2000 Kcal pro Tag richtig zusammenstellen, zeigen die Tages-

pläne auf Seite 111. Mit einigen Kalorien zusätzlich können sich auf diese Weise auch Männer an ihren etwas höheren Energiebedarf herantasten.
Körperliche Bewegung wie regelmäßiger Freizeitsport unterstützt die Gewichtsabnahme und hilft, das Normalgewicht auf Dauer zu halten.

Was auch helfen kann

Haferkleie: Wissenschaftliche Studien haben ergeben, daß ein täglicher Verzehr von 50–100 g Haferkleie zu einer Senkung des Cholesterinspiegels führt. Demgegenüber zeigte Weizenkleie (Zellulose) diese Wirkung nicht, da sie im Vergleich zur Haferkleie weniger lösliche Ballaststoffe enthält.
Haferkleie (Bezugsadresse Seite 120) und Haferkleie-Produkte wie Haferkleie-Flocken, Haferfleks mit Kleie oder Haferkleie Müsli (Apotheke, Reformhaus, Drogerie) sind auf vielfältige Weise bei allen Mahlzeiten einsetzbar.
Pektin: Dieser lösliche Ballaststoff kommt vorwiegend in Hülsenfrüchten, Äpfeln und Zitrusfrüchten sowie Gemüsen vor und hilft ebenfalls, den Cholesterinspiegel zu senken. Pektin wird auch als Granulat angeboten (Reformhaus).
Sojaeiweiß: Sojabohnen enthalten nicht nur hochwertiges (linolsäurereiches) Sojaöl, sondern auch hochwertiges Sojaeiweiß, dem ebenso cholesterinsenkende und arteriosklerosehemmende Eigenschaften zugeschrieben werden. Dieser günstige Effekt ist wissenschaftlich belegt, auch wenn der genaue Wirkungsmechanismus noch nicht vollständig geklärt ist. Besonders gute Sojaeiweißquellen sind Produkte wie Sojamehl, Sojabrot, Sojaquark (Tofu), Sojacreme oder trockene Sojaprodukte in Splitter-, Streifen oder Würfelform, die Sie ähnlich wie Fleisch ganz verschieden zubereiten können. Im Rezeptteil finden Sie viele Gerichte mit Frisch- und Trokken-Sojaprodukten.
Knoblauch: Schon sehr lange ist er als Gewürz- und Arzneipflanze bekannt. Über die Wirkung des Knoblauchs gab es bisher nur Erfahrungswerte, aber kaum wissenschaftliche Beweise. Es wurde festgestellt, daß die Fließeigenschaften des Blutes verbessert, die Verklebung der Blutplättchen und damit die Bildung von Gerinnseln vermindert und erhöhte Blutfette gesenkt werden, wenn über längere Zeit frischer Knoblauch oder standardisierte Knoblauchpräparate eingenommen werden. Das Bundesgesundheitsamt hat Knoblauch als Arzneimittel anerkannt. Dabei gilt als therapeutische Richtdosis der Wirkstoffgehalt von 4 Gramm frischem Knoblauch. Neueste wissenschaftliche Studien haben die präventive Wirkung des Knoblauchs wie auch der standardisierten Knoblauchpräparate sowohl gegen Arterienverkalkung wie auch gegen deren Risikofaktoren wie erhöhte Choleresterinwerte, Bluthochdruck und andere gezeigt. Heute hat deshalb Knoblauch als pflanzliches Heilmittel seinen ebenso festen wie nachgewiesenen Stellenwert. In den Mittelmeerländern leiden die Menschen relativ selten an koronaren Herzkrankheiten, was daran liegt, daß sie mehr Knoblauch essen als wir. Fest steht auch, daß die Menschen dort außerdem viel mehr Obst, Gemüse und Fisch essen und mehr Olivenöl verwenden.
Filterkaffee: Aufgebrühter, ungefilterter Kaffee enthält Fettstoffe, die den Cholesterinspiegel erhöhen. Filterkaffee dagegen führt zu keiner Cholesterinerhöhung.

Erfolg mit Geduld abwarten

Wenn der Cholesterinspiegel bereits erhöht ist, so sinkt er nicht von heute auf morgen. Es dauert schon ein paar Wochen oder sogar Monate, bis er wieder im ungefährlichen Normbereich ist.
Erhöhte Cholesterinwerte zwischen 200 und 300 mg/dl, die meistens durch falsche Ernährung bedingt sind, können in der Regel allein durch Gewichtsabnahme bei Übergewicht und durch konsequente Umstellung auf eine fett- und cholesterinarme, kohlenhydrat- und ballaststoffreiche Ernährung normalisiert werden.
Damit Ihr Erfolg nach der Cholesterinsenkung anhält, sollten Sie Ihre neue Ernährungsweise für immer beibehalten. Alte Ernährungsgewohnheiten führen zu den gleichen Ernährungsfehlern und zu einem erneuten Anstieg der Cholesterinwerte.
Ernährungsmaßnahmen sollten immer an erster Stelle stehen, auch dann, wenn Sie zusätzlich Medikamente einnehmen müssen. Nur so können Sie die Menge der Medikamente und damit die Nebenwirkungen möglichst niedrig halten.

Andere Begleiterkrankungen

Das Risiko für arteriosklerotische Gefäßveränderungen ist noch höher, wenn neben den erhöhten Cholesterinwerten gleichzeitig weitere Störungen wie Bluthochdruck und/oder Zuckerkrankheit vorliegen. Insbesondere Übergewichtige mit Fettstoffwechselstörungen leiden häufig an einer oder beiden Begleiterkrankungen. Die Normalisierung des Körpergewichtes senkt in der Regel auch die Blutdruck- und Blutzuckerwerte. Dadurch verbessert sich die allgemeine Stoffwechsellage. Dies ist der beste Schutz vor Arteriosklerose.
Auch die Begleiterkrankungen sollten mit einer fettarmen, kohlenhydrat- und ballaststoffreichen Ernährung behandelt werden. Bei Bluthochdruck sollten Sie außerdem wenig Salz (Natriumchlorid) essen, 3–5 Gramm genügen. Das erreichen Sie nur, wenn Sie weniger kochsalzreiche (industriell hergestellte) Lebensmittel zu sich nehmen. Bei der Speisenzubereitung können Sie statt Kochsalz Diät-Salz oder Diät-Würzmittel verwenden. Trinken Sie Gemüsesäfte ohne Salzzusatz sowie Mineralwässer mit niedrigem Natriumgehalt (unter 100 mg/Liter). Pflanzliche Lebensmittel sind natriumarm und kaliumreich. Kaliumreiche Kost senkt den Bluthochdruck. Ein Obsttag pro Woche (etwa 1 kg Obst über den Tag verteilt) bewirkt, daß eingelagertes Natrium und gebundenes Wasser aus dem Körpergewebe und den Gefäßen ausgeschieden werden. Das Herz und der Kreislauf werden entlastet, die Gefäße entspannt und der erhöhte Blutdruck gesenkt.
Bei bestehender Zuckerkrankheit, insbesondere bei Typ II, sollten Sie alle rasch verdaulichen Zuckerarten in reiner Form wie Traubenzucker (Glucose), Haushaltszucker (Saccharose), Rohr- oder Braunzucker, Sirup, Melasse, Honig oder Obstdicksäfte grundsätzlich meiden. Das gilt insbesondere auch für alle zuckerhaltigen Getränke, da sie den Blutzucker sehr rasch in die Höhe treiben. Zum Süßen können Sie kohlenhydrat- und kalorienfreie Süßstoffe wie Saccharin, Cyclamat, Aspartam und Acesulfam oder ihre Mischungen nehmen, wie auch Getränke, die allein mit diesen Süßstoffen gesüßt sind. Erlaubt sind auch Zuckeraustauschstoffe wie Fruchtzucker, Isomalt, Xylit und Sorbit, Mannit, Maltit und Lactit, da sie in kleinen Mengen den Bluckzucker nicht erhöhen. Sie liefern jedoch Kalorien und sind, wenn Sie Übergewicht haben, einzuschränken. Die moderne Diabetesdiät erlaubt aber auch geringe Zuckermengen. Wenn der Zucker mit Ballaststoffen oder Fett „verpackt" ist, gelangt er aus den Süßigkeiten wie z. B. Schokolade- oder Müsliriegel, Milch- oder Sahneeis, nicht so schnell ins Blut. Trotzdem ist darauf hinzuweisen, daß herkömmliche Süßigkeiten mit Zucker aber auch die für Diabetiker angebotenen mit Zuckeraustauschstoffen nicht zur Gewohnheit werden, da sie kalorienreich sind.

Tips für die gesunde Küche

Bewußt einkaufen – aber wie?

Wie gesund Ihr Essen sein wird, hängt von der Wahl der Lebensmittel ab. Bei einem Sortiment von über 14 000 Nahrungsmitteln, die uns der Markt anbietet, ist es nicht leicht, das Richtige einzukaufen. Wichtig: Entscheiden Sie sich stets für frische und möglichst wenig verarbeitete Lebensmittel. Die folgenden Tips werden Ihnen beim Einkaufen bestimmt helfen:

- Achten Sie auf die Frische! Frisches Obst und Gemüse erkennen Sie an der knackigen Schale, an frischen Schnittstellen und an prallen Farben. Kaufen Sie nur Produkte der Saison, denn dann hat Obst und Gemüse den höchsten Nährwert sowie den geringsten Schadstoff- und Nitratgehalt. Bevorzugen Sie einheimische Sorten – durch kurze Transportwege kommt die Ware schneller zum Händler und somit auch auf Ihren Tisch. Kaufen Sie Obst und Gemüse nicht an Ständen am Straßenrand, denn es ist durch die Autoabgase belastet.
- Beachten Sie das Mindesthaltbarkeitsdatum bei verpackten Lebensmitteln! An diesem Datum erkennen Sie, bis wann das Lebensmittel ohne Qualitätseinbuße haltbar ist. Das Mindesthaltbarkeitsdatum ist kein Verfallsdatum; nach Ablauf dieser Frist können Sie das Lebensmittel durchaus noch verzehren. Begrenzt haltbare Lebensmittel wie Hackfleisch oder Milchprodukte tragen das Verbrauchsdatum (Tag und Monat). Nach Ablauf des Verbrauchsdatums dürfen diese Lebensmittel nicht mehr verkauft und sollten auch nicht mehr verzehrt werden.
- Achten Sie auf das Etikett! Abgepackte Lebensmittel müssen nach dem Lebensmittelrecht genau gekennzeichnet sein. Sie erfahren viel über das Lebensmittel, wenn Sie die Bedeutung der deklarierten Begriffe kennen: Fett i. Tr. ist die Abkürzung für den Fettgehalt in der Trockenmasse. Das finden Sie beispielsweise beim Käse. Käse enthält je nach Sorte zur Hälfte Wasser und zur anderen Hälfte Trockenmasse. Der Fettgehalt in Gramm beträgt etwa die Hälfte des Fettanteils in der Trockenmasse. Hier ein Beispiel: Edamer mit 30% Fett i. Tr. enthält in 100 g etwa 16 g Fett. Der Fettgehalt i. Tr. kann auch in Fettgehaltsstufen angegeben werden. Die folgende Tabelle zeigt Ihnen, welche Fettgehaltsstufen es gibt.

Fettgehaltsstufe	Fett i. Tr.
Doppelrahmfettstufe	mindestens 60–85 %
Rahmfettstufe	mindestens 50 %
Vollfettstufe	mindestens 45 %
Fettstufe	mindestens 40 %
Dreiviertelfettstufe	mindestens 30 %
Halbfettstufe	mindestens 20 %
Viertelfettstufe	mindestens 10 %
Magerstufe	unter 10 %

Bei Milch und Milchprodukten wird der Fettgehalt in Prozent und durch eine entsprechende Bezeichnung ausgedrückt:

Sorte	Fettgehalt in %	Fettgehalt in g/100 g
Vollmilch und -produkte	3,5	3,5
Fettarme (teilentrahmte) Milch und -produkte	1,5	1,5
Magere (entrahmte) Milch und -produkte	0,1	0,1

Kaufen Sie am besten magere oder fettarme Milch und Milchprodukte und Käse bis höchstens 30% Fett i. Tr.

Den Gehalt an mehrfach ungesättigten Fettsäuren erfahren Sie durch folgende Hinweise:

- Mindestens 30% Linolsäure: »linolsäurereich«, »reich an Linolsäure«, »reich an mehrfach ungesättigten Fettsäuren« oder »reich an essentiellen Fettsäuren«
- Mindestens 50% Linolsäure: »besonders reich an Linolsäure«, »besonders reich an mehrfach ungesättigten oder essentiellen Fettsäuren«
- Mindestens 60% Linolsäure: Diät-Pflanzenöle, -creme, -fett, -Margarine, -Halbfett-Margarine

Kaufen Sie keine Pflanzenöle oder Pflanzenmargarine, bei denen der Gehalt an Linolsäure oder mehrfach ungesättigten Fettsäuren nicht angegeben ist. Ausnahmen sind Walnußöl (72% Linolsäure) und Kürbiskernöl (53% Linolsäure).

Kokos- und Palmfett (Fritierfette) sollten Sie nicht verwenden, sie haben überwiegend gesättigte Fettsäuren.

Inzwischen wissen Sie, daß auch die einfach ungesättigte Fettsäure (Ölsäure) cholesterinsenkend wirkt. Den höchsten Gehalt an Ölsäure (74%) hat das Olivenöl, dann das Rapsspeiseöl (60%). Einen etwa gleich hohen Gehalt an Linol- und Ölsäure haben Erdnuß- und Sesamöl. Bei diesen Ölen sollten Sie auf ihre Naturbelassenheit achten.

Was sagen die einzelnen Bezeichnungen bei alkoholfreien Getränken über den Inhalt aus? Werfen Sie einen Blick auf die folgende Tabelle.

Bezeichnung	Inhalt
Fruchtsaft	100% Saft
Fruchtnektar	25–50% Fruchtgehalt
Fruchtsaftgetränk	6–30% Saft
Fruchtlimonade	3–15% Saft
Limonade	0

Fruchtsäften darf zwar kein Wasser, dafür aber bis zu 100 g Zucker pro Liter zugesetzt werden. Ungesüßte Fruchtsäfte bekommen den Vermerk »ohne Zuckerzusatz«.

Fruchtnektare enthalten zwischen 50–75% Wasser und bis zu 200 g Zucker pro Liter. Der wohlklingende Name »Nektar« bedeutet: kein besonders wertvoller Saft.

Fruchtsaftgetränke und Limonaden werden irrtümlicherweise »Durstlöscher« genannt. Daß sie es nicht sein können, zeigt ihr Zuckergehalt – bis zu 110 g Zucker (44 Stück Würfelzucker) in 1 Liter.

Bevorzugen Sie deshalb frisch gepreßte Fruchtsäfte oder Fruchtsäfte ohne Zuckerzusatz, die Sie mit Wasser oder Mineralwasser verdünnen können. Eine andere Alternative sind Erfrischungsgetränke, die statt mit Zucker ganz oder teilweise mit kalorienfreien Süßstoffen gesüßt werden.

Sie werden als »kalorienarm« oder »kalorienreduziert« gekennzeichnet.

- Kalorienarm – wenn in 1 Liter höchstens 200 kcal enthalten sind.
- Kalorienreduziert – wenn mindestens 40% weniger Kalorien als in einem vergleichbaren herkömmlichen Getränk mit Zucker enthalten sind.

Hierzu ein Beispiel: Enthält normalerweise eine Orangenlimonade 400 kcal/Liter, so darf eine kalorienreduzierte höchstens 240 kcal/Liter enthalten.

Wählen Sie beim Fleisch und bei Fleischwaren immer die fettarmen Sorten wie Hähnchen, Truthahn (Pute), Kaninchen, magere Rind- und Schweinefleischsorten.

Fettarme Fleischwaren sind Hähnchen- oder Putenbrust, Lachsschinken, roher oder gekochter Schinken ohne Fett-

rand und Trockenfleisch (Bündnerfleisch). Wurstwaren sollten Sie nur mit Vorsicht genießen. Selbst die magerste Wurst enthält immer noch zu viel Fett und damit gesättigte Fettsäuren und Cholesterin. Es gibt nur wenig Wurstsorten, die weniger als 20 Gramm Fett in 100 Gramm enthalten. Dafür ist die Auswahl bei den Sorten, die bis zu 50 Gramm Fett enthalten, sehr groß. Wenn Sie auf Wurst nicht ganz verzichten wollen, so wählen Sie am besten Wurstwaren, die als »fettarm« (unter 10% Fett) oder als »fettreduziert« deklariert sind und damit mindestens 40% weniger Fett enthalten als vergleichbare herkömmliche Wurstarten. Eine andere Alternative sind Diät-Wurstwaren und vegetabile Pasteten auf Hefe- und Sojabasis, die mit hochwertigen Pflanzenölen hergestellt sind.
Viele Lebensmittel werden heute auch in einer »light«-Variante angeboten. In der Regel handelt es sich um kalorienreduzierte Lebensmittel, in denen der Zucker durch Süßstoff ersetzt und/oder der Fettgehalt vermindert ist. »light« ist gesetzlich nicht definiert und darf deshalb nur in Verbindung mit den gesetzlich vorgeschriebenen Bezeichnungen wie »kalorienreduziert«, »kalorienarm« oder »fettreduziert« auf dem Etikett stehen.
Biokost: Nicht überall, wo Bio oder Öko draufsteht, ist auch ein »biologisch« oder »ökologisch« erzeugtes Produkt drin. Gesetzlich geschützt ist lediglich die Bezeichnung »aus ökologischem Anbau« bei pflanzlichen Agrarerzeugnissen. Wenn Sie ganz sicher gehen wollen, daß die Ware tatsächlich aus biologisch kontrolliertem Anbau stammt, so achten Sie auf die Warenzeichen Demeter, Bioland, Naturland, Biokreis Ostbayern, BÖW oder ANOG. Diese Produkte wurden von Bauern erzeugt, die sich in der Arbeitsgemeinschaft ökologischer Landbau (AGÖL) zusammengeschlossen haben und die Anbau nach vorgegebenen Rahmenrichtlinien betreiben.

• Tiefgefrorene Lebensmittel haben eine sehr hohe Qualität. Tiefgefrieren ist die beste Art der Haltbarmachung. Da die Ware erntefrisch eingefroren wird, hat sie einen höheren Vitamin- und Mineralstoffgehalt als lang gelagertes, verwelktes Obst und Gemüse. Tiefgefrorene Produkte können Sie mit wenig Zeitaufwand zubereiten. Einerseits entfällt die Vorbereitungszeit, andererseits sind die Garzeiten wesentlich kürzer. Was Sie beim Einkauf beachten sollten:
Kaufen Sie die Ware nur aus gepflegten, nicht vereisten Gefriertruhen. Solche Lebensmittel, die oberhalb der Stapelmarke gelagert werden, sind zu hohen Temperaturen ausgesetzt und damit in ihrer Qualität beeinträchtigt.
Bevorzugen Sie »küchenfertige« Ware, die Sie nach dem Auftauen wie Frischware zubereiten können. Das gilt auch für Geflügel, Fleisch und Fisch.
Da der Weg vom Händler bis nach Hause nicht länger als 2 Stunden dauern sollte, wikkeln Sie die tiefgefrorenen Lebensmittel am besten in Zeitungspapier ein.

Lebensmittel optimal zubereiten

Was Sie sorgfältig aus den Regalen ausgewählt haben, sollten Sie ebenso sorgfältig zubereiten. Schließlich kommt es darauf an, wieviel von den wertvollen Nährstoffen Sie mit dem fertigen Gericht aufnehmen.

Licht, Luftsauerstoff und Wärme bauen Vitamine rasch ab. Deshalb sollten Sie frische Lebensmittel am besten kühl und lichtgeschützt in Folien oder Behältern lagern. Bei Obst und Gemüse bleiben die Vitaminverluste gering, wenn Sie folgende Regeln beachten:
• Obst und Gemüse am besten im Gemüsefach des Kühlschrankes lagern und innerhalb weniger Tage verbrauchen.
• Obst und Gemüse möglichst nicht zusammen in einem Fach aufbewahren (Geschmacksübertragung, Fäulnisgefahr).
• Obst niemals als Dekoration in warmen Wohnräumen stehen lassen.
• Obst und Gemüse erst kurz vor dem Garen vorbereiten. Tiefgefrorenes am besten im Kühlschrank auftauen lassen.
• Beim Schälen und Putzen nur das Nötigste entfernen, kurz aber gründlich waschen und erst dann zerkleinern.
• Kleingeschnittenes und aufgetautes Obst oder Gemüse hat eine große Oberfläche. Durch den Luftsauerstoff gehen die Vitamine verloren. Bereiten Sie deshalb beide Lebensmittel sofort zu.
• Garen Sie im geschlossenen Topf, dabei den Deckel möglichst selten oder gar nicht öffnen.

Wasser schwemmt wasserlösliche Vitamine und Mineralstoffe aus. Deshalb sollten Sie:
• zerkleinertes Gemüse nicht mehr waschen und auch nicht im Wasser stehen lassen.
• Gemüse nur mit dem anhaftenden Tropfwasser oder mit ganz wenig Wasser (½ Tasse) im geschlossenen Topf garen. Wichtig ist ein gut schließender Deckel, damit im Topf genug Dampf entsteht.
• die Garflüssigkeit mitverwenden, denn sie enthält Vitamine und Mineralstoffe, die herausgelöst wurden.
• Kochsalz erst am Ende der Garzeit dazugeben. Es löst Vitamine und Mineralstoffe aus den Lebensmitteln heraus.
• Getreide und Hülsenfrüchte im Einweichwasser garen.

Starke Hitze, lange Garzeiten und langes Warmhalten zerstören Vitamine. Das können Sie verhindern, wenn Sie folgendes beachten:
• Die Temperatur sofort nach dem Ankochen so verringern, daß der Topfinhalt gerade noch kocht, aber kaum Dampf aus dem Topf nach außen strömt.
• Die Garzeit möglichst kurz halten; am besten mit einer Zeituhr arbeiten. Gemüse sollte noch Biß haben und nicht zerkocht sein.
• Fertige Gerichte nicht stundenlang warm halten, sondern schnell abkühlen lassen, kühl stellen und nur die benötigten Portionen wieder aufwärmen.

Fettarm garen
Garverfahren, bei denen Sie viel Fett brauchen, sollten Sie möglichst meiden. Denn mageres Fleisch, fettarmer Fisch, Kartoffeln und Gemüse werden zu Dickmachern, wenn sie mit viel Fett zubereitet werden. Ein gehäufter Eßlöffel Bratfett (etwa 25 g) erhöht den Kaloriengehalt eines Gerichtes um etwa 225 kcal. Mit den modernen Garmethoden können Sie teilweise oder sogar ganz auf das Bratfett verzichten. In einem geeigneten Topf ohne Fett braten bringt den zusätzlichen Vorteil, daß das unsichtbare »versteckte« Fett im Fleisch schmilzt und zum größten Teil als Spritz- und Anhaftfett verloren geht. Der Fettgehalt eines Fleischstückes wird dadurch bis zu 40 % vermindert. Zu den fettarmen oder fettlosen Gartechniken gehören:
• Garen in der Alu- und Bratfolie (Bratbeutel), im Tontopf, in Edelstahlgeschirr oder im Mikrowellengerät.
• Braten in beschichteten Pfannen, Pfannen, die mit Bratpapier ausgelegt werden und im Mikrowellengerät.
• Backen und Grillen.
Einige dieser Gartechniken stelle ich Ihnen Schritt für Schritt auf den folgenden Seiten vor.

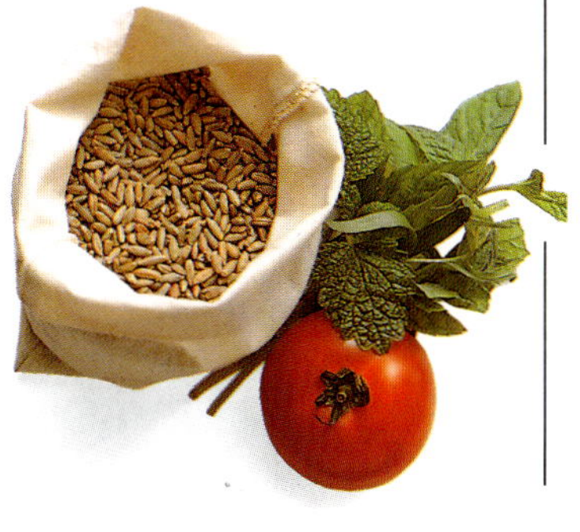

Fettarm garen – Nährstoffe bewahren

Wasserarm garen

In hochwertigen Edelstahltöpfen mit Wärmeleitboden und gut schließendem Deckel können Sie ohne Wasser und Fett garen. Beim Garen von Gemüse reicht das eigene und vom Waschen anhaftende Wasser aus. Vitamine und Mineralstoffe laugen nicht aus. Die Konsistenz, die Farbe, das Aroma und der Eigengeschmack bleiben selbst dann erhalten, wenn Sie in einem Topf gleichzeitig mehrere Gemüsesorten zubereiten. Auch auf Salz können Sie verzichten.

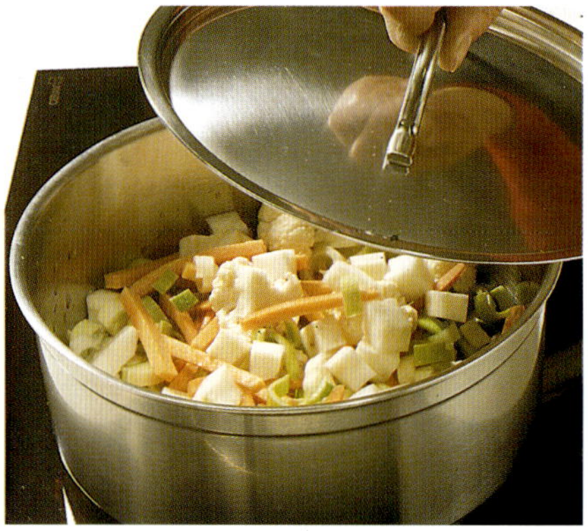

Das tropfnasse Gemüse in den kalten Topf geben, den Deckel auflegen und bei mittlerer Hitze garen. Beim Erhitzen entsteht Dampf, der nach einigen Minuten den Deckel tanzen läßt.

Dämpfen

Mit speziellen Dämpftöpfen oder Kochtöpfen, die einen gut schließbaren Deckel und einen Siebeinsatz haben, können Sie im Wasserdampf garen. Es reicht, wenn Sie den Topfboden mit wenig Wasser bedecken. Beim Dämpfen bleiben Konsistenz, Farbe und Aroma erhalten; mit Salz können Sie deshalb sparen. Die Nährstoffverluste sind besonders gering, wenn Sie das Dämpfwasser mitverwenden. Alle Gemüsearten, Kartoffeln und auch Obst können Sie dämpfen. Fisch können Sie statt über Wasser auch über einem Sud aus Weißwein und Gewürzen zubereiten.

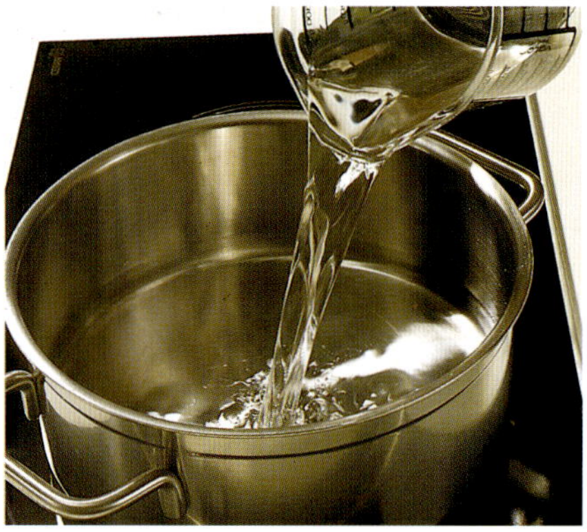

Die Broccoliröschen in den Siebeinsatz legen. Den Topf mit so viel Wasser füllen, daß der Boden etwa 3 cm hoch bedeckt ist.

Druckdämpfen

Beim Garen im Schnellkochtopf entsteht ein Dampfüberdruck, bei dem die Temperatur auf 105–120° ansteigt und die Garzeit relativ kurz ist. Bei hohen Temperaturen werden Vitamine zerstört. Deshalb sollten Sie Gemüse nur in Schnellkochtöpfen zubereiten, die mit einem Temperaturregler ausgestattet sind. Das Gemüse wird dann bei niedrigerer Temperatur (Schonstufe) gar. Die Nährstoffverluste bleiben gering. Die Garzeit sollten Sie genau einhalten, um ein Übergaren zu vermeiden.

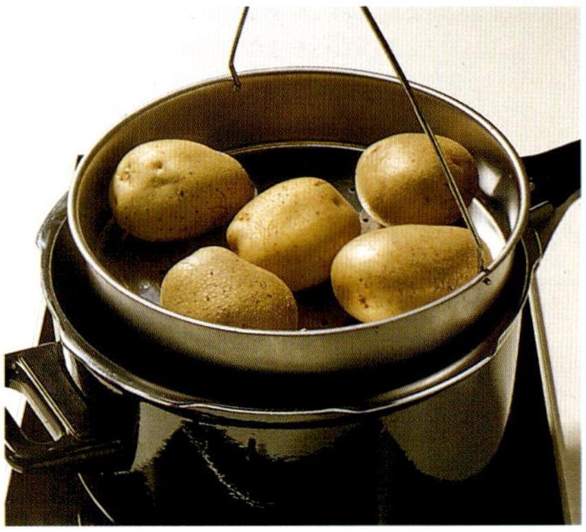

Für Pellkartoffeln füllen Sie den Schnellkochtopf mit etwa ⅛ l Wasser. Die vorbereiteten Kartoffeln im Siebeinsatz in den Topf geben. Den Topf mit dem Deckel richtig verschließen.

Dünsten

Beim Dünsten wird das Gargut bei schwacher Hitze, in wenig Flüssigkeit und Fett gegart. Diese schonende Garmethode eignet sich sehr gut für stark wasserhaltige Blattgemüse, Pilze, Tomaten, Gurken oder Möhren. Bei Speisen mit Saucen können Sie als Kochflüssigkeit Gemüse- oder Hefebrühe verwenden. Wichtig ist, daß der Topf oder die Pfanne einen gut schließenden Deckel hat.
Das Gargut in wenig Fett kurz anbraten, mit einem passenden Deckel abdecken und schnell zum Kochen bringen. Sofort die Temperatur verringern. Dann das Gargut ohne Umrühren im eigenen Saft dünsten. Die Gartemperatur liegt unter 100°. Die Nährstoffe bleiben dabei weitgehend erhalten.

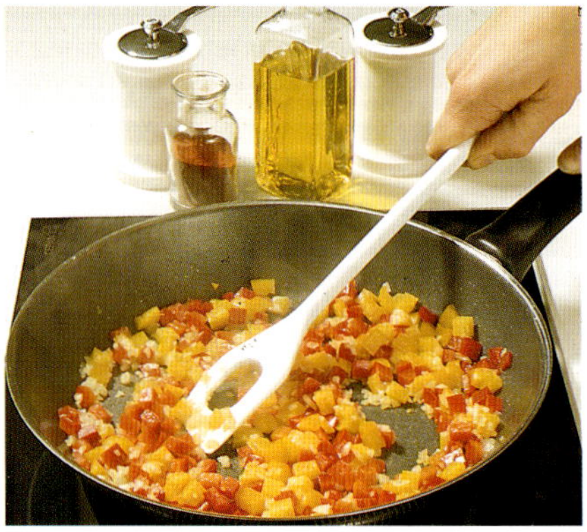

Für die Austernpilz-Spinat-Pfanne (Rezept Seite 57) wenig Olivenöl in der Pfanne erhitzen. Zuerst die Zwiebel- und Paprikawürfel unter ständigem Wenden 4–5 Minuten anbraten. Die Gewürze dazugeben und umrühren.

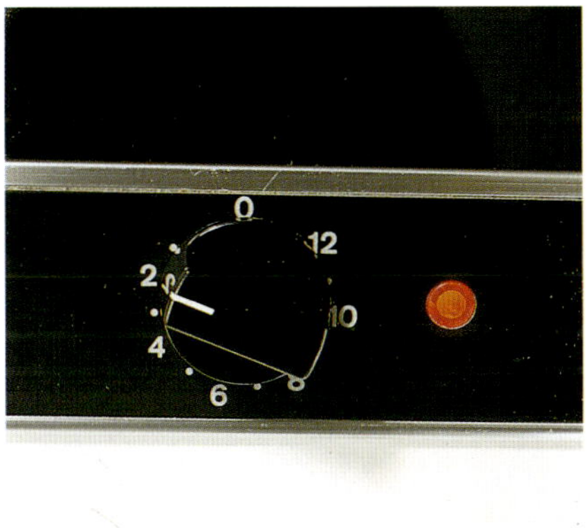

Die Temperatur sofort verringern und das Gemüse bei schwacher Hitze weitergaren. Der Deckel haftet dadurch nach kurzer Zeit sehr fest. Der Dampf kondensiert am Topfdeckel und tropft auf das Gargut. Dabei gart das Gemüse schonend unter 100°.

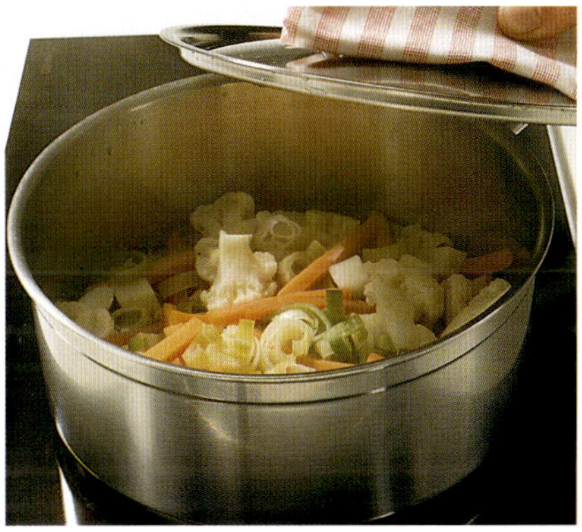

Die Garzeiten sind etwas länger als beim Garen in Wasser (Zeittabellen finden Sie in der Gebrauchsanleitung). Ein weiterer Vorteil: Wenn Sie Fisch als Beilage planen, so können Sie ihn auf das Gemüse legen und gleich mitgaren. Der Eigengeschmack bleibt dabei erhalten.

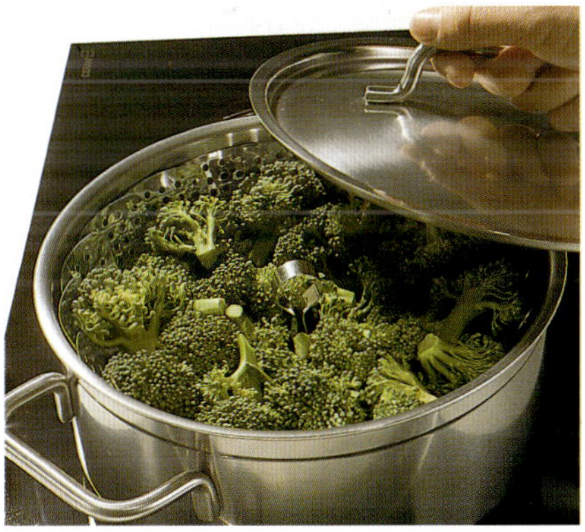

Den Siebeinsatz mit den Broccoliröschen in den Topf stellen und den Deckel auflegen. Bei starker Hitze zum Kochen bringen, dann die Temperatur verringern und bei mittlerer Hitze weitergaren. Das Gemüse gart schonend unter 100°.

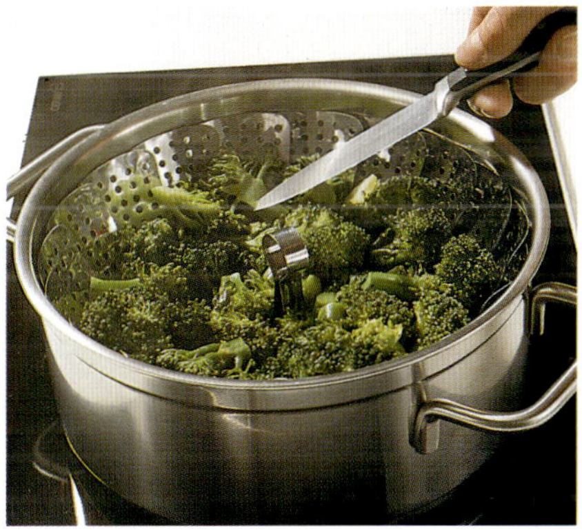

Nach etwa 8 Minuten eine Garprobe machen und eventuell 2–3 Minuten weitergaren. Die Garzeiten sind etwas länger als beim Garen in Wasser und natürlich bei jeder Gemüsesorte unterschiedlich.

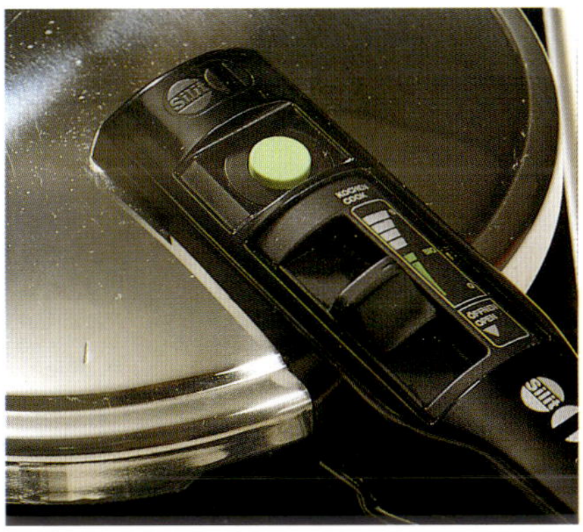

Die Kartoffeln bei starker Hitze ankochen. Im Topf steigt der Dampfdruck, der das Ventil hochdrückt. An der Markierung erkennen Sie, welche Temperatur erreicht ist. Die Kartoffeln bei Schonstufe und schwacher Hitze weitergaren. Wichtig: Zeitangaben vom Hersteller beachten.

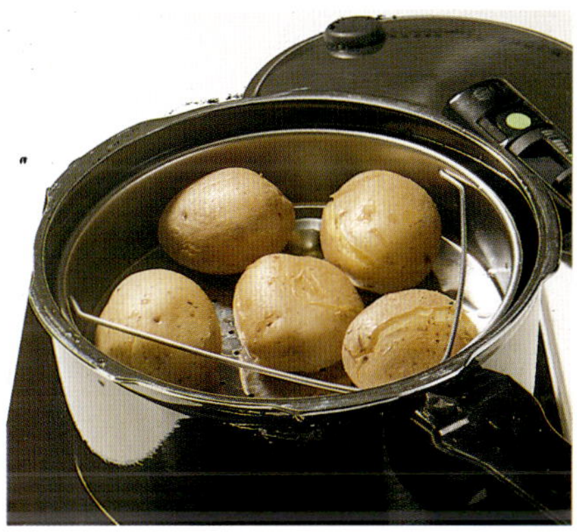

Den Topf niemals unter Druck öffnen! Der Deckel läßt sich leicht abheben, sobald der Druck im Topf gesunken ist. Zuerst abkühlen lassen, bis der Dampf vollständig entwichen ist. Wenn Sie kaltes Wasser über den geschlossenen Deckel laufen lassen, geht es schneller.

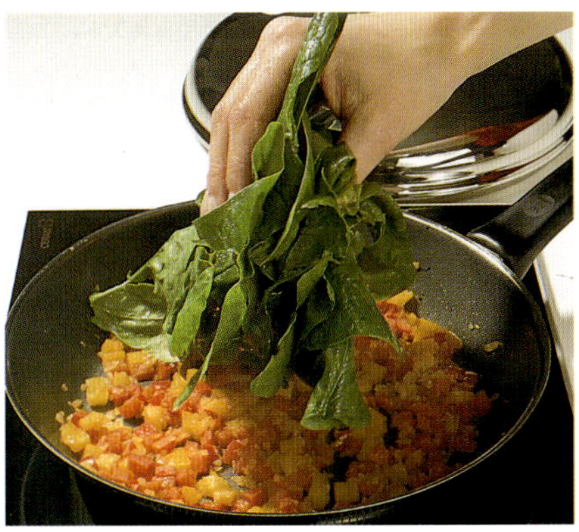

Den tropfnassen Spinat auf das Gemüse geben, den Deckel auflegen, die Temperatur verringern und etwa 10 Minuten ohne Umrühren bei schwacher Hitze dünsten.

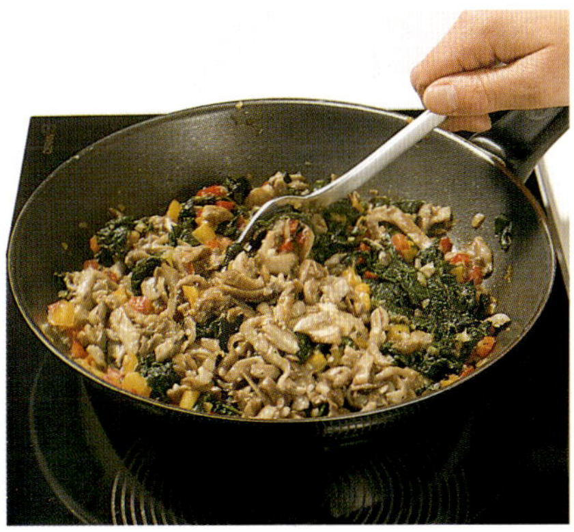

Den Spinat mit 2 Gabeln auseinanderzupfen und mit dem Zwiebel-Paprika-Gemüse vermischen. Dann die vorbereiteten Austernpilze unterheben.

Garen in der Alufolie

In der Alufolie garen Lebensmittel ohne Fett- und Wasserzugabe im eigenen Saft. Diese Zubereitungsart eignet sich für jedes Gargut, das selbst viel Wasser enthält. Alufolie ist hitzebeständig und kann daher im Backofen, Grill und in der Pfanne verwendet werden. Damit die Speisen nicht ankleben, sollten Sie die Alufolie vorher leicht einfetten (nicht bei Folienkartoffeln). Die Folie sollten Sie richtig falten, damit der Saft, der entsteht, nicht ausfließen kann. Der Eigengeschmack, die Vitamine und Mineralstoffe bleiben dabei weitgehend erhalten. Mit Salz und Gewürzen können Sie sparen.

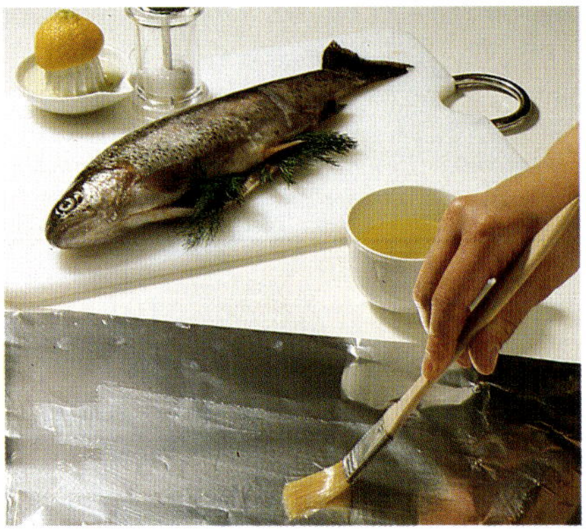

Schneiden Sie für die »Forelle in Folie mit Tomaten-Bananen-Salat.« (Rezept Seite 79) ein ausreichend großes Stück Alufolie zu. Es sollte so groß sein, daß Sie die Forelle darin gut einschlagen können. Dann die Folie leicht mit Öl bepinseln.

Garen in der Bratfolie

In der Bratfolie können Sie ganz ohne Fett garen und Nährstoffe schonen. Wasserreiche Lebensmittel wie beispielsweise Gemüse garen im eigenen Saft. Bei trockenem Bratgut wie Bratenstücke oder Fisch sollten Sie 1 Eßlöffel Wasser dazugeben. Bratfolie – Bratschlauch für großes und Bratbeutel für kleines Bratgut – ist bis zu 200° hitzebeständig und nur für die Zubereitung im Backofen geeignet. Die Folie mit dem Inhalt sollten Sie gut verschließen. Am besten Sie legen sie auf den kalten Rost und schieben ihn in den kalten oder vorgeheizten Backofen.

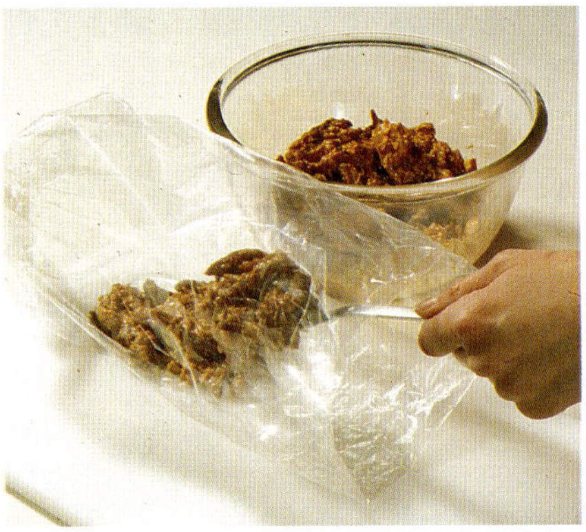

Schneiden Sie zunächst einen Bratschlauch von 30–40 cm Länge zu. Ein Ende verschließen Sie fest mit dem beiliegenden Klip. Dann füllen Sie die vorbereiteten Zutaten für das Putenragout von Seite 83 in den Beutel. Das andere Ende ebenfalls mit einem Klip verschließen. Den Klip in einem Abstand von etwa 5 cm vom Inhalt anbringen.

Garen im Tontopf

In der Tonform können Sie ohne Fett und im eigenen Saft garen. Die Tonform sollten Sie vor jeder Benutzung etwa 15 Minuten wässern. Beim Garen wird dann das aufgesaugte Wasser als Dampf abgegeben. Die Speisen bleiben saftig, die Garflüssigkeit, die entsteht, können Sie als Sauce verwenden. Die Tonform wird immer in den kalten Backofen gestellt. Die Garzeiten verlängern sich etwa um ⅓ gegenüber den Braten, die nur im Backofen zubereitet werden. Fleisch, Geflügel oder Käsegratin bekommen eine schöne Kruste, wenn Sie kurz vor dem Ende der Garzeit den Deckel abnehmen.

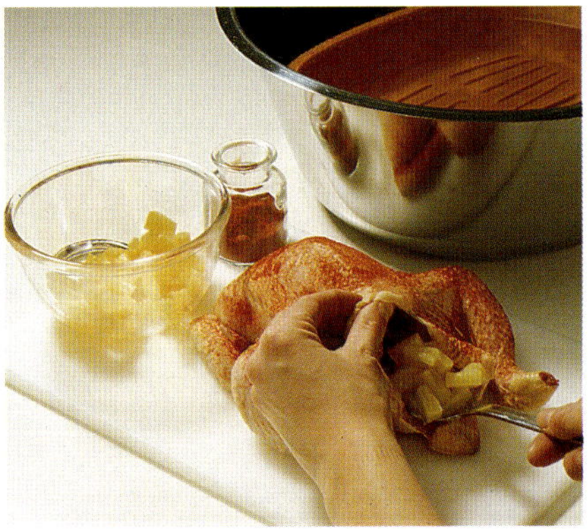

Für das Ananas-Hähnchen (Rezept Seite 84) die Tonform etwa 15 Minuten wässern. Wenn Sie die Form zum ersten Mal benutzen, etwa 30 Minuten. Das Hähnchen würzen und mit der Ananas füllen.

Braten mit Brat-Papier

Mit Bratpapier können Sie alle Gerichte ohne Fett zubereiten. Es ist ein spezielles Pergamentpapier mit einer keramischen Beschichtung, das die Wärme etwas verzögert an das Bratgut abgibt. Damit können Sie bei geringerer Temperatur schonend braten. Das Brat-Papier paßt in jede Pfanne oder einen Bräter. Bei einem trockenen Bratgut sollten Sie ein wenig Wasser hinzufügen.
Das Brat-Papier ist in Warenhäusern oder im Direkt-Versand erhältlich (Adresse auf Seite 120).

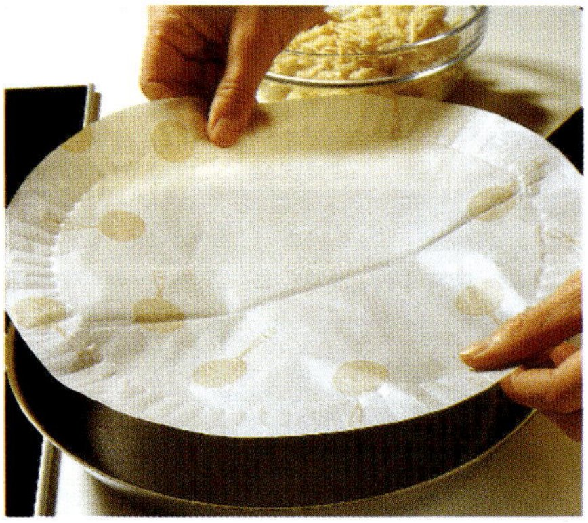

Wenn Sie Kartoffelpuffer mit Haferkleie (Rezept Seite 53) zubereiten möchten, legen Sie das Brat-Papier so in die Pfanne, daß die Schrift lesbar ist.

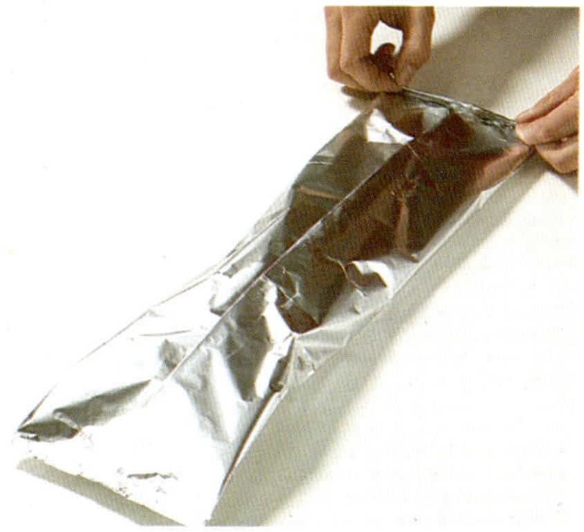

Die vorbereitete Forelle nicht zu eng in die Alufolie einpacken, damit sich beim Garen Dampf entwickeln kann. Die Alufolie zuerst auf der Oberseite, dann seitlich zu einem Päckchen falzen. Das Päckchen auf den Bratrost oder das Backblech legen und im heißen Backofen (Mitte) bei 200–220° etwa 30 Minuten garen.

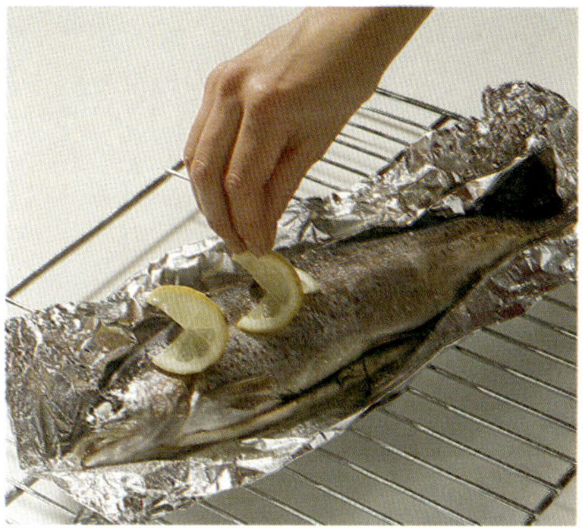

Das Päckchen seitlich und oben öffnen. Die Forelle mit Zitronenscheiben garnieren und in der Folie servieren.

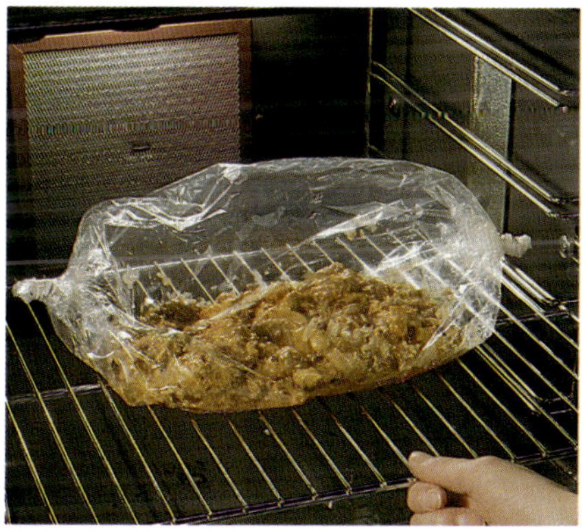

Den Bratbeutel oben in der Mitte mit einer Gabel ein- bis zweimal einstechen, damit der Dampf während des Garens entweichen kann. Den Beutel auf dem kalten Bratrost in den Backofen (Mitte) schieben und bei 200° etwa 40 Minuten garen.

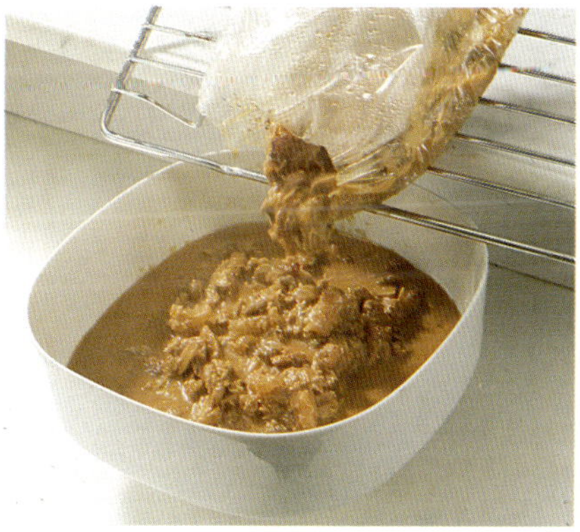

Den Bratbeutel mit dem Rost herausnehmen und am Spülbecken abstellen. Den Bratschlauch an einer Seite öffnen, eine Schüssel darunter stellen und den Inhalt hineingleiten lassen.

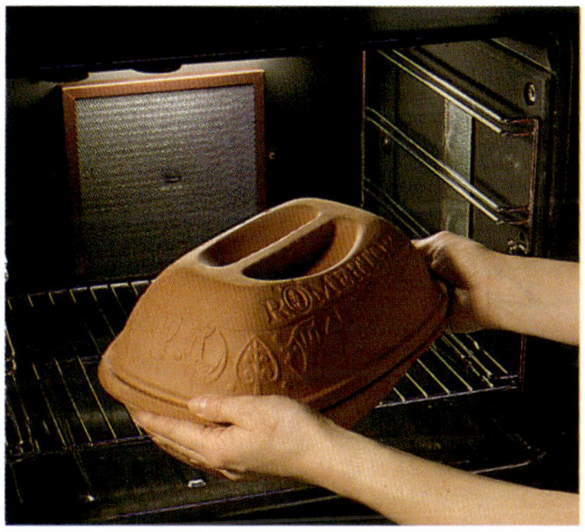

Das Hähnchen in die Tonform legen, die restlichen Ananaswürfel darauf verteilen, mit Cognac beträufeln und den Deckel auflegen. Die Tonform in den kalten Backofen (unten) schieben. Das Hähnchen bei 240° in etwa 1½ Stunden garen.

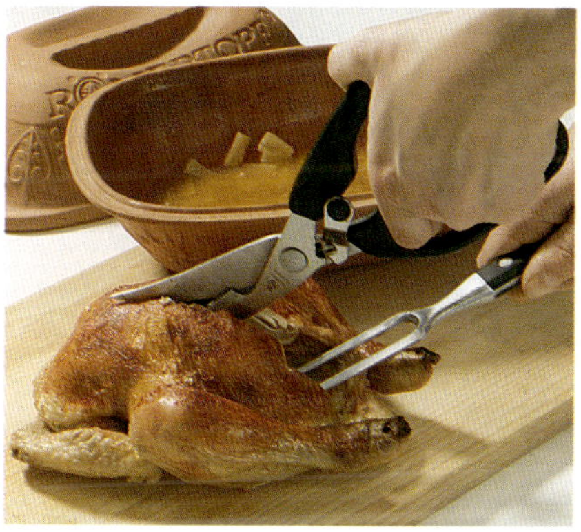

Die Tonform auf ein Holzbrett stellen, damit sie nicht platzt. Das Hähnchen herausnehmen und vierteln. Aus der Garflüssigkeit, dem Ananassaft und der Sahne eine Sauce zubereiten.

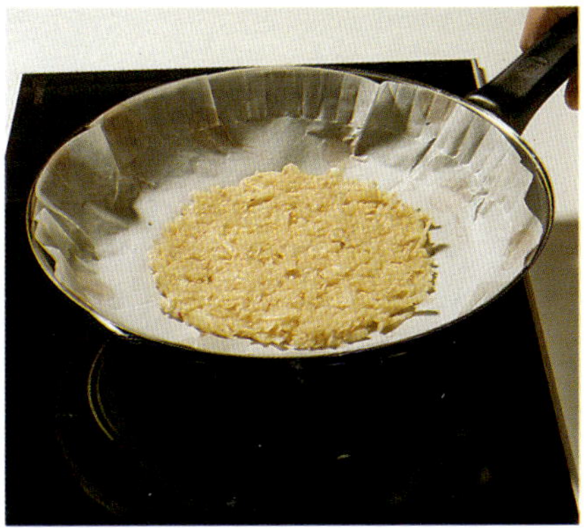

Den Pufferteig auf dem Brat-Papier flach verteilen und die Pfanne auf die Herdplatte stellen. Den Kartoffelpuffer bei mittlerer Hitze braten, bis er leicht gebräunt ist.

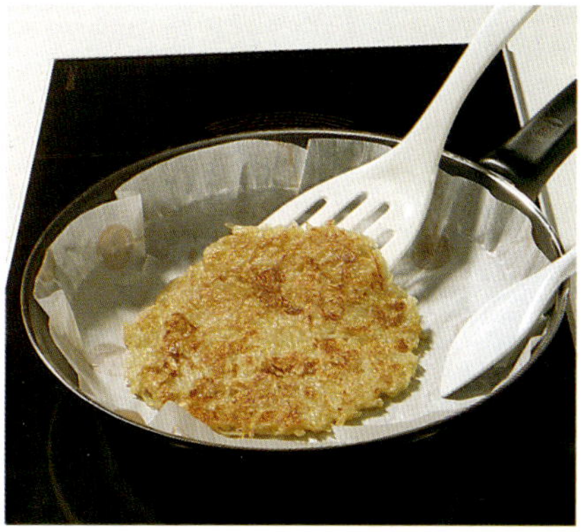

Dann den Kartoffelpuffer wenden, dabei das Bratpapier mit einem Kochlöffel festhalten. Die Temperatur verringern und die andere Seite bei schwacher Hitze knusprig braten.

Was auch Vorteile bietet

Das frischeste Gemüse

Sprossen und Keime wachsen, unabhängig von der Jahreszeit, in 3–6 Tagen im Zimmer und machen so gut wie keine Arbeit. Beim Keimen werden Nährstoffe neu gebildet, insbesondere die B-Vitamine und Vitamin C. Das bedeutet, daß Sprossen und Keime ernährungsphysiologisch wertvoller als ihre Samen sind. Außerdem sind sie kalorienarm, ballaststoffreich und preiswert.

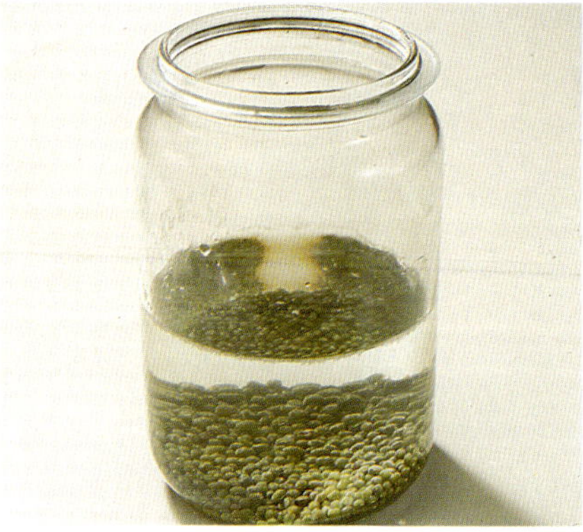

1 Tasse Mungobohnen mit 4 Tassen Wasser in ein Weckglas (Fassungsvermögen 1,5 l) füllen und über Nacht einweichen. In dieser Zeit nehmen die Bohnen Feuchtigkeit auf – der Wachstumsprozeß beginnt.

Was Sie beachten sollten

Zum Keimen können Sie die Samen von Erbsen, Linsen, Sojabohnen, Kichererbsen, Sonnenblumen-, Kürbiskerne, Kresse, Senf, Luzerne, Rettich, Weizen, Roggen, Gerste, Hafer, Hirse und Buchweizen verwenden. Nach der Ernte sollten Sie die Sprossen und Keime gründlich waschen und im kochenden Wasser kurz blanchieren, um Mikroorganismen abzutöten. Bei Kresse und Luzerne ist das Blanchieren nicht nötig. Keimlinge sollten Sie am besten sofort verzehren; deshalb nie zu große Mengen keimen lassen. Beim Aufbewahren gehen Vitamine und der Geschmack verloren. Kleine Mengen können Sie kurzfristig in einem verschlossenen Gefäß im Kühlschrank aufbewahren.

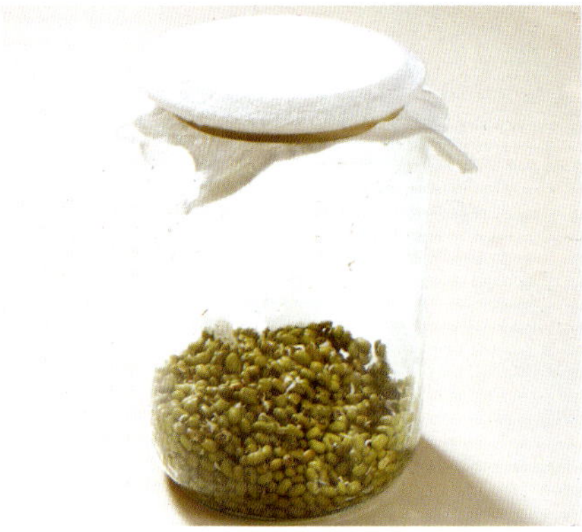

Die Bohnen abgießen, in einem Sieb mit lauwarmem Wasser abspülen und wieder in das Glas geben. Das Glas mit Verbandsmull und einem Gummiring verschließen, in Schräglage bringen und das restliche Wasser auslaufen lassen. Dann gerade hinstellen.

Was Sie damit machen können

Sprossen und Keime schmecken sehr gut als Zutat zu Rohkostsalaten, Suppen, Gemüse- und Getreidegerichten oder als Brotbelag. Die Reformhäuser führen ein breites Samensortiment, auf deren Sauberkeit und Keimfähigkeit Sie sich verlassen können. Dort bekommen Sie auch spezielle Keimgefäße, in denen gleichzeitig mehrere Samenarten, und zwar räumlich voneinander getrennt, keimen können.

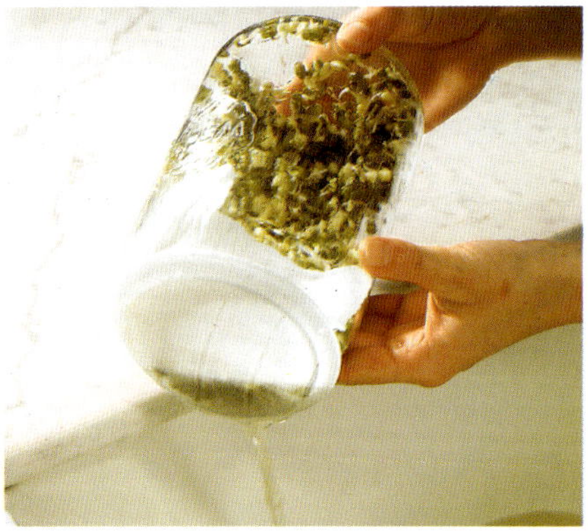

Das Glas morgens und abends mit lauwarmem Wasser füllen und die Bohnen etwa 15 Minuten tränken. Dabei die herausgelösten Hülsen entfernen. Das Wasser abgießen, das Glas wieder verschließen, und das Restwasser ablaufen lassen. Das Glas wieder gerade hinstellen. Das Tränken jeden Tag wiederholen.

Was Sie zum Keimen brauchen

Starten Sie mit den grünen Sojabohnen (Mungobohnen). Dazu brauchen Sie ein Weckglas, Verbandsmull und einen Gummiring. Wenn Sie beim ersten Mal Erfolg hatten, dann probieren Sie es auch einmal mit anderen Samen, Kernen oder Getreide aus.

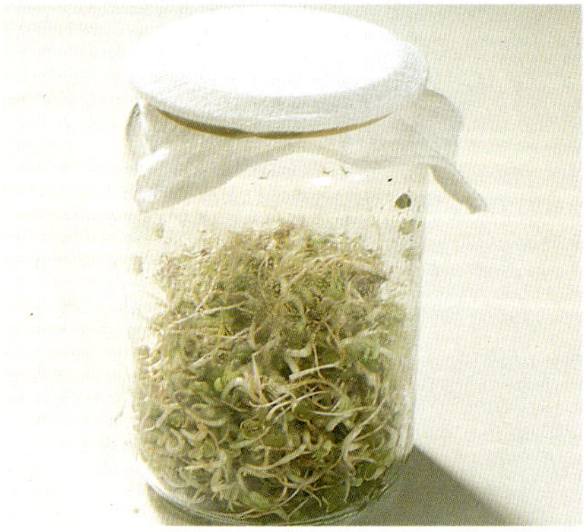

Nach etwa 4–6 Tagen könnnen die Sojasprossen geerntet werden. 1 Tasse Mungobohnen ergibt 4–5 Tassen Sojasprossen. Die Sprossen im heißen Wasser kurz blanchieren und am besten gleich verzehren. Im Kühlschrank sind sie im verschlossenen Gefäß einige Tage haltbar. Der Vitamingehalt nimmt allerdings täglich ab.

Einfache Sauce Vinaigrette

Paßt zu allen Blatt- und Gemüsesalaten.

Rohes Gemüse, Salate und frische Kräuter haben die höchste Dichte an Vitaminen, Mineralstoffen und Spurenelementen. Sie sind ballaststoffreich und dazu noch kalorienarm. Wenn Sie vor einem Hauptgericht einen Rohkostsalat essen, kann die Hauptmahlzeit durchaus kleiner ausfallen. Bis zu einem Drittel weniger, das haben Ernährungswissenschaftler herausgefunden. Die sättigende Wirkung ist noch stärker, wenn Sie bis zum Hauptgericht eine Pause von 10–15 Minuten einlegen.

Pro Portion etwa: 100 kJ/24 kcal · 2,5 g Fett

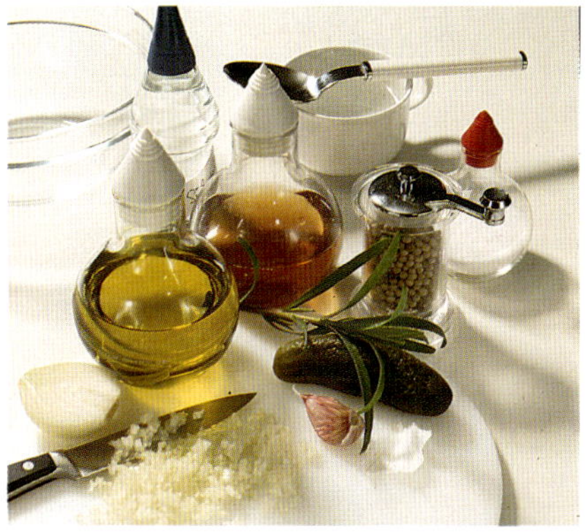

Für die Sauce
4 Eßl. Wasser · 2 Eßl. Essig · 1 Eßl. hochwertiges Pflanzenöl oder Olivenöl · 1 Eßl. feingehackte Gewürzgurke · 1 Eßl. feingehackte Zwiebel
1 Prise weißer Pfeffer
1 Prise Jodsalz · 1 Spritzer flüssiger Süßstoff verrühren. Nach Wahl ein Hauch Knoblauch oder etwas Senf und Estragon dazugeben.

Fernöstliche Salatsauce

Paßt zu allen Blatt-, Sprossen- und Keimlingssalaten.

Rohkost sollte nicht nur aus Kopfsalat bestehen. Das reichhaltige Angebot erleichtert es Ihnen, zu jeder Jahreszeit abwechslungsreiche Rohkostsalate zuzubereiten. Den höchsten Nährstoffgehalt hat frisches Freilandgemüse der Saison. Es ist aromatischer als das Gemüse aus dem Treibhaus. Sie können alle Blattsalate, Wurzelgemüse (Möhren, Sellerie, Radieschen), Kohlgemüse (Rot-, Weiß- oder Chinakohl, Kohlrabi, Staudensellerie), Fruchtgemüse (Tomaten, Gurken, Paprika) sowie Zwiebelgemüse (Zwiebeln, Lauch, Fenchel) verwenden.

Pro Portion etwa: 110 kJ/26 kcal · 2,5 g Fett

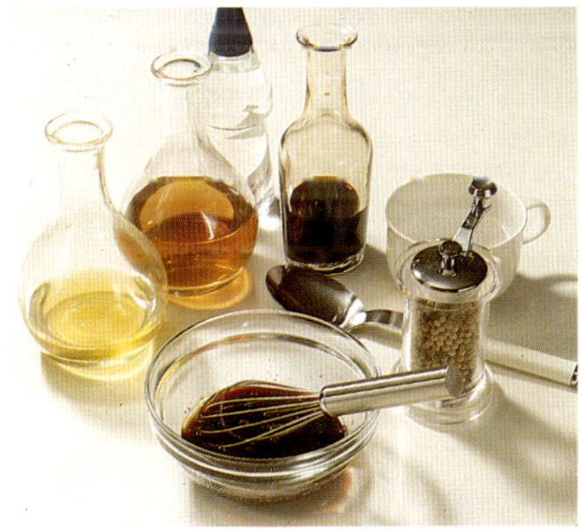

Für die Sauce
2 Eßl. Wasser · 2 Eßl. Obstessig · 2 Eßl. Sojasauce · 1 Eßl. Sesam- oder Erdnußöl · 1 Prise weißer Pfeffer · 1 Spritzer flüssiger Süßstoff in einer Schüssel kräftig verrühren.

Pikante Joghurtsauce

Paßt zu allen Blatt-, Wurzel-, Kohl- und Fruchtgemüsesalaten.

Wie Sie die verschiedenen Sorten kombinieren, bleibt Ihnen überlassen. Lassen Sie dabei Ihrer Fantasie freien Lauf. Wichtig ist allerdings, wie Sie die Rohkostsalate zubereiten. Damit der Energiegehalt gering bleibt, sollten auch die Salatsaucen leicht und fettarm sein. Sie sollten den Eigengeschmack der Rohkost dezent betonen, aber nicht überdecken.

Pro Portion etwa: 68 kJ/16 kcal · 0,4 g Fett

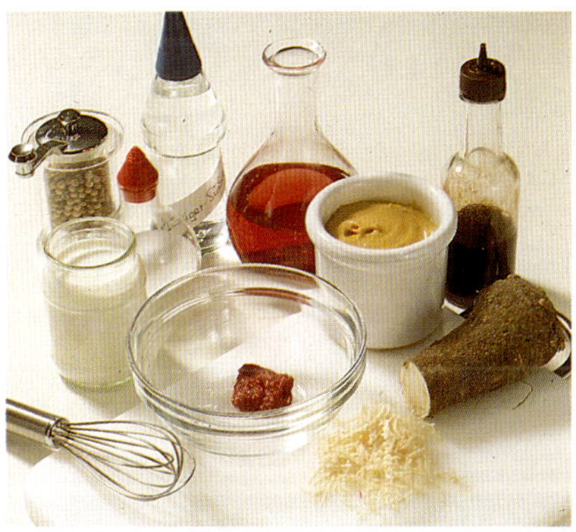

Für die Joghurtsauce
100 g Joghurt (1,5% Fett) · 1 Eßl. Rotweinessig · je ½ Teel. Tomatenmark, mittelscharfer Senf und frisch geriebener Meerrettich
je 1 Spritzer Worcestersauce und flüssiger Süßstoff
1 Prise weißer Pfeffer
1 Prise Jodsalz
Alle Zutaten gut verrühren.

Tofu-Salatsauce

Paßt zu Gemüse-Rohkostplatte oder als Dip für Möhren-, Gurken-, Stangenselleriestifte oder Chicoréeblätter.

Mit den Saucen auf dieser Seite werden Ihnen Rohkostsalate ausgezeichnet schmecken, obwohl sie kaum Fett und wenig Kalorien enthalten. Die Zutaten reichen für 4 Portionen. Bereiten Sie gleich eine größere Menge zu. Was Sie nicht sofort brauchen, können Sie in einem verschlossenen Gefäß im Kühlschrank mehrere Tage aufbewahren. Verwenden Sie frische Kräuter. Sie runden den Geschmack ab und können kurz vor dem Anrichten dazugegeben werden. Außerdem helfen sie auch Salz sparen.

Pro Portion etwa: 86 kJ/20 kcal · 1,6 g Fett

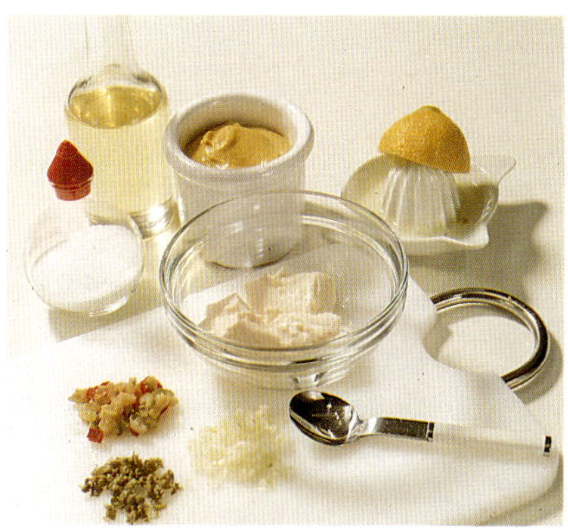

Die Tofu-Salatsauce wird aus 50 g Seiden-Tofu · 1 Teel. hochwertiges Pflanzenöl · 2 Eßl. Weißweinessig oder Zitronensaft · 1 Teel. Senf · je 1 Teel. gehackte Zwiebel, Mixed Pickles und Kapern · 1 Spritzer flüssiger Süßstoff
1 Prise Jodsalz zubereitet. Alle Zutaten mischen. Eventuell noch mit Wasser verdünnen.

Und nun zu den Rezepten

Wenn Sie an einer Fettstoffwechselstörung leiden, sollten Sie sich überwiegend mit einer lakto-vegetabilen Kost ernähren, in der pflanzliche Lebensmittel und fettarme Milchprodukte im Vordergrund stehen. Fleisch und Fisch sind zwar eine sinnvolle Ergänzung, sie sollten jedoch nicht Hauptbestandteil einer Mahlzeit sein und auch nicht täglich verzehrt werden. Ist Ihr Cholesterinspiegel erhöht, so sollten Sie auf Eier und Innereien möglichst verzichten. Bei erhöhten Triglyzeriden sollten Sie vor allem Zucker und Alkohol einschränken. Die Energiezufuhr sollten Sie unbedingt reduzieren, wenn Sie übergewichtig sind.
Nun geht es darum, wie Sie diese Empfehlungen in der täglichen Praxis umsetzen. Dabei werden Ihnen die Rezepte auf den folgenden Seiten helfen. Dort finden Sie eine Fülle von überwiegend fleischlosen Gerichten mit niedrigem Fett-, Cholesterin- und Energiegehalt. Nur einen kleinen Teil der Rezepte habe ich den Fleisch- und Fischgerichten gewidmet. In diesen Kapiteln zeige ich Ihnen, wie Sie Fleisch und Fisch fettarm zubereiten und wie Sie auch mit kleineren Portionen zufrieden sein können.

Die Rezepte habe ich, wenn nicht anders angegeben, für 4 Personen berechnet, so daß Sie auch Ihre Familie gesund ernähren können. Dies ist deshalb besonders wichtig, weil Fettstoffwechselstörungen vererbt werden können. Wenn Sie Kinder haben, sollten Sie das beachten; denn vorbeugen ist immer besser als heilen.

Alle Rezepte enthalten Energie- und Nährstoffangaben für eine Person. Zusätzlich gebe ich den Gehalt an Ballaststoffen und Cholesterin an. Dies hilft Ihnen bestimmt, Ihre Fett-, Kalorien-, Ballaststoff- und Cholesterinzufuhr zu kontrollieren. Die Werte für die Berechnung der Rezepte habe ich der »Großen Nährwert-Tabelle«, Gräfe und Unzer Verlag, München, entnommen.

Die Zutaten gebe ich in genauen Gewichtsmengen an und als zusätzliche Hilfe und wo möglich in Löffelmaßen oder Stück. Die Zutatenmengen beziehen sich auf bereits geputzte und vorbereitete Lebensmittel. Beim Einkauf der Lebensmittel sollten Sie also immer den etwaigen Abfall berücksichtigen.

Mit einer Küchenwaage können Sie die Zutaten exakt abwiegen. Bei einigen Lebensmitteln wie beispielsweise Speiseöl, Streichfett, Essig, Kaffeemilch, flüssigem Süßstoff, Nüssen, Samen und Kernen können Sie sich das Abmessen erleichtern, wenn Sie die angegebenen Löffelmaße benutzen. Suchen Sie sich aus Ihrem Haushaltsbesteck einen Eßlöffel, der 10 Gramm und einen Teelöffel, der 5 Gramm Inhalt faßt. Wenn Sie die Menge einmal ausgewogen haben, können Sie diese Löffel immer wieder benutzen.
Die in den Rezepten verwendeten Abkürzungen bedeuten:
Eßl. = Eßlöffel (10 g)
Teel. = Teelöffel (5 g)
g = Gramm
l = Liter
ccm = Kubikzentimeter (ml)

In den Rezepten bevorzuge ich frische und möglichst wenig verarbeitete Lebensmittel. Nur bei einigen wenigen Gerichten verlängert sich dadurch die Zubereitungszeit. Das trifft vor allem für Getreide, Naturreis und Hülsenfrüchte zu, die Sie einweichen und länger garen müssen. Sie können davon gleich größere Mengen zubereiten und im Kühlschrank höchstens eine Woche aufbewahren. Das spart Zeit, denn Sie brauchen die gegarten Lebensmittel nur noch nach Bedarf aufzuwärmen. Hülsenfrüchte aus der Dose können Sie auch verwenden, denn ihr Nährstoffgehalt entspricht den selbst zubereiteten. Sie enthalten allerdings reichlich Kochsalz und sollten bei gleichzeitig erhöhtem Blutdruck nicht verwendet werden.

Zutaten wie Vollkornschrot und Vollkornmehl sollten Sie immer frisch mahlen. Wenn Sie keine Getreidemühle haben, können Sie kleine Getreidemengen auch in einer Kaffeemühle oder im Mixer mahlen.

Für einige Rezepte können Sie statt frischem Gemüse oder Obst auch Tiefkühlprodukte verwenden. Wählen Sie nur Produkte ohne weitere Zusätze. Die Garzeiten von aufgetautem Gemüse sind etwas kürzer.

Verwenden Sie immer nur hochwertige Pflanzenöle wie Distel-, Sonnenblumen-, Soja- oder Maiskeimöl, damit Sie mit ausreichend Linolsäure und Vitamin E versorgt werden.

Einen besonders hohen Gehalt an Linolsäure und Vitamin E haben Diät-Speiseöle und -fette. Diese Produkte bieten noch weitere Vorteile. So ist zum Beispiel das Diät-Pflanzenfett hitzestabil und eignet sich besonders zum Braten. Zum Dünsten und Backen können Sie die flüssige Diät-Pflanzencreme nehmen. Diät-Speiseöle sind neutral im Geschmack und eignen sich für Salatsaucen. Diät-Margarine oder Diät-Halbfettmargarine können Sie als Streichfett oder zum Zubereiten von Brotaufstrichen verwenden. Für einige Rezepte bevorzuge ich geschmacksintensive Pflanzenöle wie beispielsweise Sesam-, Erdnuß-, Walnuß- oder Kürbiskernöl. Je nach Geschmack können Sie diese durch andere hochwertige Pflanzenöle oder Olivenöl ersetzen. Auch mit diesen Fetten sollten Sie sparsam umgehen. Halten Sie die in den Rezepten angegebenen Mengen ein.

Für Gerichte, die Sie mit Gemüsebrühe zubereiten, können Sie fertige Gemüse- oder Hefebrühe verwenden. Diese Brühen bekommen Sie als Pulver, Paste oder Würfel im Reformhaus. Besteht gleichzeitig ein Bluthochdruck, so können sie gegen kochsalzarme Diät-Instantbrühen (Reformhaus) ausgetauscht werden.

Mit Kochsalz sollten Sie sparsam umgehen. Weniger Salz benötigen Sie, wenn Sie die Gerichte erst kurz vor dem Ende der Garzeit oder dem Anrichten salzen. Verwenden Sie grundsätzlich jodiertes Speisesalz; bei Bluthochdruck jodiertes Diät-Salz! Beachten Sie: Fertige Gewürzmischungen enthalten zum Teil viel Kochsalz. Würzen Sie mit reichlich frischen Kräutern; sie können teilweise durch tiefgefrorene ersetzt werden. Frische Kräuter sind besonders gute Quellen für Beta-Carotin.

Süßspeisen süßen Sie am besten mit flüssigem Süßstoff. Den Geschmack einiger Gerichte können Sie mit Süßstoff statt mit Zucker abrunden. Alle Süßstoffe sind kalorienfrei! Auch zuckerhaltige Süßungsmittel wie Honig, Apfel- oder Birnendicksaft können Sie, insbesondere bei Zuckerkrankheit und Übergewicht, durch Süßstoff ersetzen. 1 Teelöffel flüssiger Süßstoff entspricht der Süßkraft von 66 g Zucker, 80 g Honig oder 95 g Apfel- oder Birnendicksaft – Sie sparen 240–270 kcal.

In einigen Rezepten entdecken Sie vielleicht Zutaten, die Ihnen noch unbekannt sind. Sie sollten ihre Vorteile kennenlernen:

Weizenkeim-Flocken bieten das Wertvollste vom Weizenkorn: hochwertiges Eiweiß, linolsäurereiches Keimöl, Vitamine (B-Gruppe und E) sowie Mineralstoffe (Kalium, Magnesium, Eisen, Zink). Sie haben einen feinen nussigen Geschmack.

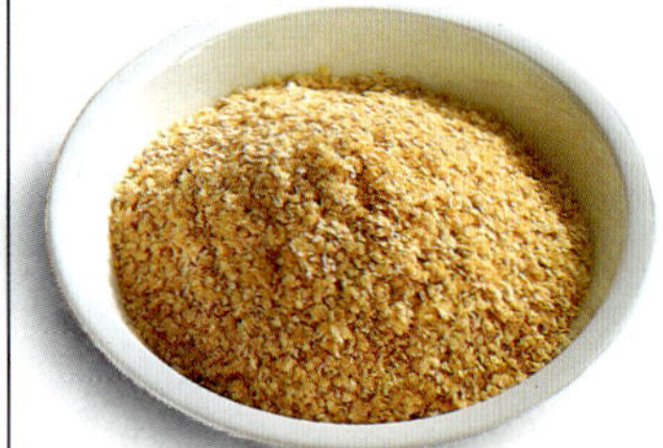

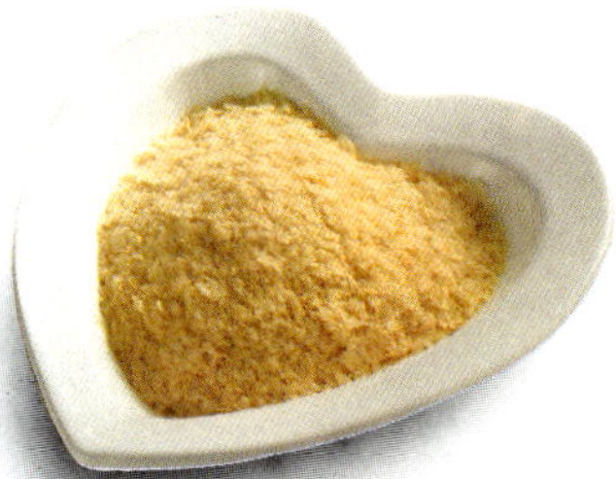

Edelhefe-Flocken sind eine wichtige Quelle für Vitamine der B-Gruppe sowie die Mineralstoffe Kalium, Magnesium und Calcium und schmecken pikant würzig.
Mit kleinen Mengen können Sie den Nährwert von Müslis, Brotaufstrichen, Getreide- oder Gemüsegerichten verbessern. Weizenkeim- und Edelhefe-Flocken können Sie im Reformhaus kaufen.

Pflanzliche Bindemittel
(Nestargel, Biobin) sind pflanzliche Dickungsmittel, die Sie an Stelle von Speisestärke, Puddingpulver oder Weißmehl verwenden können. Bereits kleine Mengen reichen aus, um Suppen, Saucen und Desserts fast ohne Kalorien zu binden. Diese Bindemittel können Sie sich aus dem Reformhaus, der Apotheke oder aus der Diät-Ecke der Lebensmittelgeschäfte besorgen.

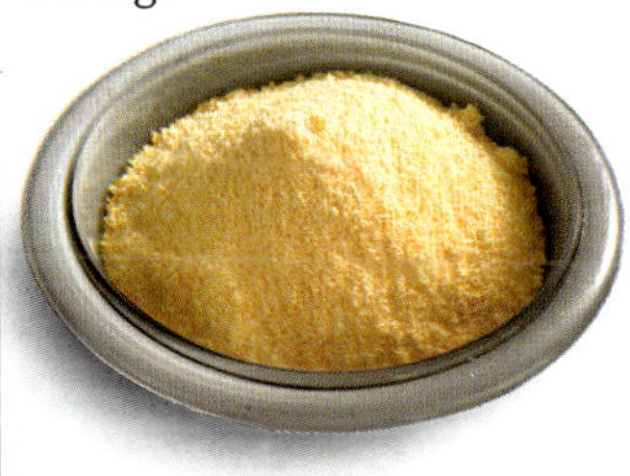

Diät-Dotterfrei ist ein Produkt aus Hühnereiweiß, aber ohne Eigelb. Wenn Sie es mit Wasser anrühren, hat es Ähnlichkeit mit verquirltem Hühnerei. Genau so läßt es sich auch verwenden. Um eine Portion zuzubereiten, verrühren Sie 2 Meßlöffel von dem Pulver mit 2 Meßlöffeln Wasser. Dies entspricht der Menge von einem Hühnerei. Mit einem Hühnerei nehmen Sie etwa 300 mg Cholesterin auf, mit der gleichen Menge Diät-Dotterfrei nur 2 mg Cholesterin. Dieses neue Produkt ist in Apotheken erhältlich. Eine Einzelpackung mit 250 Gramm ergibt 20 Portionen oder entspricht 20 Hühnereiern. Der Meßlöffel ist dabei.
Eier müssen nicht immer durch Diät-Dotterfrei ersetzt werden. Es gibt noch andere Alternativen. Viele Gerichte gelingen auch mit Quark, halbfettem Frischkäse oder Sojamehl.

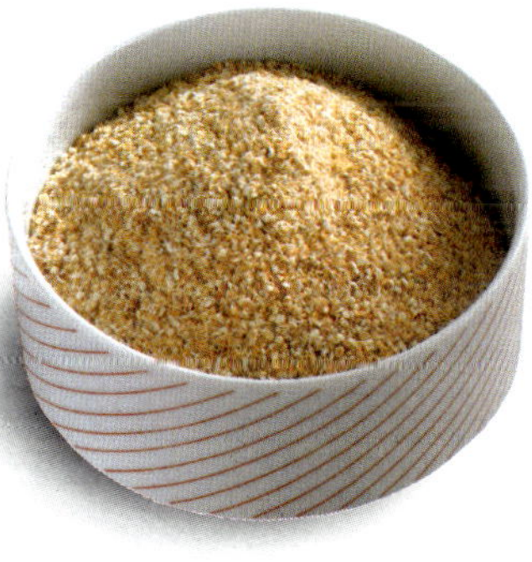

Haferkleie mit Keim besteht aus dem ganzen Haferkorn und hat einen besonders hohen Gehalt an löslichen (cholesterinsenkenden) Ballaststoffen. Müslis, Gemüsefüllungen und Gemüse-Getreidebratlinge lassen sich daraus herstellen. Auch zum Backen können Sie die Haferkleie mit Keim verwenden. Haferkleie mit Keim ist in Reformhäusern, Naturkostläden oder Apotheken erhältlich, aber auch direkt zu beziehen (Adresse Seite 120). Weitere Haferkleie-Produkte wie zum Beispiel : Haferfleks mit Kleie, Haferkleie-Müsli, Oat Bran Flakes, oder Craclin' Oat Bran finden Sie in gut sortierten Lebensmittelgeschäften. Haferkleie-Flocken werden nur in Apotheken angeboten.
Die Haferkleie mit Keim können Sie durch geschrotete oder grob gemahlene Vollkorn-Haferflocken mit Keim ersetzen. Sie haben allerdings einen geringeren Ballaststoffgehalt.

Sojaprodukte sind eine besonders gute Quelle für Sojaeiweiß, dem eine cholesterinsenkende und dadurch auch eine gegen Arteriosklerose vorbeugende Wirkung zugeschrieben wird. Frische Sojaprodukte wie beispielsweise Sojaquark (Tofu), Sojacreme oder Sojamilch können statt Milchprodukten verwendet werden. Sie enthalten wenig Fett und Kalorien und sind außerdem cholesterinfrei. Wie alle Frischprodukte sind sie nur begrenzt haltbar.
Trockene Sojaprodukte (Sojamark oder Sojaeiweiß in Form von Splittern, Streifen oder Würfeln) werden aus entfettetem Sojamehl oder Sojaschrot hergestellt. Sie sind fett- und cholesterinfrei, ballaststoffreich, kalorienarm und unbegrenzt haltbar. Vor dem Zubereiten müssen sie eingeweicht werden, wobei ihr Volumen auf das 3- bis 4fache ansteigt. Für eine Portion reichen 20–30 g Trokkenprodukt. Eingeweichte Sojaprodukte können Sie ähnlich wie Fleisch kochen, dünsten, braten oder backen.
Im Rezeptteil finden Sie viele Gerichte, die aus Sojaprodukten zubereitet werden. Frische und getrocknete Sojaprodukte können Sie in gut sortierten Reformhäusern und Naturkostläden kaufen.

Kerne und Samen (Sonnenblumen-, Kürbiskerne, Sesamsamen) sind neben Nüssen hervorragende Lieferanten für ungesättigte Fettsäuren, hochwertiges Pflanzeneiweiß, Vitamine, Mineralstoffe und Ballaststoffe. Da sie gleichzeitig sehr kalorienreich sind, sollten Sie nur kleine Mengen verwenden. Sie sind im Reformhaus, im Naturkostladen und in Lebensmittelgeschäften (Diätecke oder Nußbar) erhältlich.

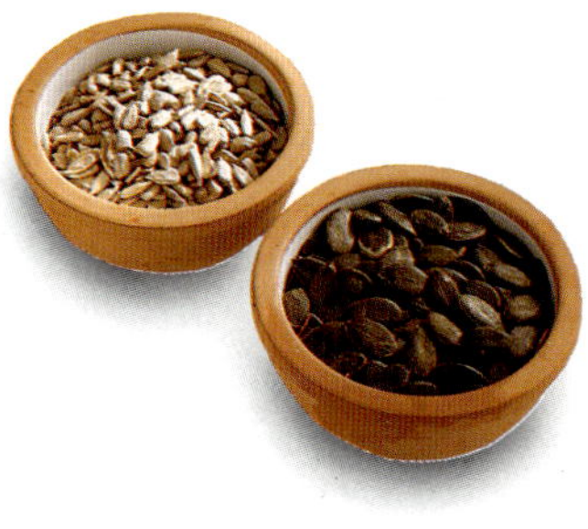

Knoblauch
ist ein hervorragendes Gewürz, deshalb verwende ich ihn sehr oft. Ob Sie regelmäßig frischen Knoblauch essen möchten, bleibt Ihnen überlassen. Natürlich können Sie die Gerichte auch ohne Knoblauch zubereiten.

Bei vielen Rezepten finden Sie praktische Tips, die Ihnen bei der Zubereitung helfen, für Abwechslung sorgen oder kurze Informationen über ein Lebensmittel geben. Vorschläge für passende Beilagen finden Sie ebenfalls.

In jedem Rezept gebe ich die Zubereitungszeiten an. Sie helfen Ihnen, die Zeit richtig einzukalkulieren. Ein Mixer, eine Küchenmaschine oder ein Handrührgerät mit Rühr- und Knethaken sowie einem Pürierstab sind bei der Zubereitung sehr hilfreich. Die Garzeiten, die ich angebe, können, abhängig von der Leistung Ihres Herdes, ein wenig abweichen. In den Rezepten finden Sie sowohl für den elektrischen Backofen als auch für den Gasofen Temperaturangaben. Die Gas-Stufe 1 entspricht dabei der Temperatur von 140–160°. Bei jeder weiteren Stufe erhöht sich die Temperatur um etwa 20°.
Im Anhang dieses Buches finden Sie jeweils Tagespläne für eine 1000-Kcal-Reduktionskost und eine 2000-Kcal-Normalkost. Alle Gerichte, die ich in den Plänen angebe, können Sie nach den Rezepten in diesem Buch zubereiten. Diese Tagespläne sollen Ihnen helfen, sich gesund, fett- und cholesterinarm und zugleich kohlenhydrat- und ballaststoffreich zu ernähren. Nach diesem Muster und mit den Rezepten aus diesem Buch können Sie beliebig viele Tagespläne selbst erstellen.

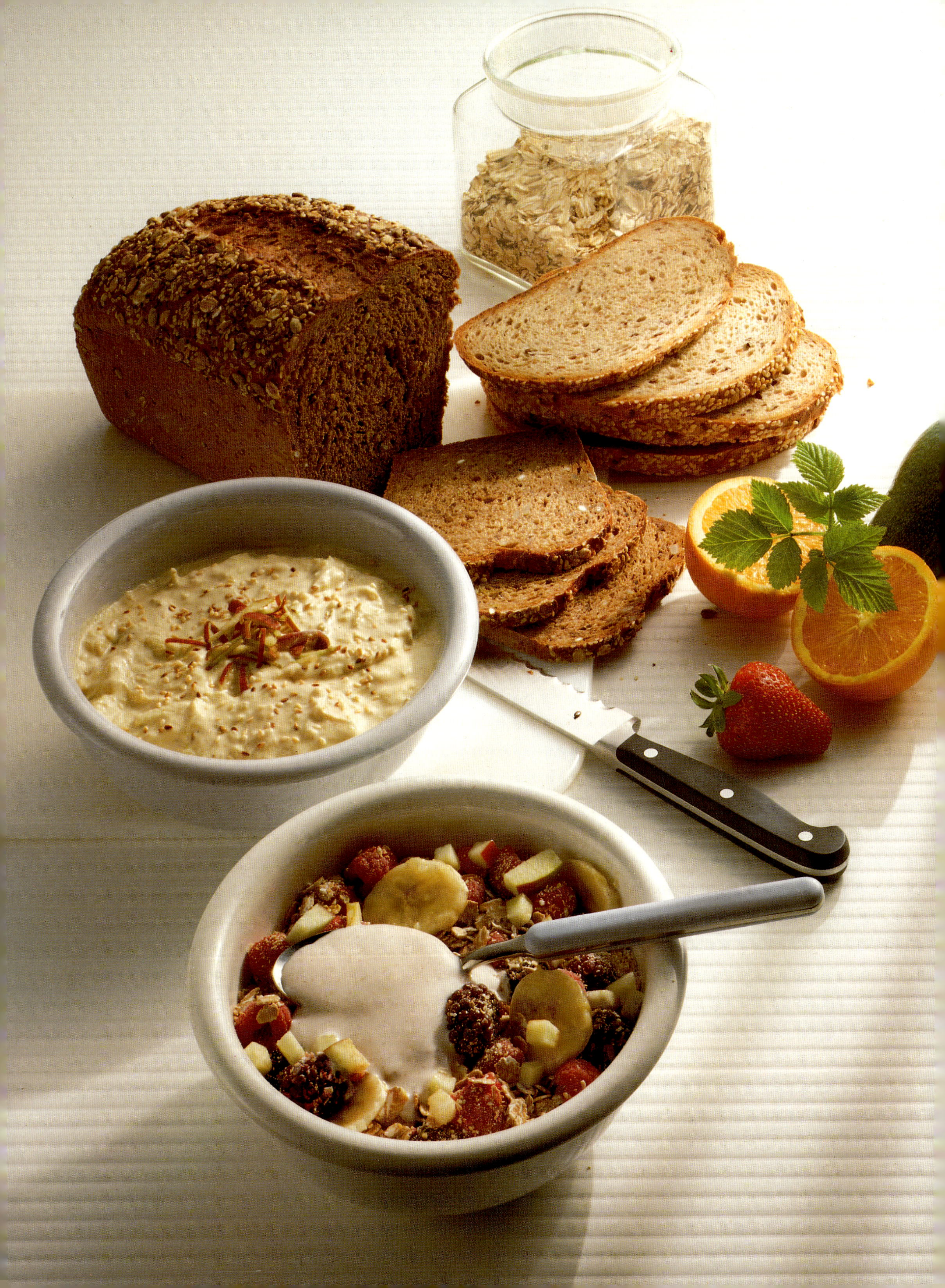

Körnige Frühstücks-Ideen

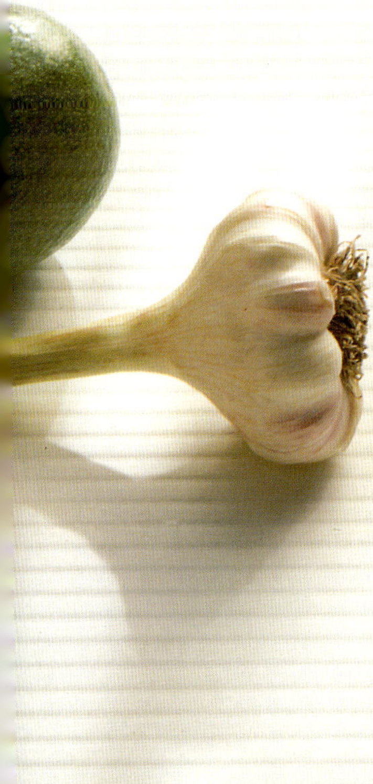

Beginnen Sie den Tag mit einem frisch zubereiteten und vor allem selbst zusammengestellten Müsli oder einer Grütze aus Getreide. Dafür geeignet sind alle Getreidearten. Kombinieren Sie Ihr Müsli mit frischem Obst der Saison und fettarmer Milch oder fettarmen Milchprodukten, Nüssen oder Samen. Egal, ob Sie es lieber süß oder pikant mögen – die Rezepte in diesem Kapitel bieten für jede Geschmacksrichtung etwas. Probieren Sie einmal das Weizenflocken-Beeren-Müsli (im Bild vorne, Rezept Seite 36) oder das Weizenmüsli mit Banane (im Bild hinten, Rezept Seite 35), das hier abgebildet ist. Auch für diejenigen, die morgens lieber ein belegtes Brot essen, sind Vorschläge zu finden. Wie wär's mit einem Vollkornbrötchen und einem Avocadoaufstrich oder mit einem Sesamfladenbrot, das dick mit einer Auberginenpaste bestrichen ist? Auch Aufstriche mit Bananen, Haferflocken oder Soja-Creme passen gut zu Vollkornbrot und Vollkornbrötchen und machen Sie fit für den Tag.

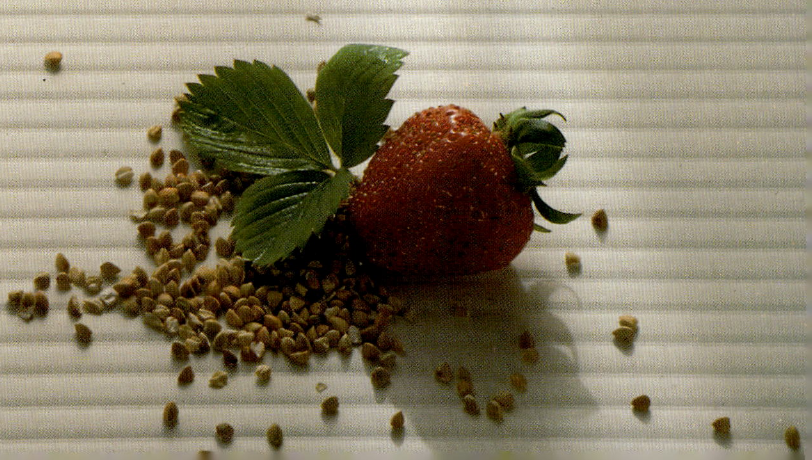

Frischkornmüsli

Dieses Grundrezept läßt sich mit Obst, Nüssen und Joghurt leicht abwandeln

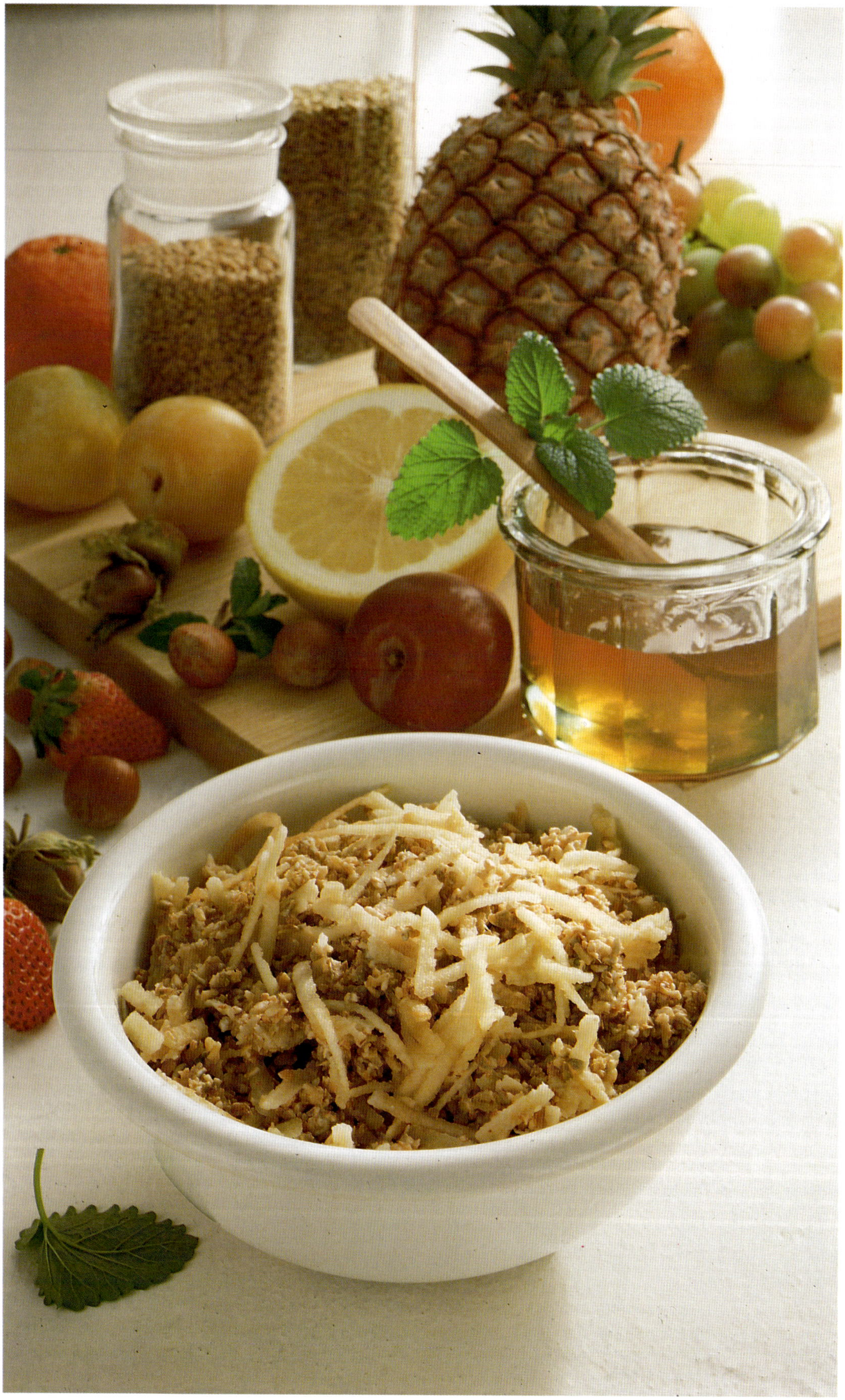

Zutaten für 1 Person:
30 g Getreidekörner (Weizen, Roggen, Gerste, Grünkern oder Nackthafer) · 55 ccm Wasser
50 g Apfel · 1 Teel. Zitronensaft

Etwa 490 kJ/120 kcal
4 g Eiweiß · 1 g Fett
24 g Kohlenhydrate
6 g Ballaststoffe
0 mg Cholesterin

Quellzeit: mindestens 30 Minuten, höchstens 10 Stunden
Zubereitungszeit: 5 Minuten

Das Getreide mittelgrob mahlen, mit dem Wasser verrühren. Das Getreide mindestens 30 Minuten vor dem Frühstück einweichen oder über Nacht im Kühlschrank quellen lassen • Den Apfel waschen, das Kerngehäuse herausschneiden und den Apfel reiben. • Den Apfel mit dem Zitronensaft und dem eingeweichten Getreide verrühren.

Mein Tip: Das Frischkornmüsli ist die Grundlage für zahlreiche Müsli-Variationen. Reichern Sie Ihr Frischkornmüsli mit frischem Obst der Saison, eingeweichten Trockenfrüchten oder Dunstobst (Kompott ohne Zucker) an. Wenn Sie es lieber pikant mögen, eignen sich frisches Gemüse, Getreide- und Samensprossen, Kräuter und Zutaten wie Hefeflocken oder geriebener Parmesan besonders gut. Eine wichtige Ergänzung zu den pflanzlichen Grundzutaten sind fettarme Milchprodukte. Wählen Sie hier zwischen Joghurt, Kefir, Trink-, Sauer-, Butter- und Dickmilch sowie Magerquark, den Sie vorher mit Fruchtsaft verdünnen.
Das I-Tüpfelchen für Ihr Müsli sind Nüsse, Kerne und Samen oder Weizenkeimflocken. Sie schmecken besonders gut, wenn sie vorher leicht geröstet werden. Zum Süßen können Sie Honig, Obstdicksäfte aus Birnen oder Äpfeln oder auch kalorienfreien flüssigen Süßstoff verwenden. Pikante Müsli-Variationen schmecken sehr gut mit Gewürzen wie Pfeffer, Paprika und wenig Salz.

Frischkornmüslis süß und pikant

Für einen guten Start in den Tag

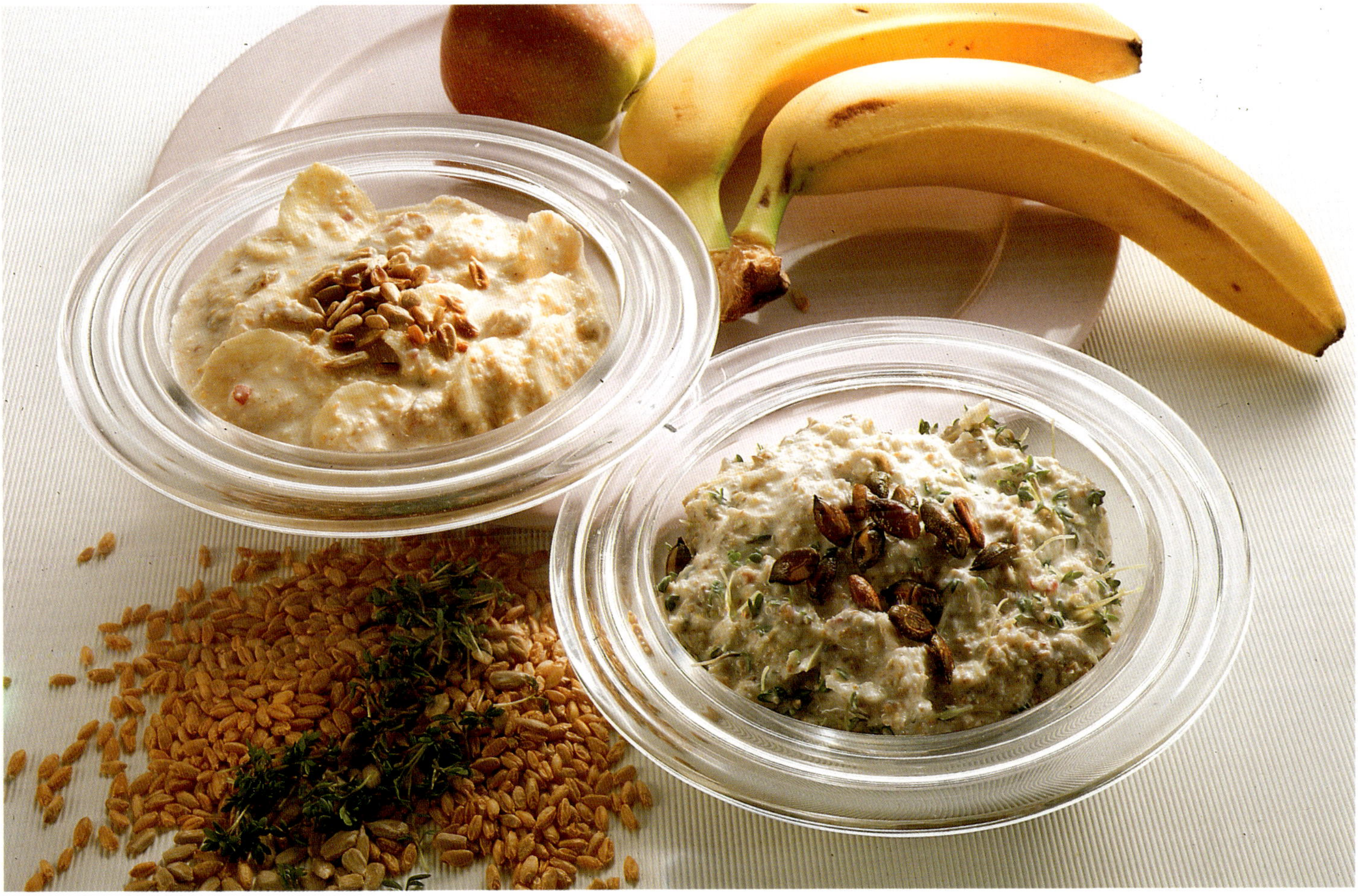

Weizenmüsli mit Banane

im Bild links

Zutaten für 1 Person:
30 g Weizen oder Grünkern
55 ccm Wasser · 50 g Apfel
1 Teel. Zitronensaft
50 g Banane
10 g ungeschwefelte Rosinen (1 Eßl.) · 75 g Joghurt (1,5 % Fett) · 1 Prise Zimt · flüssiger Süßstoff · 5 g geröstete Sonnenblumenkerne (1 Eßl.)

Etwa 1100 kJ/260 kcal
9 g Eiweiß · 5 g Fett
45 g Kohlenhydrate
7 g Ballaststoffe
4 mg Cholesterin

Quellzeit: 30 Minuten
Zubereitungszeit: 10 Minuten

Den Weizen oder den Grünkern mittelgrob mahlen und in dem Wasser mindestens 30 Minuten oder über Nacht einweichen. • Den Apfel waschen, das Kerngehäuse herausschneiden und den Apfel reiben. • Den Weizen mit dem Apfel und mit dem Zitronensaft vermischen. • Die Banane in Scheiben schneiden und mit den Rosinen dazugeben. • Den Joghurt mit dem Zimt verrühren, mit Süßstoff abschmecken und mit der Weizen-Früchte-Mischung vermischen. Die Sonnenblumenkerne über das Müsli streuen.

Roggenmüsli mit Meerrettich und Kresse

im Bild rechts

Zutaten für 1 Person:
30 g Roggen oder Gerste
55 ccm Wasser · 50 g Apfel
1 Teel. Zitronensaft
20 g frischer Meerrettich
20 g Kresse (1 Kästchen)
75 g Dickmilch oder Kefir (1,5 % Fett) · 5 g geröstete Kürbiskerne (1 Eßl.)

Etwa 790 kJ/190 kcal
8 g Eiweiß · 5 g Fett
29 g Kohlenhydrate
7 g Ballaststoffe
4 mg Cholesterin

Quellzeit: 30 Minuten
Zubereitungszeit: 15 Minuten

Das Getreide mittelgrob mahlen und in dem Wasser etwa 30 Minuten einweichen. • Den Apfel waschen, das Kerngehäuse herausschneiden und den Apfel reiben. • Den Roggen mit dem Apfel und dem Zitronensaft vermischen. • Den Meerrettich schälen, fein reiben und dazugeben. • Die Kresse waschen und abtropfen lassen. • Die Roggen-Apfel-Mischung mit der Dickmilch verrühren. Die Kresse unterheben. • Mit den Kürbiskernen bestreuen.

Mein Tip: Nüsse, Kerne und Samen gehören in jedes Müsli. Ihr Geschmack ist besonders intensiv, wenn sie leicht geröstet sind. Da sie relativ fett- und kalorienreich sind, sollten Sie nur kleine Mengen verwenden. Um Zeit und Energie zu sparen, legen Sie sich am besten einen kleinen Vorrat an. Sie können Nüsse, Kerne und Samen gleichzeitig im vorgeheizten Backofen bei 170° (Gas Stufe 2–3) rösten. Je nach Sorte ist der Röstvorgang unterschiedlich lang. Verwenden Sie deshalb einzelne feuerfeste Schälchen. Sesamsamen brauchen etwa 10 Minuten, Sonnenblumenkerne und Kürbiskerne etwa 15 Minuten, Haselnüsse und Mandeln etwa 20 Minuten. Kokosraspel und Weizenkeimflocken rösten Sie am besten in einer trockenen Pfanne kurz vor dem Verzehr. Wenn Sie Nüsse, Kerne und Samen auf Vorrat rösten, füllen Sie sie in einen gut verschließbaren Behälter. Darin sind sie 1–2 Wochen haltbar.

Feine Müslis mit Früchten

Reich an Ballaststoffen

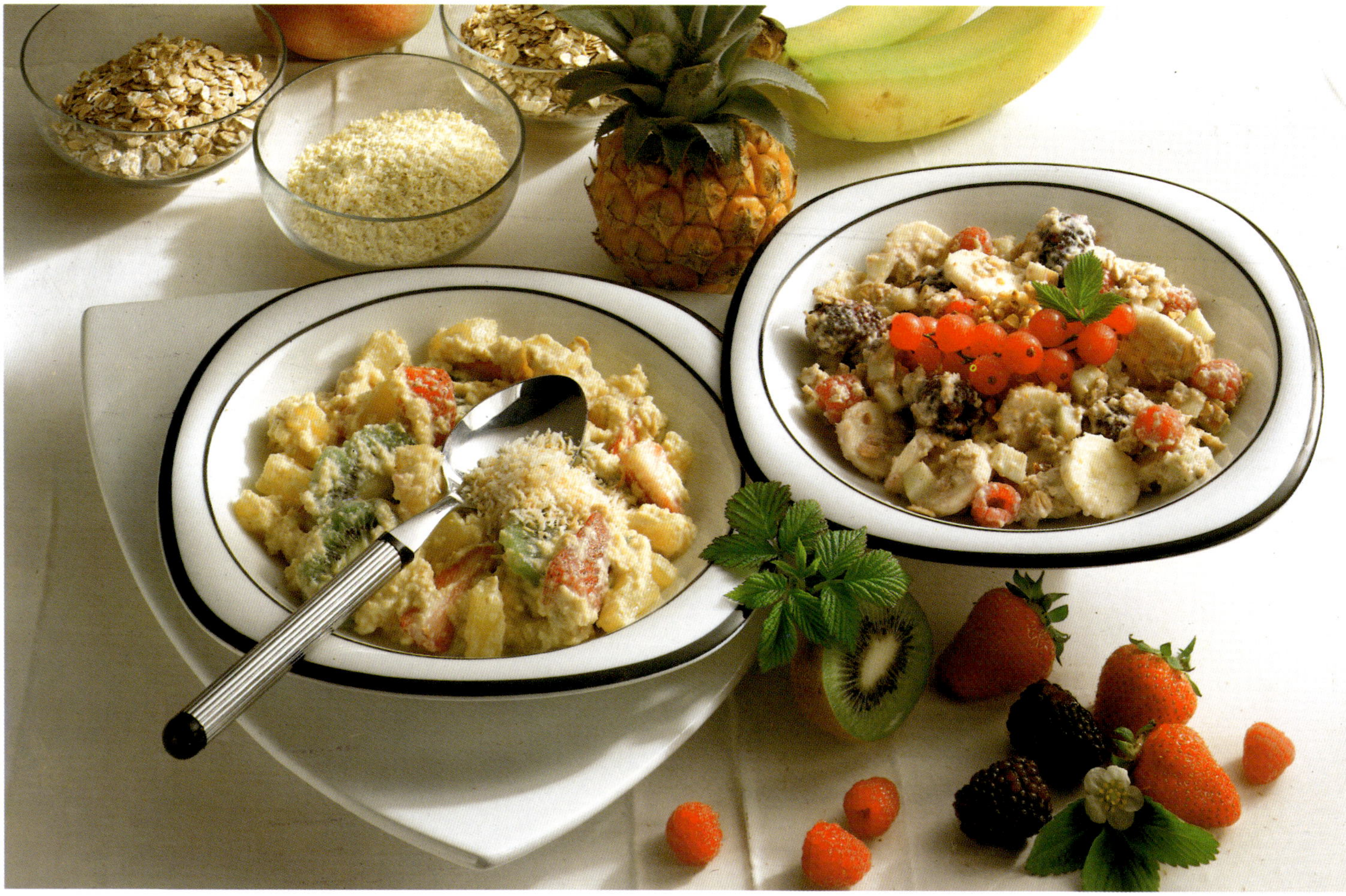

Vierkorn-Müsli

im Bild links

Zutaten für 1 Person:
je 10 g Hirse-, Hafer-, Soja- und Weizenflocken · 50 g frische Ananas oder ungesüßte aus der Dose · 50 g frische oder tiefgefrorene ungesüßte Erdbeeren · 50 g Kiwi (etwa die Hälfte einer großen Frucht)
100 g Joghurt (1,5 % Fett)
1 Eßl. Sanddornsaft, ungesüßt
flüssiger Süßstoff
1 Eßl. Kokosflocken (5 g)

Etwa 1100 kJ/260 kcal
13 g Eiweiß · 5 g Fett · 43 g Kohlenhydrate · 7 g Ballaststoffe · 6 mg Cholesterin

Zubereitungszeit: 15 Minuten

Die Getreideflocken in eine Schüssel geben. • Die Ananas in Würfel schneiden. • Die Erdbeeren waschen, abtropfen lassen, putzen und halbieren, große Früchte vierteln. • Die Kiwi schälen, vierteln und in kleine Stücke schneiden. • Die Früchte zu den Getreideflocken geben. • Den Joghurt mit dem Sanddornsaft verrühren, mit Süßstoff abschmecken, dann mit den Getreideflocken und den Früchten vermischen. • Die Kokosflocken in einer trockenen Pfanne unter Rühren goldgelb rösten, etwas abkühlen lassen und über das Müsli streuen.

Mein Tip: Wenn Ihnen ein weiches Müsli besser schmeckt, so lassen Sie das Müsli noch einige Minuten quellen. Ein körniges Müsli verlangt mehr Kauarbeit, wodurch die Zähne gefestigt werden. Außerdem sorgt es für ein lang anhaltendes Sättigungsgefühl.

Weizenflocken-Beeren-Müsli

im Bild rechts

Zutaten für 1 Person:
30 g Vollkorn-Weizenflocken
10 g Haferkleie, ersatzweise Vollkorn-Haferflocken
50 g Apfel · 50 g Banane
50 g frische oder tiefgefrorene und ungesüßte Beeren (Johannis-, Brom- oder Heidelbeeren)
1 Eßl. Zitronensaft
50 g Dickmilch (1,5 % Fett)
50 ccm Diät-Johannisbeernektar (mit Süßstoff) · 1 Prise Zimt
flüssiger Süßstoff · 5 g geröstete Haselnüsse

Etwa 1100 kJ/260 kcal
9 g Eiweiß · 6 g Fett · 46 g Kohlenhydrate · 10 g Ballaststoffe · 3 mg Cholesterin

Zubereitungszeit: 15 Minuten

Die Weizenflocken und die Haferkleie in eine Schüssel geben. • Den Apfel lauwarm waschen, das Kerngehäuse herausschneiden und den Apfel würfeln. • Die Banane schälen, längs halbieren und in Scheiben schneiden. • Die Beeren verlesen oder auftauen lassen. In einem Sieb mit Wasser abspülen und abtropfen lassen. • Die Früchte zu den Weizenflocken geben und mit dem Zitronensaft beträufeln. • Die Dickmilch mit dem Diät-Johannisbeernektar verrühren, mit dem Zimt und flüssigem Süßstoff abschmecken und mit den Weizenflocken und den Früchten verrühren. Die Haselnüsse grob hacken und über das Müsli streuen.

Buchweizengrütze mit Kirschkompott

Buchweizen ist leicht verdaulich

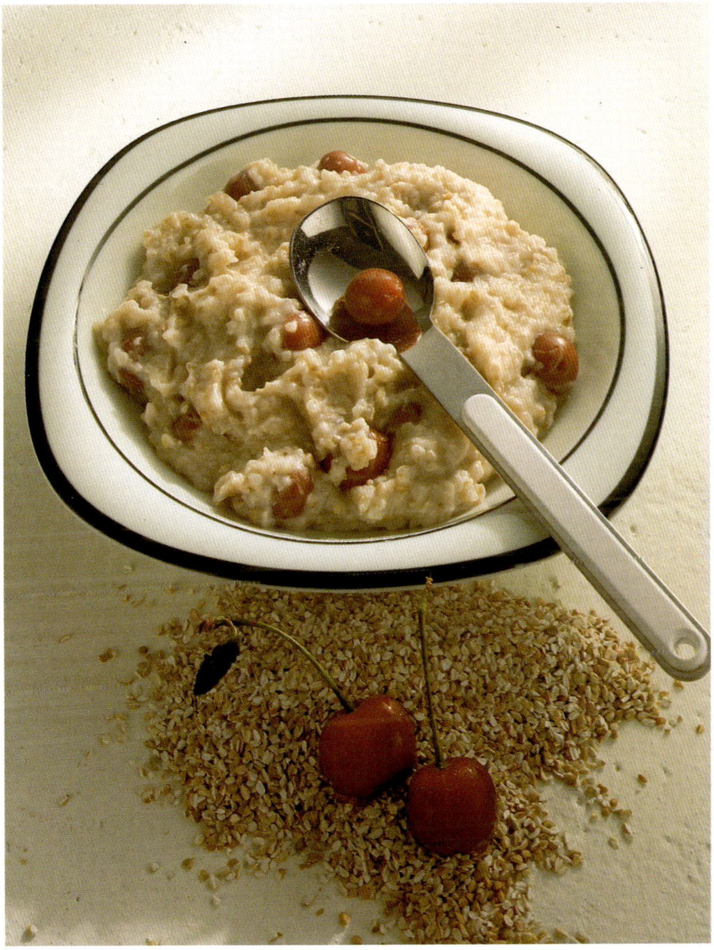

Zutaten für 1 Person:
30 g Buchweizengrütze
65 ccm Wasser · 1 Prise Salz
50 g Kirschen · 100 ccm Wasser
1 Nelke · 1 Prise Zimt
flüssiger Süßstoff oder 150 g Diät-Kirschen im Glas mit Süßstoff (kalorienreduziert)
30 g saure Sahne (10 % Fett, 2 Eßl.)

Etwa 695 kJ/165 kcal
4 g Eiweiß · 3 g Fett · 30 g Kohlenhydrate · 2 g Ballaststoffe · 10 mg Cholesterin

Zubereitungszeit: 30 Minuten

Die Buchweizengrütze in einem Sieb mit lauwarmem Wasser abspülen und abtropfen lassen. Das Wasser in einem Topf mit dem Salz aufkochen, die Buchweizengrütze hineinschütten, umrühren und zugedeckt bei schwacher Hitze in etwa 10 Minuten garen. • In der Zwischenzeit die Kirschen waschen und entsteinen. Das Wasser mit der Nelke, dem Zimt und Süßstoff zum Kochen bringen, die Kirschen dazugeben und zugedeckt etwa 5 Minuten bei schwacher Hitze kochen. • Die gegarte Buchweizengrütze mit dem Kirschkompott oder den Diät-Kirschen aus dem Glas vermischen, die saure Sahne hinzufügen, alles nochmals verrühren und sofort servieren.

Info zu Buchweizen:
Buchweizen hat einen aparten, leicht bitteren Geschmack, der durch Erhitzen gemildert wird. Er ist kein Getreide, sondern Same eines Knöterichgewächses. Mit seiner dreikantigen Form erinnert er sehr an Bucheckern. Buchweizen enthält etwas mehr von der essentiellen Aminosäure Lysin als Getreide und ist sehr bekömmlich.

Hafergrütze mit Apfel-Bananenmus

Reich an quellfähigen Ballaststoffen

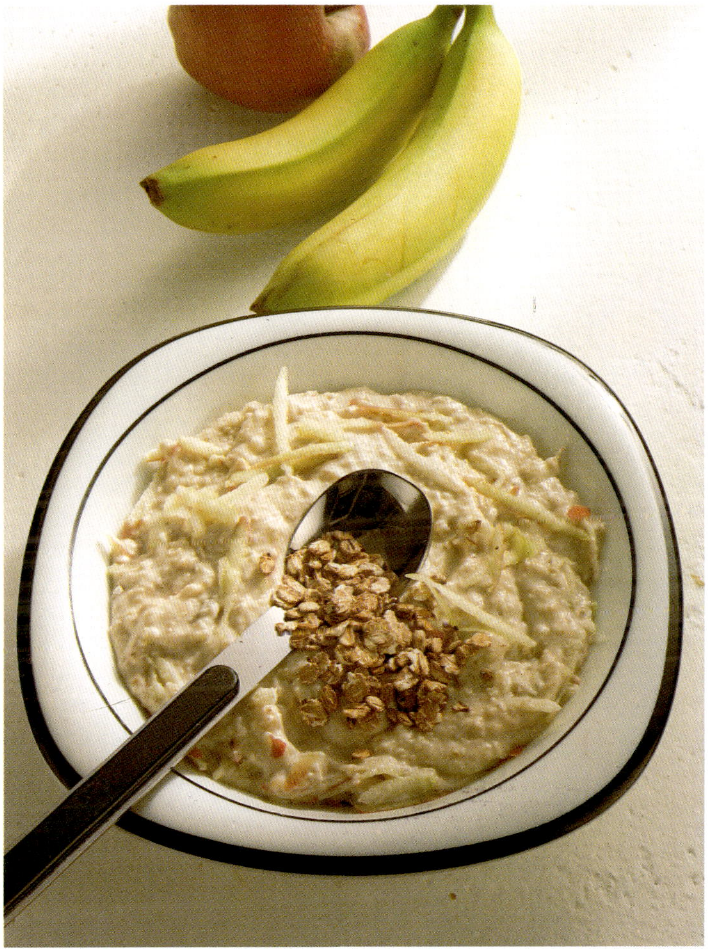

Zutaten für 1 Person:
30 g Haferkleie mit Keim, ersatzweise Vollkorn-Haferflocken · 50 ccm Wasser
50 ccm Milch (1,5 % Fett)
10 g Rosinen, ungeschwefelt (1 Eßl.) · 50 g Apfel
50 g Banane (ohne Schale)
1 Eßl. Zitronensaft
1 Eßl. Sahne (Kaffeerahm 10 %) · flüssiger Süßstoff
5 g Weizenkeimflocken (1 Teel.)

Etwa 1100 kJ/260 kcal
9 g Eiweiß · 5 g Fett · 45 g Kohlenhydrate · 9 g Ballaststoffe · 6 mg Cholesterin

Zubereitungszeit: 15 Minuten

Die Haferkleie oder die Vollkorn-Haferflocken in einen Topf geben. • Das Wasser und die Milch über die Haferkleie gießen. Die Rosinen dazugeben und alles unter ständigem Rühren erhitzen, bis die Masse breiartig ist. Den Topf von der Herdplatte nehmen. • Den Apfel schälen, das Kerngehäuse herausschneiden und den Apfel fein reiben. Die Banane mit einer Gabel zerdrücken. • Den Haferbrei mit dem Apfel, der Banane und dem Zitronensaft verrühren. Die Sahne unterheben und die Hafergrütze mit Süßstoff abschmecken. • Die Weizenkeimflocken in einer trockenen Pfanne unter Rühren goldgelb rösten und über die Hafergrütze streuen.

Mein Tip: Wenn Sie statt Haferkleie mit Keim Vollkorn-Haferflocken verwenden, sollten Sie die Haferflocken vorher mittelgrob mahlen.

Alfalfa-Kresse-Müsli

Alfalfasprossen enthalten viel Vitamin C

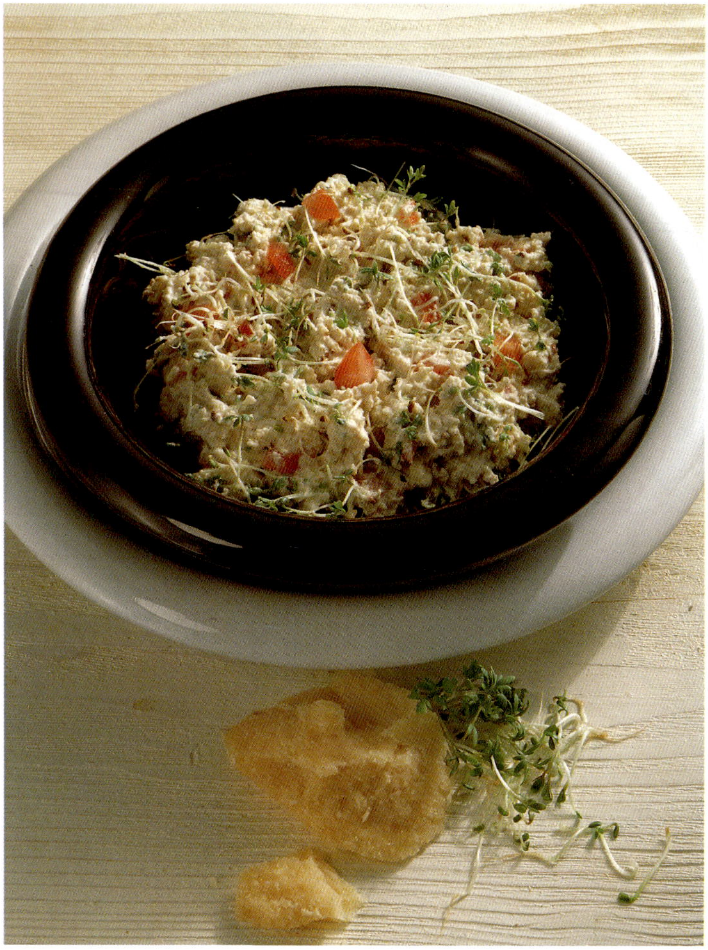

Zutaten für 1 Person:
20 g Hirseflocken (2 Eßl.)
10 g Haferkleie, ersatzweise Vollkorn-Haferflocken (1 Eßl.)
5 g Edelhefeflocken (1 Teel.)
5 g Weizenkeimflocken (1 Teel.) · 5 g Parmesan, frisch gerieben (1 Teel.) · 1 kleine Tomate · ½ Kästchen Kresse
2 Eßl. Alfalfasprossen (Luzernesprossen)
150 g Joghurt (1,5 % Fett)

Etwa 1100 kJ/260 kcal
17 g Eiweiß · 6 g Fett · 32 g Kohlenhydrate · 6 g Ballaststoffe · 12 mg Cholesterin

Zubereitungszeit: 10 Minuten

Die Hirseflocken mit der Haferkleie, den Hefeflokken, den Weizenkeimflocken und dem Parmesan vermischen. • Die Tomate waschen und klein würfeln. Die Kresse mit der Schere abschneiden, in einem Sieb zusammen mit den Alfalfasprossen abbrausen und abtropfen lassen. • Den Joghurt mit der Flocken-Mischung verrühren, die Tomatenwürfel, die Kresse und die Keimlinge dazugeben und alles miteinander vermischen.

Info zu den Sprossen: Kresse und Alfalfasprossen haben einen sehr viel höheren Vitamingehalt als ihre Samen. Beim Keimen, unter dem Einfluß von Licht, Wasser und Wärme, erhöht sich der Vitamingehalt. Sprossen oder Keime halten sich ein paar Tage im Kühlschrank. Frische Sprossen sind allerdings am vitaminreichsten.

Sojabohnensprossen-Müsli mit Sesam

Sojabohnensprossen können Sie kaufen oder selber ziehen

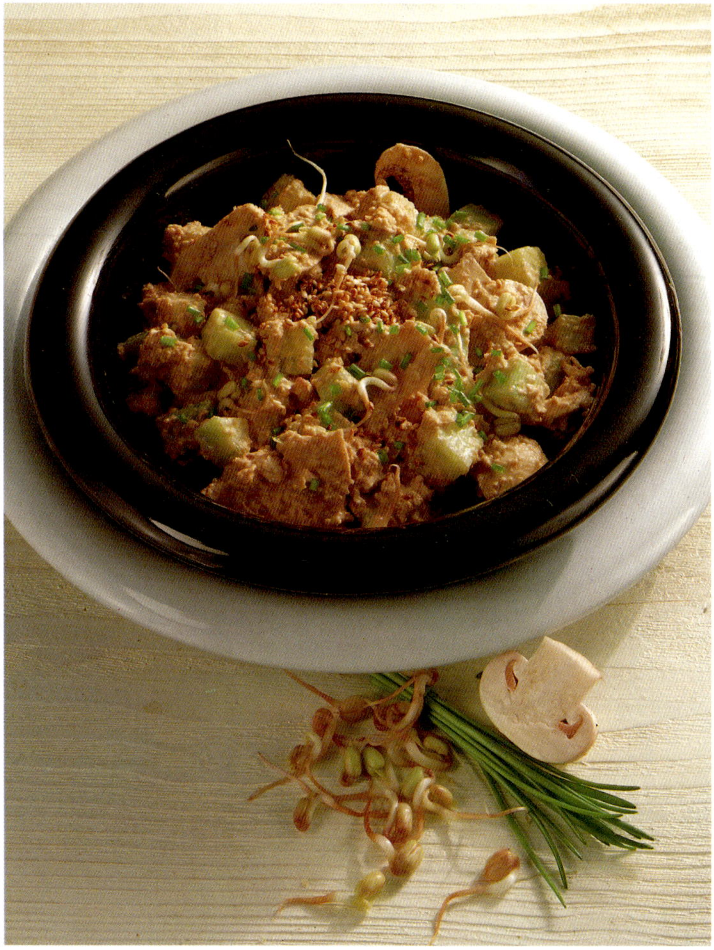

Zutaten für 1 Person:
30 g Sojaflocken
10 g Reisflocken (1 Eßl.) oder 40 g gekochter Naturreis
50 g Gurke · 2 Stück frische Champignons · 20 g frische Sojabohnensprossen (2 Eßl.)
150 g Joghurt (1,5 % Fett)
1 Eßl. Sojasauce
1 Eßl. Schnittlauchröllchen
frisch gemahlener weißer Pfeffer · Salz
10 g Sesamsamen (1 Eßl.)

Etwa 930 kJ/220 kcal
11 g Eiweiß · 8 g Fett · 27 g Kohlenhydrate · 3 g Ballaststoffe · 9 mg Cholesterin

Zubereitungszeit: 10 Minuten

Die Soja- und die Reisflocken oder den Naturreis in eine Schüssel geben. • Die Gurke schälen und würfeln. Die Champignons waschen, wenn nötig putzen, abtrocknen und in feine Streifen schneiden. Die Sojabohnensprossen in einem Sieb mit heißem Wasser abspülen und abtropfen lassen. Den Joghurt mit der Sojasauce verrühren. Mit den Champignons, der Gurke, den Sprossen, den Flocken und dem Schnittlauch vermischen. Das Müsli mit Pfeffer und wenig Salz abschmekken. • Die Sesamsamen in einer trockenen Pfanne unter Rühren goldgelb rösten und über das Müsli streuen.

Mein Tip: Mit der restlichen Gurke können Sie den Hunger zwischen den Hauptmahlzeiten stillen oder sie als erfrischende, kalorienarme Zwischenmahlzeit mit ins Büro nehmen. Aus den restlichen Champignons können Sie den Broccoli-Lauchsalat mit Champignons und geräucherter Putenbrust (Rezept Seite 92) zubereiten.

Müsli-Mischungen auf Vorrat

Gut verschlossen sind die Mischungen 1–2 Wochen haltbar

Knuspermüsli

im Bild hinten

Zutaten für 12 Portionen:
200 g Vollkorn-Haferflocken
20 g Weizenkeimflocken
20 g Sonnenblumenkerne
20 g Kürbiskerne · 10 g Sesamsamen · 20 g Kokosflocken
20 g Sesamöl · 30 g Honig
1 Teel. Vanillearoma
20 g Rosinen · Öl

Bei 30 g pro Portion etwa:
530 kJ/130 kcal
4 g Eiweiß · 6 g Fett · 15 g Kohlenhydrate · 2 g Ballaststoffe · 0 mg Cholesterin

Vorbereitungszeit: 10 Minuten
Backzeit: 30 Minuten

Den Backofen auf 190° vorheizen. • Die Flocken, die Kerne, die Sesamsamen und die Kokosflocken vermischen. Das Öl in einer Pfanne mit dem Honig und der Vanille bei schwacher Hitze verrühren. Dann mit der Mischung verrühren. • Eine Backform mit Öl auspinseln, die Mischung darin etwa 30 Minuten backen. Öfters umrühren. • Abkühlen lassen, mit den Rosinen vermischen.

Trockenobst-Müsli

Im Bild vorne

Zutaten für 12 Portionen:
100 g Vollkorn-Haferflocken
50 g Vollkorn-Weizenflocken
30 g Sojaflocken · je 20 g Hirseflocken und Weizenkeimflocken · 100 g Trocken-Mischobst · 20 g Mandeln
20 g Walnußkerne

Bei 30 g pro Portion etwa:
410 kJ/98 kcal
4 g Eiweiß · 3 g Fett · 14 g Kohlenhydrate · 3 g Ballaststoffe · 0 mg Cholesterin

Zubereitungszeit: 15 Minuten

Die Flocken vermischen. • Das Trockenobst in Stücke schneiden. Die Nüsse hacken. Alles vermischen.

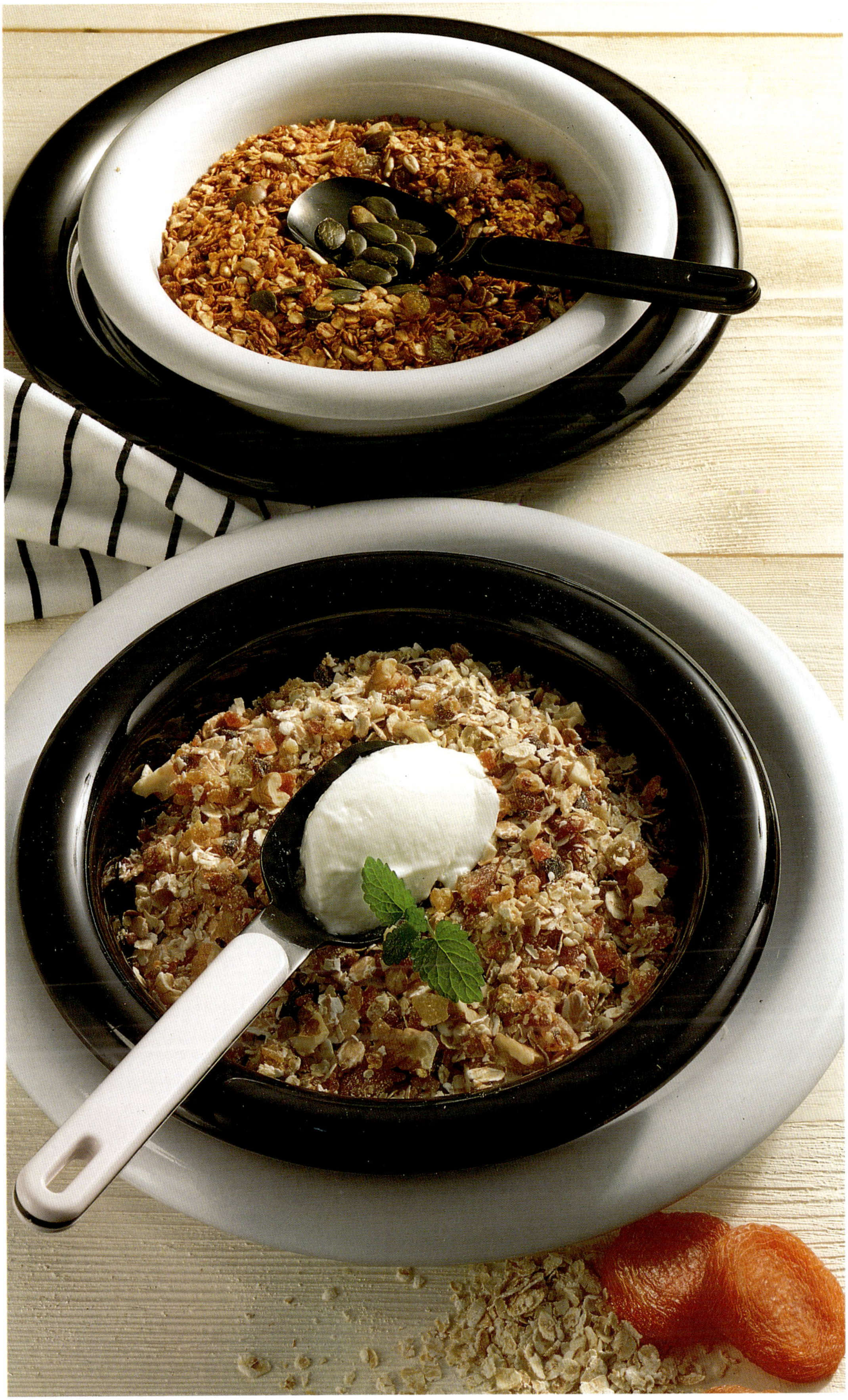

Brotaufstrich aus Avocados

Eine gesunde Alternative zu Butter und Wurst

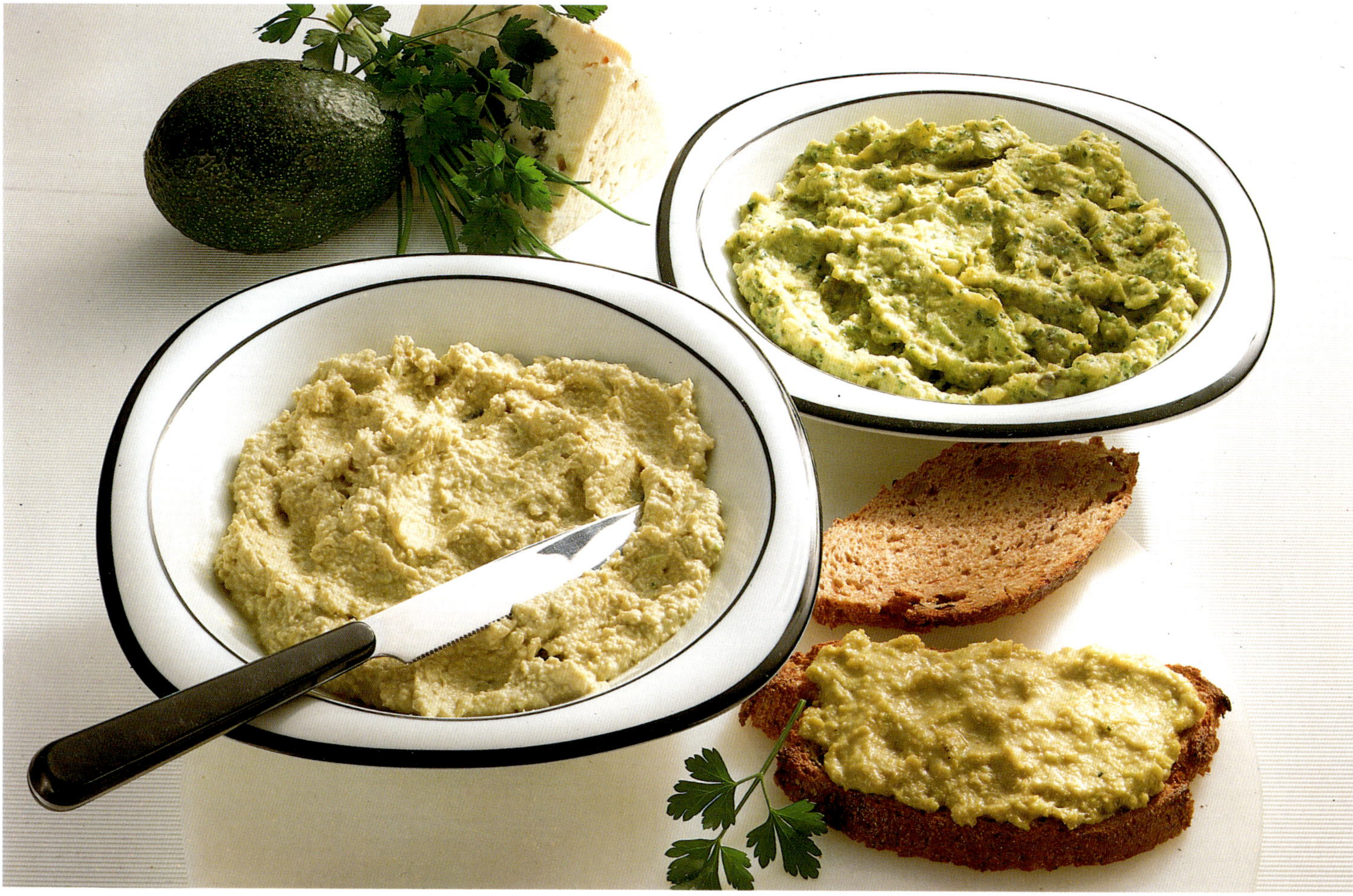

Avocadocreme mit Edelpilzkäse

im Bild links

Zutaten für 4 Personen:
200 g Avocado-Fruchtfleisch
1 Eßl. Zitronensaft
50 g Edelpilzkäse, halbfett
(Bergader blau halbfett, 26 %
Fett) · 30 g Magerquark · frisch
gemahlener, weißer Pfeffer

Pro Person etwa:
620 kJ/150 kcal
5 g Eiweiß · 14 g Fett
4 g Kohlenhydrate · 2 g Ballaststoffe · 6 mg Cholesterin

Zubereitungszeit: 10 Minuten

Das Fruchtfleisch mit dem Zitronensaft beträufeln und mit einer Gabel zerdrükken. • Den Käse zerdrücken und mit dem Quark dazu geben. Alles cremig verrühren und mit Pfeffer würzen.

Mein Tip: Avocados werden unreif gepflückt. Sie sind genußreif, wenn die Schale auf leichten Fingerdruck nachgibt. Harte Früchte reifen bei Zimmertemperatur nach. Besonders schnell reifen sie, wenn sie in Zeitungspapier eingewickelt werden. Reife Avocados sollten schnell verzehrt werden. Avocado enthält bis zu 30 Prozent Fett, auf dem ihr Energiegehalt beruht. 100 g Fruchtfleisch enthält 223 kcal. Das Avocadofett enthält überwiegend die Ölsäure, eine einfach ungesättigte Fettsäure. Sie soll den Cholesterinspiegel im Blut senken. Dabei senkt sie nur das »böse« LDL-Cholesterin. Das »gute« HDL-Cholesterin bleibt erhalten. Die Avocado ist auch reich an Vitaminen der B-Gruppe und Mineralstoffen. Ihr hoher Fettgehalt muß berücksichtigt werden.

Pikante Avocadocreme

im Bild rechts

Zutaten für 4 Personen:
1 reife Avocado von 300 g
(etwa 200 g Fruchtfleisch)
1 Eßl. Zitronensaft
1 Eßl. Weinbrand · 1 Eßl. Senf
1 kleine Zwiebel (30 g)
1 Knoblauchzehe · ½ Bund
Schnittlauch · ½ Bund Petersilie
½ Kästchen Kresse (10 g)
1 Cornichon (10 g)
1 Eßl. Kapern (10 g) · frisch
gemahlener, schwarzer Pfeffer
Salz

Pro Person etwa:
540 kJ/130 kcal
2 g Eiweiß · 12 g Fett
2 g Kohlenhydrate · 2 g Ballaststoffe · 0 mg Cholesterin

Zubereitungszeit: 15 Minuten

Die Avocado der Länge nach bis zum Kern ringsum einschneiden. Die Hälften gegeneinander drehen, bis sie sich lösen. Den Kern herausnehmen. Das Fruchtfleisch mit einem Teelöffel aus der Schale lösen und sofort mit dem Zitronensaft beträufeln, damit das Fruchtfleisch nicht braun wird. • Das Fruchtfleisch mit einer Gabel zerdrücken und mit dem Weinbrand und dem Senf verrühren. • Die Zwiebel und den Knoblauch schälen und grob hacken. Den Schnittlauch und die Petersilie waschen und abtrocknen. Den Schnittlauch in Röllchen schneiden und die Petersilie grob zerkleinern. Die Kresse mit der Schere abschneiden, in einem Sieb abspülen und gut abtropfen lassen oder trockentupfen. Die Gurke grob zerkleinern. Alles mit den Kapern im Mixer fein hacken, mit dem Avocadopüree vermengen und mit Pfeffer und wenig Salz würzen.

Brotaufstriche mit Bananen

Bananen haben das ganze Jahr über Saison

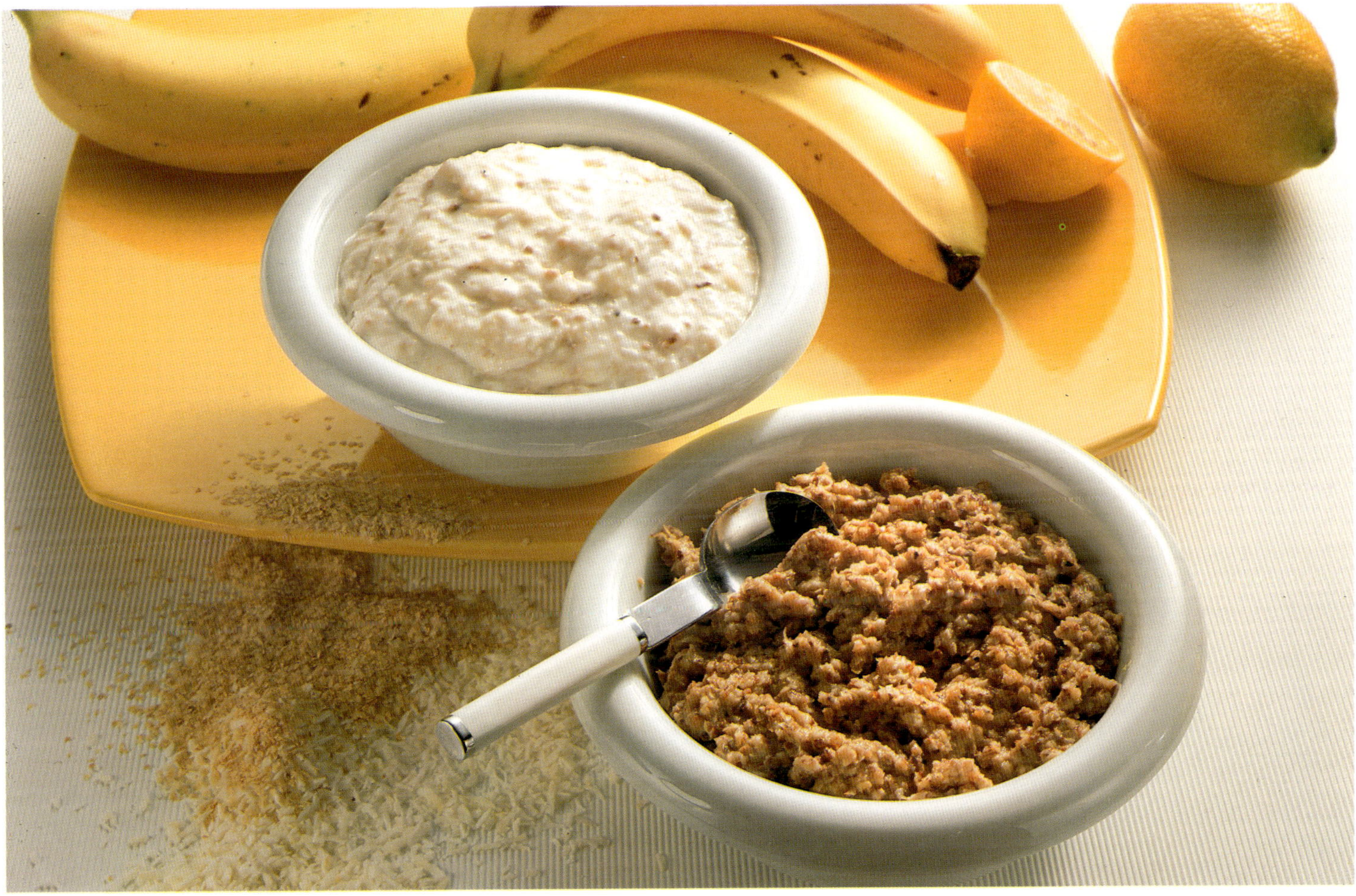

Bananen-Joghurt-Creme

im Bild hinten

Zutaten für 4 Personen:
200 g Bananen (ohne Schale)
2 Eßl. Zitronensaft
20 g hochwertige Pflanzenmargarine (2 Eßl.)
1 Teel. Senfkörner
¼ Teel. Cayennepfeffer
20 g Kokosflocken (2 Eßl.)
300 g Joghurt (1,5 % Fett)
1 Prise Salz · flüssiger Süßstoff

Pro Person etwa:
590 kJ/140 kcal
4 g Eiweiß · 6 g Fett · 18 g Kohlenhydrate · 3 g Ballaststoffe · 4 mg Cholesterin

Zubereitungszeit: 15 Minuten
Kühlzeit: etwa 1 Stunde

Die Bananen mit dem Zitronensaft pürieren und beiseite stellen. • Die Margarine in einer kleinen Pfanne schmelzen lassen. Die Senfkörner hineinstreuen und bei mittlerer Hitze etwa 2 Minuten unter Rühren rösten. Sobald die Senfkörner nicht mehr hochspringen, den Cayennepfeffer einstreuen und kurz mitrösten. Dann die Kokosflocken dazugeben und ebenfalls kurz mitrösten. • Das Bananenpüree in die Pfanne geben, die Pfanne von der Herdplatte nehmen und alles schnell vermischen. • Den Joghurt cremig rühren und unter die Bananenmasse ziehen. • Die Creme mit dem Salz und Süßstoff würzen. • Die Creme in 4 Schälchen füllen und kurz abkühlen lassen. Dann im Kühlschrank kalt werden lassen.

Mein Tip: Die Bananen-Joghurt-Creme können Sie bereits am Vorabend zubereiten, dann geht es beim Frühstück ganz schnell. Streichen Sie die Creme aufs Brot oder löffeln Sie sie einfach aus dem Schälchen und essen das Brot dazu.

Bananen-Weizenkeim-Creme

im Bild vorne

Zutaten für 4 Personen:
60 g Weizenkeimflocken
200 g Bananen (ohne Schale)
1 Eßl. Zitronensaft · 1 Prise Zimt
flüssiger Süßstoff

Pro Person etwa:
378 kJ/90 kcal
5 g Eiweiß · 1 g Fett · 15 g Kohlenhydrate · 3 g Ballaststoffe · 0 mg Cholesterin

Zubereitungszeit: 10 Minuten

Die Weizenkeimflocken in einer Pfanne ohne Fett bei mittlerer Hitze unter ständigem Rühren goldgelb rösten. Die Pfanne von der Herdplatte nehmen und die Weizenkeimflocken abkühlen lassen. • In der Zwischenzeit die Bananen mit dem Zitronensaft pürieren. • Die Weizenkeimflocken mit dem Bananenpüree zu einer glatten Creme verrühren. Die Creme mit dem Zimt und dem Süßstoff abschmecken.

Info zur Banane: Bananen überzeugen nicht nur durch ihren Geschmack, sondern auch durch ihre günstigen ernährungsphysiologischen Eigenschaften. Bananen sind praktisch fettfrei und deshalb kalorienarm. Eine kleine Banane liefert etwa 80 Kalorien. Bananen enthalten kein Cholesterin, haben sogar die Eigenschaft, erhöhte Cholesterinspiegel zu senken. Dafür verantwortlich sind die löslichen Ballaststoffe, insbesondere die Pektine. Besonders pektinreich sind vollreife Bananen.
Darüber hinaus liefern sie die wichtigen B-Vitamine (insbesondere Vitamin B_6) sowie die Mineralstoffe Kalium und Magnesium.

Pikante Brotaufstriche aus Auberginen

Die Auberginen müssen vorher gebacken werden

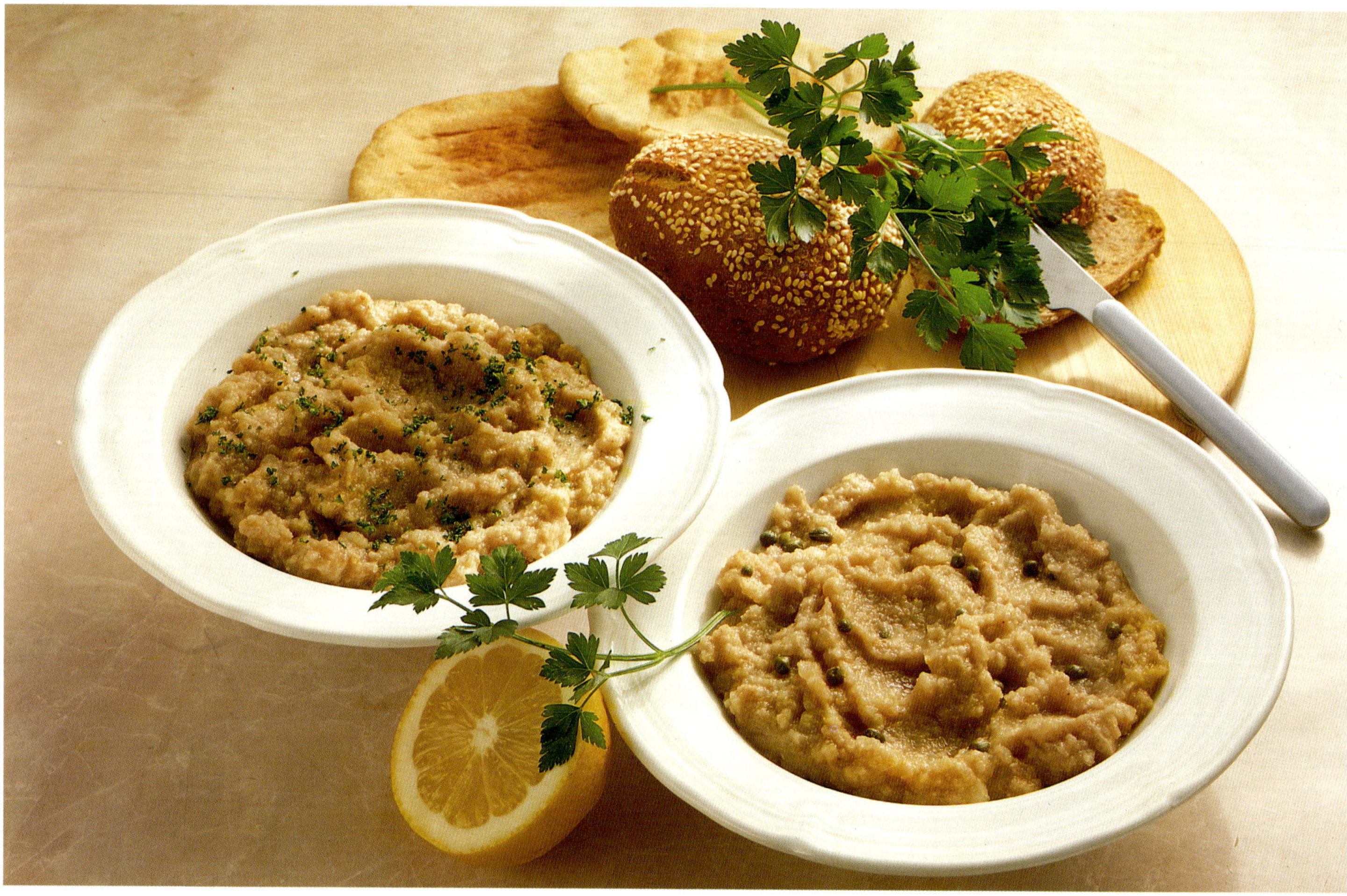

Die Auberginen mehrmals mit einer Gabel einstechen, in eine feuerfeste Form oder auf ein Backblech legen, mit Backpapier oder Alufolie abdecken (um Spritzer zu vermeiden) und im Ofen bei 200° (Gas Stufe 3–4) etwa 50 Minuten backen. Die Schale abziehen und das Fruchtfleisch abkühlen lassen.

Einfache Auberginenpaste

im Bild links

Zutaten für 4 Personen:
1 gebackene Aubergine (300 g)
2 Vollkornbrötchen
1 Knoblauchzehe
1 Eßl. Zitronensaft
Salz · weißer Pfeffer
4 Eßl. gehackte Petersilie

Pro Person etwa: 300 kJ/71 kcal
3 g Eiweiß · 1 g Fett · 14 g Kohlenhydrate · 2 g Ballaststoffe · 0 mg Cholesterin

Vorbereitungszeit: 1 Stunde
Zubereitungszeit: 15 Minuten

Die Aubergine wie oben beschrieben backen. Dann schälen und das Fruchtfleisch abkühlen lassen. • Die Brötchen in Scheiben schneiden und in Wasser einweichen. • Die Knoblauchzehe schälen und durch die Presse drücken. • Das Fruchtfleisch pürieren oder mit dem Messer zerkleinern und mit der Gabel zerdrücken. • Die Brötchen gut ausdrücken, dazugeben und mit dem Püree verrühren. Den Zitronensaft und den Knoblauch hinzufügen und durchmischen. • Die Paste mit wenig Salz und Pfeffer würzen. Mit der Petersilie bestreuen. Dazu paßt Sesam-Fladenbrot (aus griechischen und türkischen Läden), Sesam-Knäckebrot, geröstetes Vollkorn-Stangenbrot, das Sie vorher mit einer Knoblauchzehe einreiben, Vollkornbrot oder -brötchen.

Auberginenpaste mit Sesammus

im Bild rechts

Zutaten für 4 Personen:
1 gebackene Aubergine (300 g)
2 Vollkornbrötchen
20 g Sesammus (2 Eßl.)
1 Eßl. Zitronensaft
2 Knoblauchzehen
Salz · weißer Pfeffer
10 g Kapern (1 Eßl.)

Pro Person etwa: 410 kJ/98 kcal
4 g Eiweiß · 3 g Fett · 14 g Kohlenhydrate · 2 g Ballaststoffe · 0 mg Cholesterin

Vorbereitungszeit: 1 Stunde
Zubereitungszeit: 15 Minuten

Die Aubergine wie oben beschrieben backen. Dann schälen und das Fruchtfleisch abkühlen lassen. • Die Brötchen in Scheiben schneiden und in Wasser einweichen. Das Auberginenfruchtfleisch mit dem Pürierstab pürieren oder mit dem Messer zerkleinern und mit der Gabel zerdrücken. Das Sesammus und den Zitronensaft dazugeben. Den Knoblauch schälen und durch die Presse drücken. Das Auberginenpüree mit den Zutaten gut vermischen. Mit wenig Salz und Pfeffer abschmecken. Die Paste in Schälchen füllen und mit Kapern garnieren.

Info zur Aubergine: Auberginen sind sehr nahrhaft und können vielfältig zubereitet werden. Die Aubergine wird auch »Fleisch der Vegetarier« genannt. Sie enthält kein Fett und Cholesterin, dagegen lösliche Ballaststoffe, die erhöhte Blutfettwerte senken können. Zudem hat sie nur wenig Energie. In 100 g Fruchtfleisch sind nur etwa 20 kcal enthalten.

Brotaufstriche aus Haferflocken

Eine gesunde Alternative zum üblichen Brotbelag

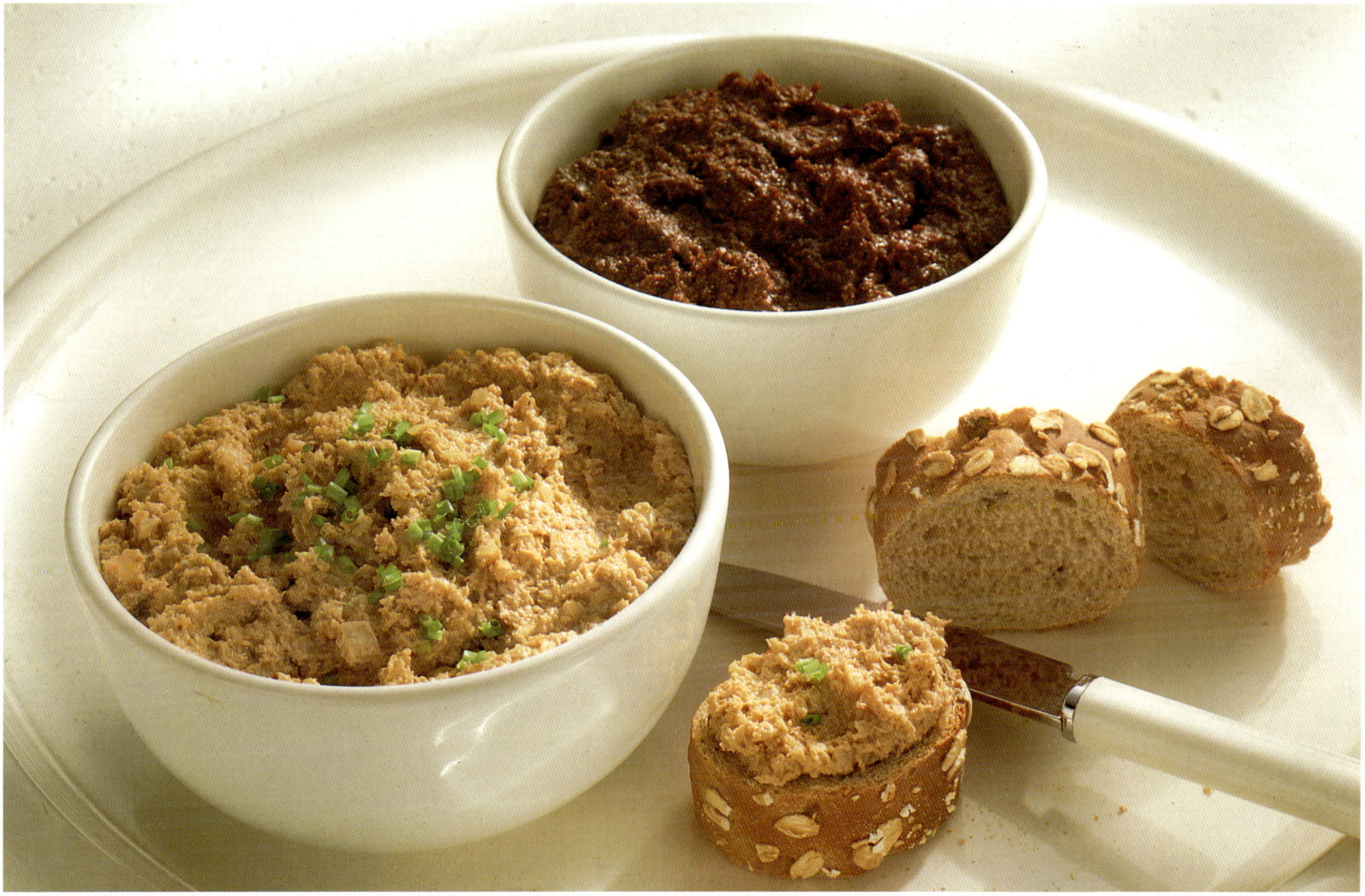

Hafer-Walnuß-Creme

im Bild links

Zutaten für 4 Personen:
- 75 g Vollkorn-Haferflocken
- 60 ccm Wasser · 40 g Zwiebel (1 kleine) · 30 g Walnußkerne
- 10 g Walnußöl (1 Eßl.)
- 5 g Tomatenmark (1 Teel.)
- 10 g Senf (1 gehäufter Teel.)
- 1 Teel. Instant-Gemüsebrühe
- 30 g Halbfett-Margarine
- 1 Teel. Zitronensaft

Pro Person etwa:
730 kJ/170 kcal
4 g Eiweiß · 12 g Fett · 13 g Kohlenhydrate · 2 g Ballaststoffe · 0 mg Cholesterin

Zubereitungszeit: 15 Minuten

Die Haferflocken in eine Rührschüssel geben, mit dem Wasser übergießen und etwa 5 Minuten einweichen. • Die Zwiebel schälen und sehr fein hacken. Die Walnußkerne fein mahlen. • Die Zwiebel, das Walnußöl, das Tomatenmark, den Senf, die Brühe, die Walnüsse, die Halbfett-Margarine und den Zitronensaft zu den Haferflocken geben. Alles zu einer Creme verrühren und in ein Schälchen füllen.

Info zur Haferkleie: Vollkorn-Haferflocken, insbesondere die Haferkleie enthalten reichlich lösliche Ballaststoffe. Nach Meinung der Wissenschaftler senken sie den Cholesterinspiegel. Dieser senkende Effekt beruht unter anderem auf den gallensäurebindenden Eigenschaften der Ballaststoffe. Dadurch wird die Bildung von LDL-Cholesterin in der Leber verringert. Das schützende HDL-Cholesterin bleibt unverändert. Haferkleie enthält beträchtliche Mengen an Vitamin B_1. Weizenkleie hat dagegen keine cholesterinsenkende Wirkung, sie ist reich an unlöslichen Ballaststoffen (Zellulose), die bei Verstopfung helfen.

Hafer-Schoko-Creme

im Bild rechts

Zutaten für 4 Personen:
- 40 g Vollkorn-Haferflocken oder Haferkleie mit Keim
- 10 g Sojamehl, entfettet (1 Eßl.)
- 15 g Kakaopulver, entölt (1 gehäufter Eßl.)
- 5 g Weizenkeimflocken (1 Teel.)
- 1 Prise Zimt · 40 ccm Wasser
- ½ Teel. Vanillearoma
- 45 g Honig (2 Eßl.)
- 60 g Halbfett-Margarine
- flüssiger Süßstoff

Pro Person etwa:
620 kJ/150 kcal
4 g Eiweiß · 7 g Fett · 16 g Kohlenhydrate · 2 g Ballaststoffe · 0 mg Cholesterin

Zubereitungszeit: 15 Minuten
Kühlzeit: über Nacht

Die Haferflocken fein mahlen. • Das Haferflockenmehl oder die Haferkleie mit dem Sojamehl, dem Kakaopulver, den Weizenkeimflocken und dem Zimt in einer Schüssel vermischen. • Das Wasser mit der Vanille erwärmen, den Honig darin auflösen und in die Schüssel gießen. Die Halbfettmargarine dazugeben und alles gut verrühren. • Mit etwas Süßstoff nachsüßen und im Kühlschrank fest werden lassen.

Mein Tip: Die Hafer-Schoko-Creme ist eine gesunde Alternative zu den handelsüblichen Schoko-Nuß-Aufstrichen. Sie können diesen Brotaufstrich auch auf Vorrat zubereiten. Nehmen Sie einfach die doppelte Menge der angegebenen Zutaten. Füllen Sie die Creme in ein Schraubglas. Im Kühlschrank bleibt der Brotaufstrich 1–2 Wochen frisch.

Brotaufstriche aus Soja-Creme

Soja-Creme bekommen Sie im Reformhaus

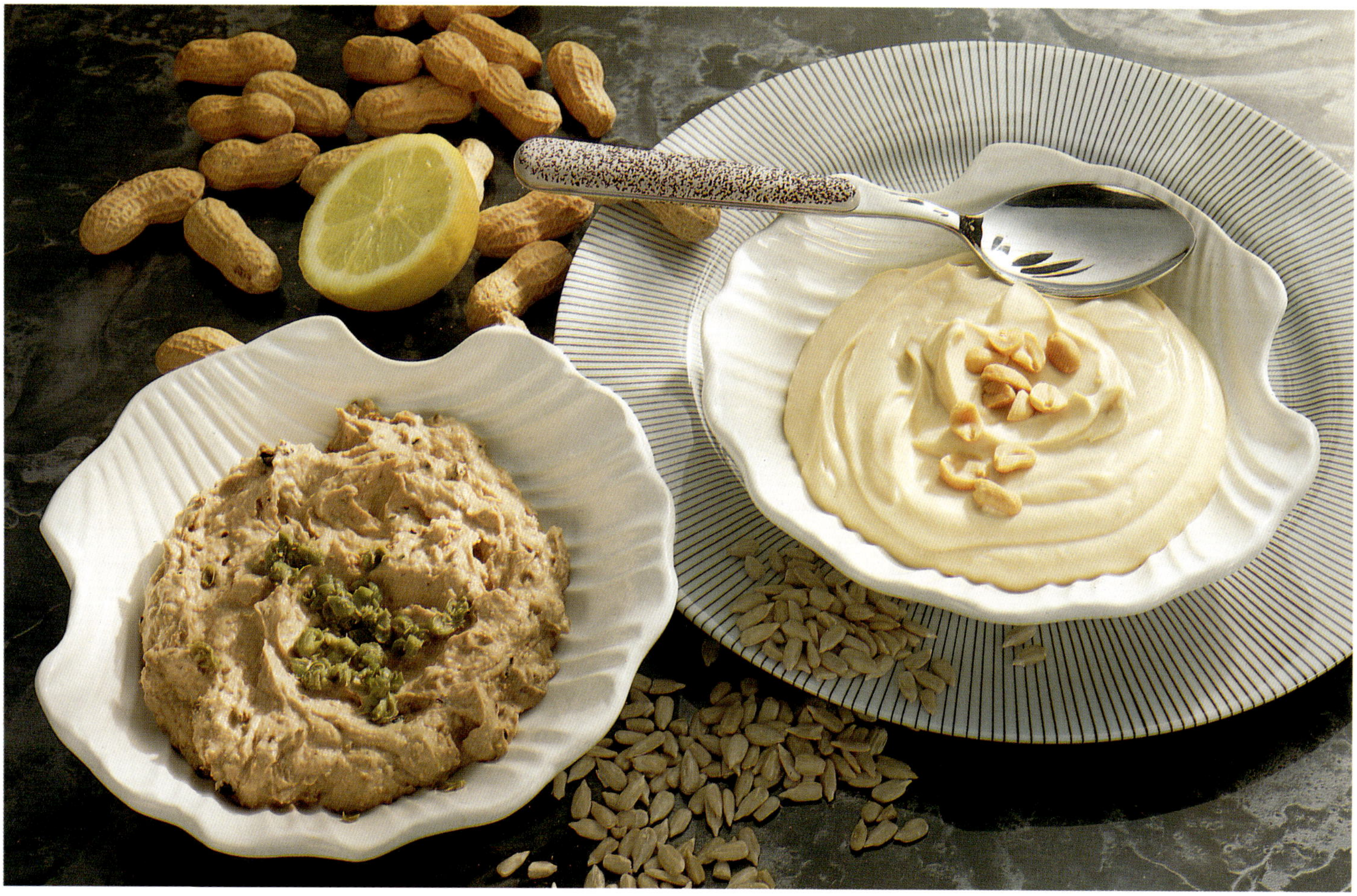

Sonnenblumenkern-Soja-Creme

im Bild links

Zutaten für 4 Personen:
50 g Sonnenblumenkerne
30 g schwarze Oliven
1 Knoblauchzehe
10 g Kapern (1 Eßl.)
50 g Soja-Creme, neutral
100 g Magerquark
1 Teel. Weinessig

Pro Person etwa:
520 kJ/120 kcal
7 g Eiweiß · 9 g Fett
3 g Kohlenhydrate · 1 g Ballaststoffe · 0 mg Cholesterin

Zubereitungszeit: 35 Minuten

Den Backofen auf 170° (Gas Stufe 3) vorheizen. • Die Sonnenblumenkerne auf ein Backblech streuen und unter gelegentlichem Umrühren im Backofen (Mitte) in 15–17 Minuten goldgelb rösten. • In der Zwischenzeit die Oliven entkernen und grob hacken. Den Knoblauch schälen. Beides mit den Kapern und der Soja-Creme im Mixer pürieren. • Die Sonnenblumenkerne aus dem Backofen nehmen und abkühlen lassen. • Das Püree mit dem Magerquark gut verrühren. • Die Sonnenblumenkerne fein mahlen und unter die Soja-Creme-Masse heben. Die Creme zuletzt mit dem Essig abschmecken. Dazu paßt herzhaftes Roggen- oder Weizen-Vollkornbrot.

Info zur Soja-Creme: Soja-Creme (Nuxo SojaCrèmig) ist geschmacksneutral und kann statt Joghurt, Sahne oder Crème fraîche verwendet werden. Die Soja-Creme enthält das besonders hochwertige Eiweiß der Sojabohne. Untersuchungen zeigen, daß das Sojaeiweiß cholesterinsenkende und gegenüber Atherosklerose vorbeugende Eigenschaften hat. Dieser Effekt beruht wahrscheinlich auf der besonderen Zusammensetzung des Sojaeiweißes, dessen Bausteine, die einzelnen Aminosäuren, in einem bestimmten Verhältnis zueinander stehen. Dazu kommt, daß Soja-Creme kein Cholesterin und kaum Fett enthält. Auch ihr Energiegehalt ist sehr niedrig und liegt bei etwa 51 kcal/100 Gramm.

Erdnuß-Soja-Creme

im Bild rechts

Zutaten für 4 Personen:
80 g Soja-Creme, neutral
40 g Erdnußmus, ungesüßt und ungesalzen · 60 g Magerquark
45 g Honig (2 Eßl.) oder 1 Teel. flüssiger Süßstoff
1 Teel. Zitronensaft

Pro Person etwa:
504 kJ/120 kcal
6 g Eiweiß · 5 g Fett
12 g Kohlenhydrate
1 g Ballaststoffe
0 mg Cholesterin

Zubereitungszeit: 10 Minuten

Die Soja-Creme in einen Rührbecher geben. Das Erdnußmus, den Magerquark und den Honig oder den Süßstoff dazugeben. Alles mit dem Handrührgerät zu einer glatten Creme verrühren. Die Erdnuß-Soja-Creme mit dem Zitronensaft abschmecken.

Dazu paßt geröstetes Vollkorn-Toastbrot oder Vollkorn-Knäckebrot mit Ballaststoffen.

Info zu Erdnußmus: Erdnußmus enthält vorwiegend einfach und mehrfach ungesättigte Fettsäuren sowie Vitamin E.

Brotaufstriche aus Tofu

Tofu ist ein idealer Ersatz für Milchprodukte

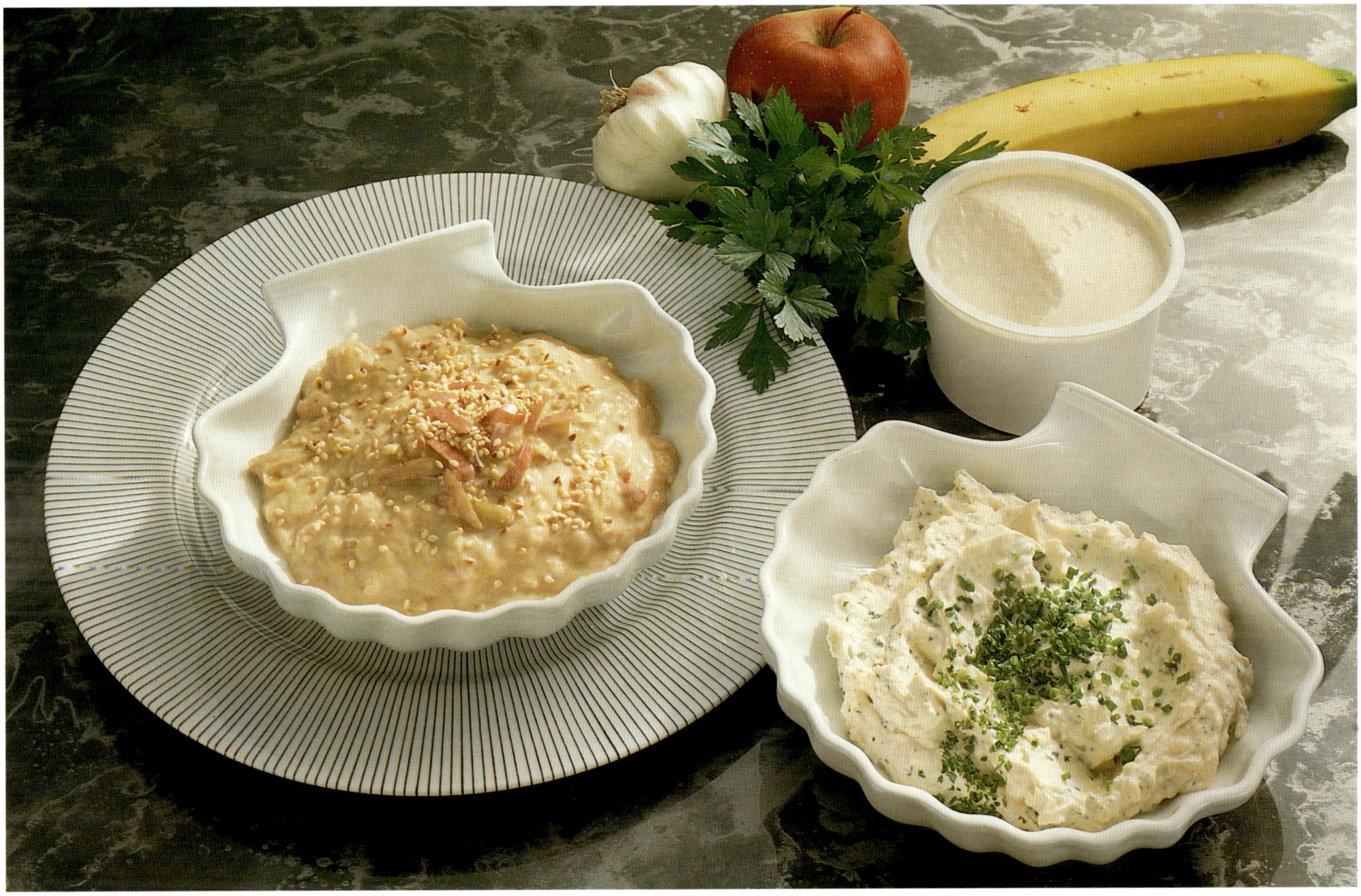

Früchte-Tofu-Creme

im Bild links

Zutaten für 4 Personen:
- 250 g Seidentofu (aus dem Reformhaus)
- 40 g Apfeldicksaft (2 Eßl.)
- 50 g Apfel · 50 g Banane (ohne Schale)
- 2 Eßl. Zitronensaft
- ½ Teel. Currypulver
- 10 g Sesamsamen (2 Eßl.)

Pro Person etwa: 380 kJ/90 kcal 4 g Eiweiß · 3 g Fett · 12 g Kohlenhydrate · 1 g Ballaststoffe · 0 mg Cholesterin

Zubereitungszeit: 15 Minuten

Den Tofu mit dem Apfeldicksaft cremig rühren. • Den Apfel waschen, das Kerngehäuse herausschneiden und grob raspeln. Die Banane zerdrücken. Beides mit dem Zitronensaft und dem Curry verrühren und unter die Tofucreme heben. • Die Sesamsamen in einer Pfanne ohne Fett unter Rühren goldgelb rösten. Etwas abkühlen lassen. • Die Früchte-Tofu-Creme mit den Sesamsamen bestreuen. Dazu paßt geröstetes Vollkorn-Toastbrot oder Knäckebrot.

Mein Tip: Tofu ist ein Frischprodukt und daher nur begrenzt haltbar. Damit er frisch bleibt, sollten Sie offen gekauften Tofu sofort in Wasser legen. Die Oberfläche sollte bedeckt sein. Das Wasser sollten Sie täglich erneuern. Im Kühlschrank bleibt Tofu etwa eine Woche frisch. Tofu gibt es auch vakuumverpackt zu kaufen. Vakuumverpackt hat er eine Haltbarkeit von etwa 14 Tagen. Wenn Sie die Packung öffnen, verfahren Sie ebenso wie mit dem offenen Tofu. Kaufen Sie nur kleine Mengen.

Info zu Tofu: Tofu oder Sojaquark wird aus Sojamilch hergestellt und ist eine besonders gute Quelle für hochwertiges Sojaeiweiß. Tofu ist cholesterinfrei und enthält nur wenig (pflanzliches) Fett und Energie. Tofu liefert pro 100 g nur 106 kcal. Beachtenswert ist auch der Gehalt an Vitaminen der B-Gruppe, Vitamin E sowie der Mineralstoffe Kalzium, Phosphor und Eisen.

Kräuter-Tofu-Creme

im Bild rechts

Zutaten für 4 Personen:
- 250 g Tofu (Reformhaus)
- 30 g Soja-Creme, neutral (Reformhaus)
- 1 Eßl. Zitronensaft
- 30 g Zwiebel (1 kleine)
- 1 Knoblauchzehe · ½ Bund Petersilie · ½ Bund Schnittlauch
- ½ Teel. Paprika, edelsüß
- frisch gemahlener, weißer Pfeffer · Salz

Pro Person etwa: 250 kJ/60 kcal 5 g Eiweiß · 3 g Fett 4 g Kohlenhydrate · 1 g Ballaststoffe · 0 mg Cholesterin

Zubereitungszeit: 15 Minuten

Den Tofu abtropfen lassen, dann mit der Soja-Creme und dem Zitronensaft im Mixer pürieren. • Die Zwiebel und den Knoblauch schälen. Die Zwiebel sehr fein hacken und den Knoblauch durch die Presse drücken. Die Petersilie und den Schnittlauch waschen und trockenschwenken. Die Petersilie fein hacken, den Schnittlauch in Röllchen schneiden. • Die Zwiebel, den Knoblauch und die Kräuter unter das Tofupüree mischen. • Die Creme mit dem Paprika, Pfeffer und wenig Salz pikant würzen. Dazu paßt Vollkornbrot.

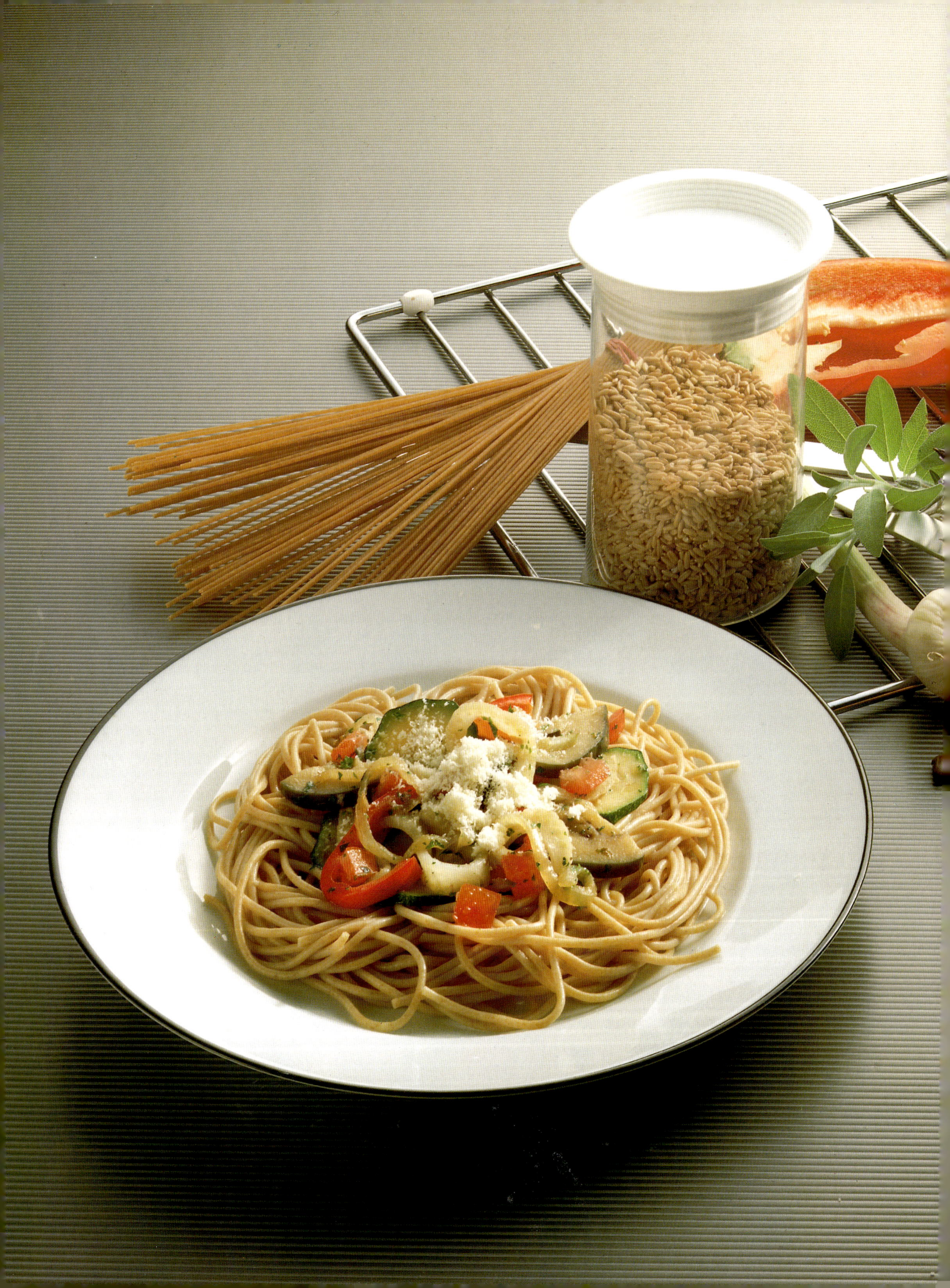

Vegetarische Hauptgerichte und Getreidebeilagen

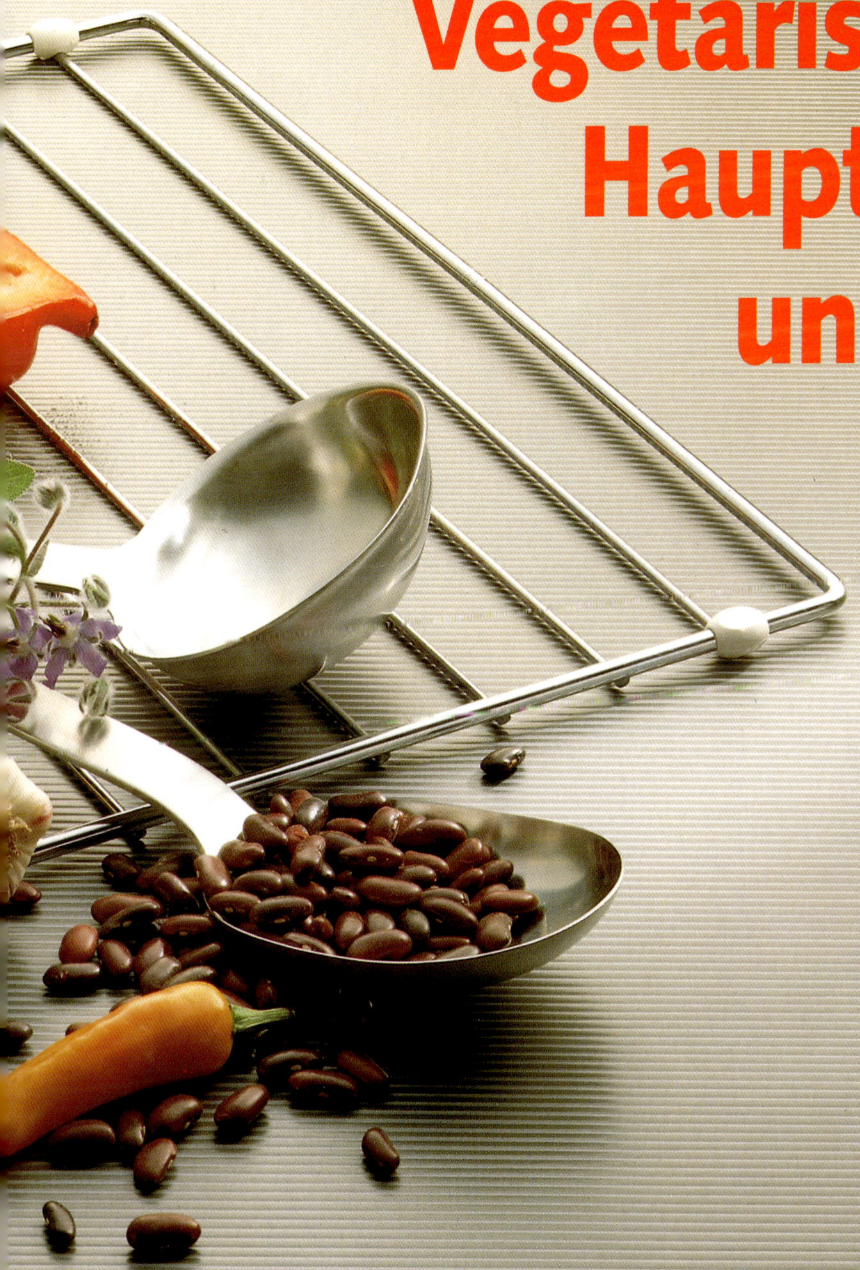

Linsengerichte, Gemüserisotto, Kartoffel-Curry, Gefüllte Champignons, Bratlinge aus Getreide und Gemüse, Zucchini mit Graupen-Nußfüllung, Austernpilz-Spinat-Pfanne und viele andere Gerichte stelle ich Ihnen auf den folgenden Seiten vor. Beim Blättern werden Sie bestimmt zum Nachkochen inspiriert. Probieren Sie die auf dieser Seite abgebildeten Vollkornspaghetti mit Provenzalischem Gemüse (Rezept Seite 58) aus. Sie sind nicht nur gesund, sondern schmecken auch ausgezeichnet. Wenn Sie mehr Abwechslung auf den Tisch bringen möchten und außerdem noch eine vollwertige, dann finden Sie hier Grundrezepte für Naturreis und Getreidekörner plus Varianten. Probieren und genießen Sie!

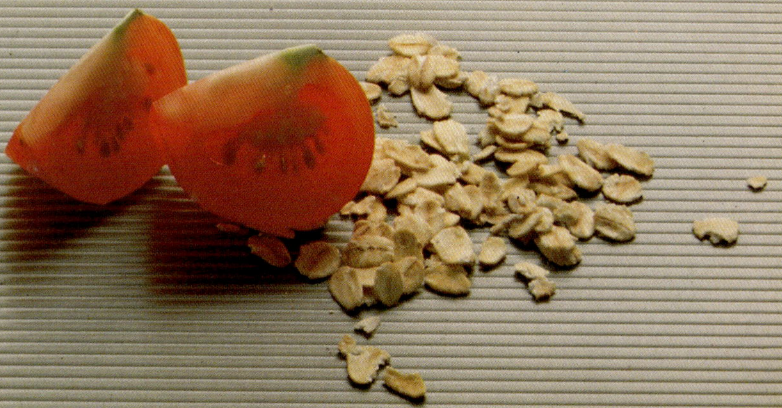

Graupen-Erbsen-Topf mit Röstzwiebeln

Schmeckt auch ohne Fleisch ausgezeichnet

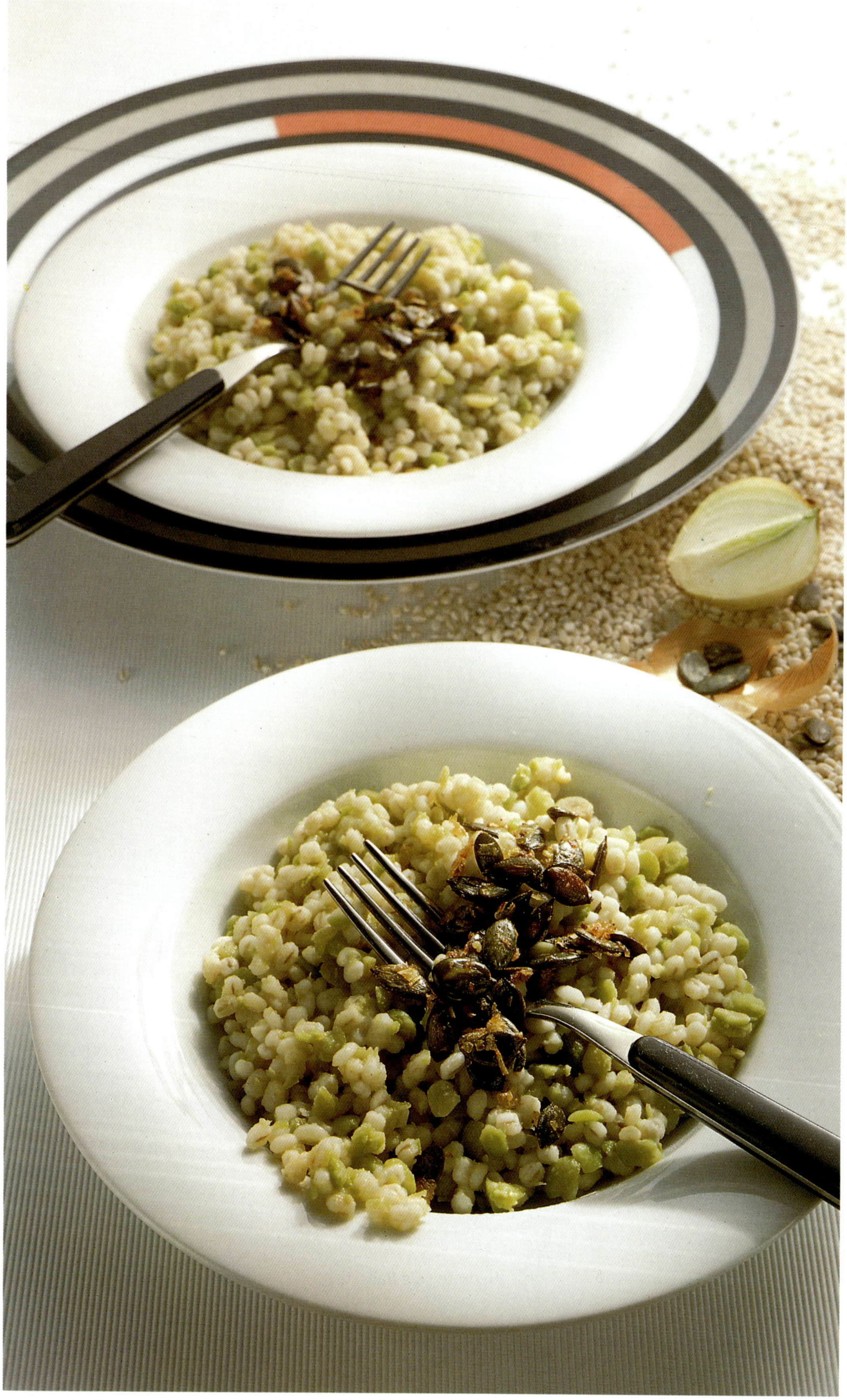

Zutaten für 4 Personen:
200 g Graupen · ½ l Wasser
200 g getrocknete grüne Erbsen
400 ccm Wasser
100 g Zwiebeln · 20 g Kürbiskernöl, ersatzweise hochwertiges Pflanzenöl (2 Eßl.)
20 g Kürbiskerne (2 Eßl.)
1 Teel. Salz
4 Essiggurken (200 g)

Pro Person etwa:
1700 kJ/400 kcal
18 g Eiweiß · 8 g Fett · 65 g Kohlenhydrate · 7 g Ballaststoffe · 0 mg Cholesterin

Einweichzeit: 4 Stunden
Zubereitungszeit: 40 Minuten

Die Graupen in einem Sieb unter fließendem Wasser waschen. Das Wasser in einen Topf geben und die Graupen darin mindestens 4 Stunden oder über Nacht einweichen. • Die Erbsen ebenso in einem Sieb unter fließendem Wasser waschen. Das Wasser in einen zweiten Topf geben und die Erbsen ebenfalls darin etwa 4 Stunden einweichen. • Die Graupen und die Erbsen jeweils mit dem Einweichwasser zum Kochen bringen. Die Graupen etwa 30 Minuten und die Erbsen etwa 25 Minuten bei schwacher Hitze garen. • Inzwischen die Zwiebel schälen und würfeln. Das Öl in einer kleinen Pfanne erhitzen, die Zwiebelwürfel und die Kürbiskerne darin bei schwacher Hitze unter Rühren rösten. • Die Graupen mit den Erbsen mischen (eventuell noch vorhandene Kochflüssigkeit vorher abgießen). Die Graupen-Erbsen-Mischung mit dem Salz abschmecken, auf Tellern anrichten und mit den gerösteten Zwiebeln und Kürbiskernen garnieren. • Wer möchte, kann die Zwiebeln und die Kürbissamen mit den Graupen und Erbsen mischen. Zu diesem deftigen Gericht passen gut die Essiggurken.

Mein Tip: Die Kombination aus Graupen und Erbsen enthält pflanzliches Eiweiß von höherer biologischer Wertigkeit als tierisches Eiweiß im Fleisch.

Herzhafte Linsengerichte

Reich an Ballaststoffen und Vitamin B

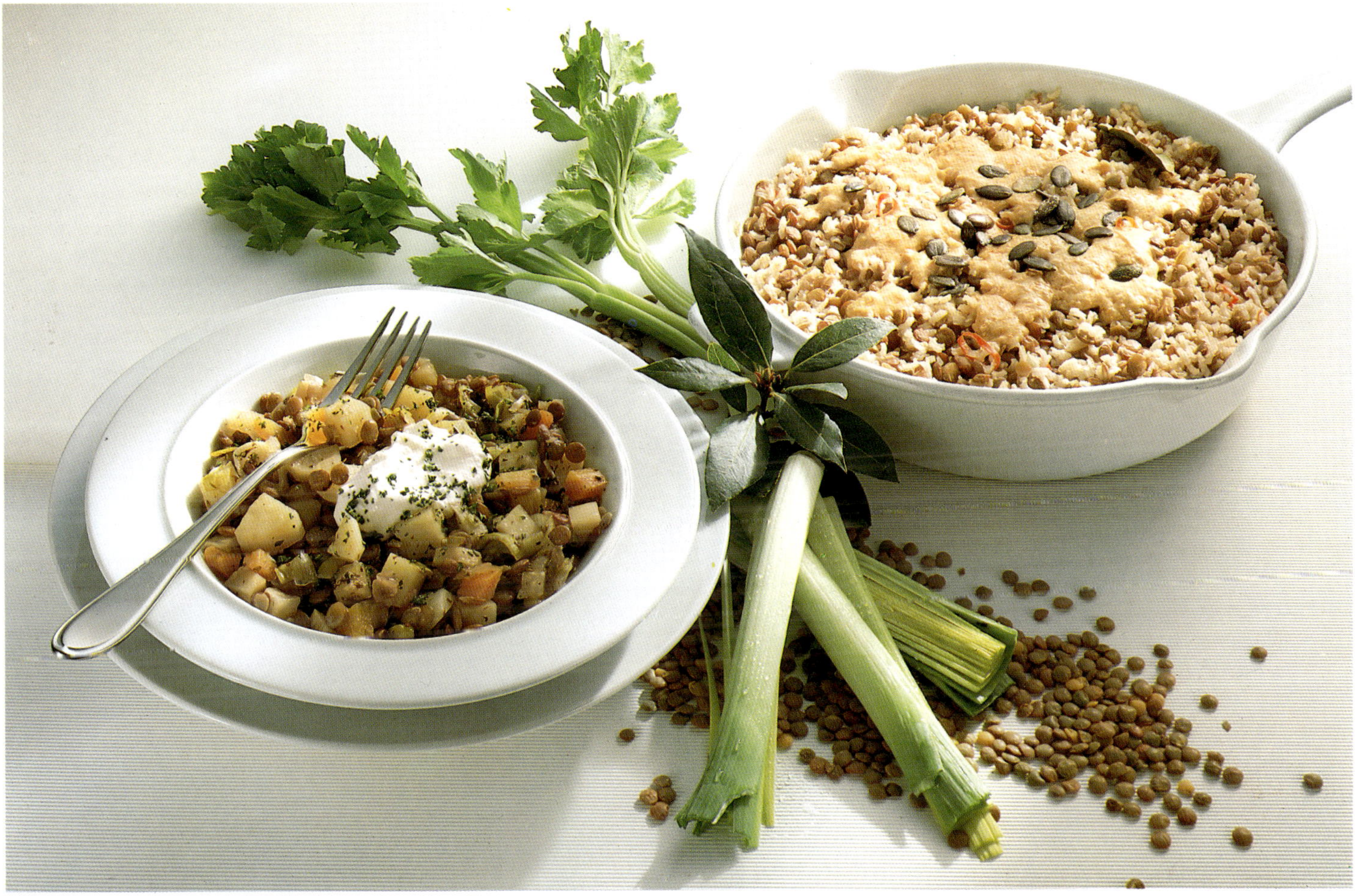

Linseneintopf

im Bild links

Zutaten für 4 Personen:
- 200 g braune Linsen
- 1 l Wasser · 150 g Suppengrün (Möhren, Sellerie, Petersilienwurzel, Lauch)
- 400 g Kartoffeln
- 200 g Zwiebeln · 200 g Lauch
- 2 Teel. Essig · 1 Eßl. Hefe-Extrakt · 1 Teel. frische Thymianblättchen · 1 Teel. frische Majoranblättchen (ersatzweise getrocknete Kräuter) · frisch gemahlener, schwarzer Pfeffer · Salz
- ½ Bund Petersilie
- 100 g saure Sahne (10 % Fett)

Pro Person etwa:
1300 kJ/310 kcal
17 g Eiweiß · 4 g Fett · 49 g Kohlenhydrate · 12 g Ballaststoffe · 8 mg Cholesterin

Einweichzeit: 2–3 Stunden
Garzeit: 50 Minuten

Die Linsen in dem Wasser 2–3 Stunden oder über Nacht einweichen. Die Linsen in dem Einweichwasser zum Kochen bringen und zugedeckt bei schwacher Hitze in etwa 50 Minuten garen. • Das Suppengrün putzen, waschen, grob zerkleinern und nach den ersten 10 Minuten zu den Linsen geben. • Die Kartoffeln und die Zwiebeln schälen und würfeln. Beides nach etwa 20 Minuten zu den Linsen geben. • Den Lauch putzen, gründlich waschen und in Scheiben schneiden. • Nach etwa 30 Minuten den Lauch, den Essig, den Hefe-Extrakt, den Thymian und Majoran dazugeben. • Den Linseneintopf mit Pfeffer und wenig Salz würzen und in vier tiefe Teller füllen. • Die Petersilie waschen, trockentupfen und fein hacken. • Den Linseneintopf mit je 1 Eßlöffel saurer Sahne und der Petersilie garnieren.

Naturreisauflauf mit Linsen

im Bild rechts

Zutaten für 4 Personen:
- 100 g braune Linsen
- ½ l Wasser · 1 Lorbeerblatt
- 200 g Naturreis · ½ l Gemüsebrühe · 80 g Zwiebel
- 2 Peperoni (20 g)
- 10 g hochwertige Pflanzenmargarine (1 Eßl.)
- 100 g Edamer (30 % Fett)
- 200 g Magerquark
- 20 g Kürbiskernöl (2 Eßl.)
- 2 Eßl. Essig · Salz
- 20 g Kürbiskerne (2 Eßl.)

Pro Person etwa:
1900 kJ/450 kcal
25 g Eiweiß · 16 g Fett · 54 g Kohlenhydrate · 6 g Ballaststoffe · 14 mg Cholesterin

Einweichzeit: 3 Stunden
Vorbereitungszeit: 1 Stunde
Backzeit: 45 Minuten

Die Linsen in dem Wasser etwa 3 Stunden einweichen. • Mit dem Einweichwasser und dem Lorbeerblatt zum Kochen bringen und in etwa 30 Minuten garen. • Den Reis in der Brühe zum Kochen bringen und in etwa 35 Minuten garen. Gegebenenfalls die Garzeit auf der Packung beachten! • Die Zwiebel würfeln. Die Peperoni von den Stengeln und den Kernen befreien und in Ringe schneiden. Die Margarine erhitzen und beides darin 3–5 Minuten andünsten. • Den Käse reiben, mit dem Quark, dem Essig und wenig Salz verrühren. Den Backofen auf 200° (Gas Stufe 3) vorheizen. • Den Reis mit den Linsen, den Zwiebelwürfeln und den Peperoni mischen und in eine Auflaufform geben. Die Mischung darauf verteilen und im Backofen (Mitte) etwa 45 Minuten backen. • Nach etwa 30 Minuten mit den Kürbiskernen bestreuen und fertigbacken.

Gratinierter Bohnentopf

Die Bohnen im Einweichwasser kochen, denn darin sind viele Nährstoffe gelöst

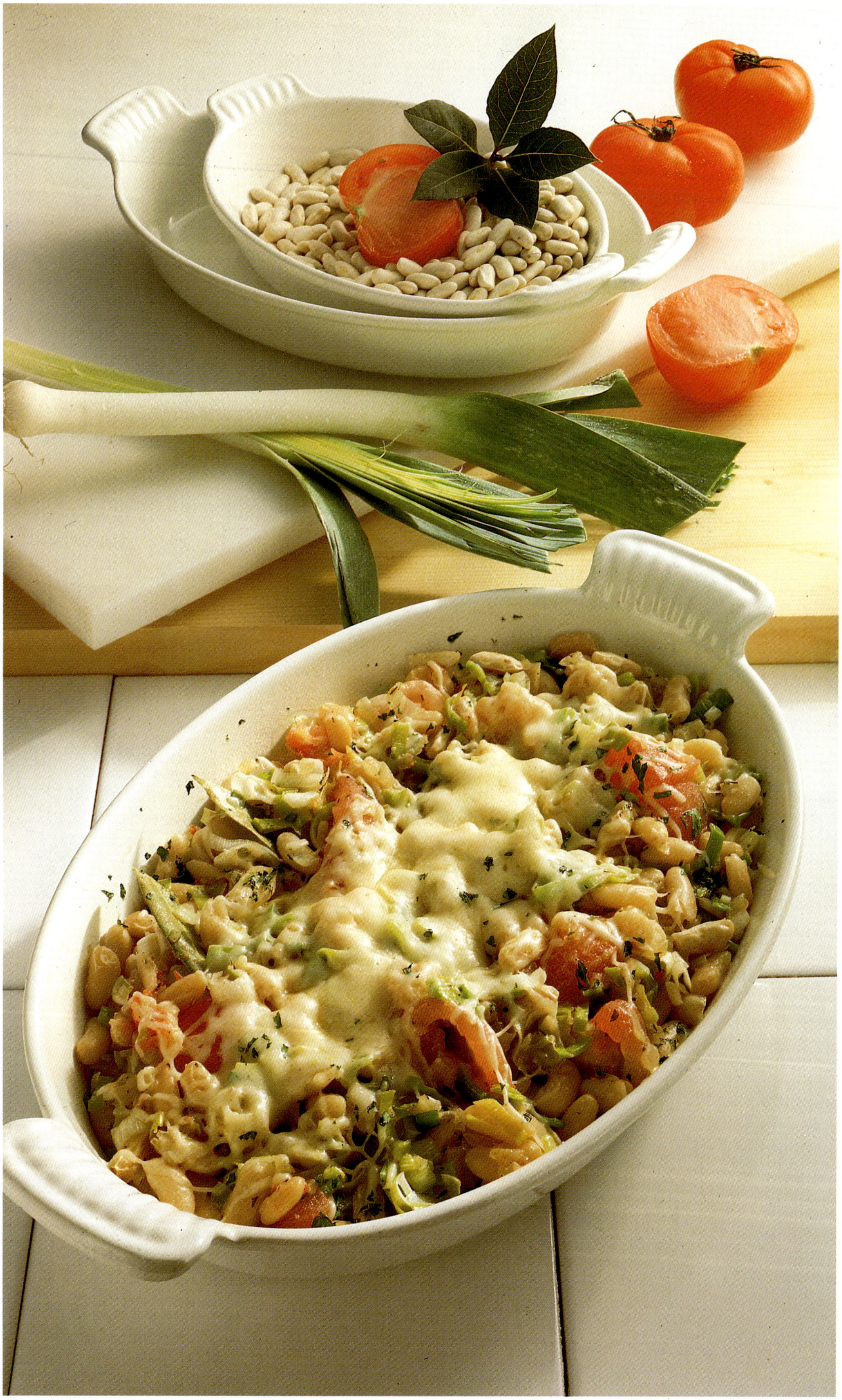

Zutaten für 4 Personen:
200 g weiße Bohnen
1 l Wasser · 100 g Lauch
300 g Zwiebeln · 1 Eßl. Hefe-Extrakt oder 2 Hefebrühwürfel
2 Lorbeerblätter · 400 g Tomaten · 2 Knoblauchzehen
20 g hochwertiges Pflanzenöl (2 Eßl.) · 1 Teel. frische Thymianblättchen, ersatzweise ½ Teel. getrockneter Thymian
frisch gemahlener, schwarzer Pfeffer · 100 ccm trockener Weißwein · Salz
Zum Gratinieren:
40 g Edamer (30 % Fett)

Pro Person etwa:
1200 kJ/290 kcal
17 g Eiweiß · 8 g Fett · 34 g Kohlenhydrate · 14 g Ballaststoffe · 5 mg Cholesterin

Einweichzeit: 12 Stunden
Garzeit: 1¼ Stunden

Die Bohnen in dem Wasser über Nacht einweichen. • Den Lauch putzen, waschen und in Scheiben schneiden. Die Zwiebeln schälen und würfeln. Den Lauch und 100 g von den Zwiebeln zu den Bohnen geben. Die Bohnen mit dem Einweichwasser und dem Gemüse zum Kochen bringen. Den Hefe-Extrakt und die Lorbeerblätter dazugeben und zugedeckt bei schwacher Hitze 60–70 Minuten kochen lassen. Die Tomaten kurz in kochendes Wasser tauchen, häuten und vierteln. Den Knoblauch schälen. • Das Öl erhitzen und die restlichen Zwiebeln darin glasig dünsten. Die Tomatenviertel dazugeben, den Knoblauch durch die Presse dazu drücken und 3–5 Minuten mitdünsten. Den Thymian und Pfeffer hinzufügen und mit dem Weißwein ablöschen. Alles etwa 5 Minuten kochen lassen. Die Bohnen und die Tomaten miteinander vermengen und mit wenig Salz nachwürzen. Den Käse reiben. • Die Bohnen-Tomaten-Masse in eine Auflaufform füllen, mit dem Käse bestreuen und unter dem Grill überbacken.

Reis-Variationen mit Gemüse

Schmecken auch mit Hirse oder Buchweizen

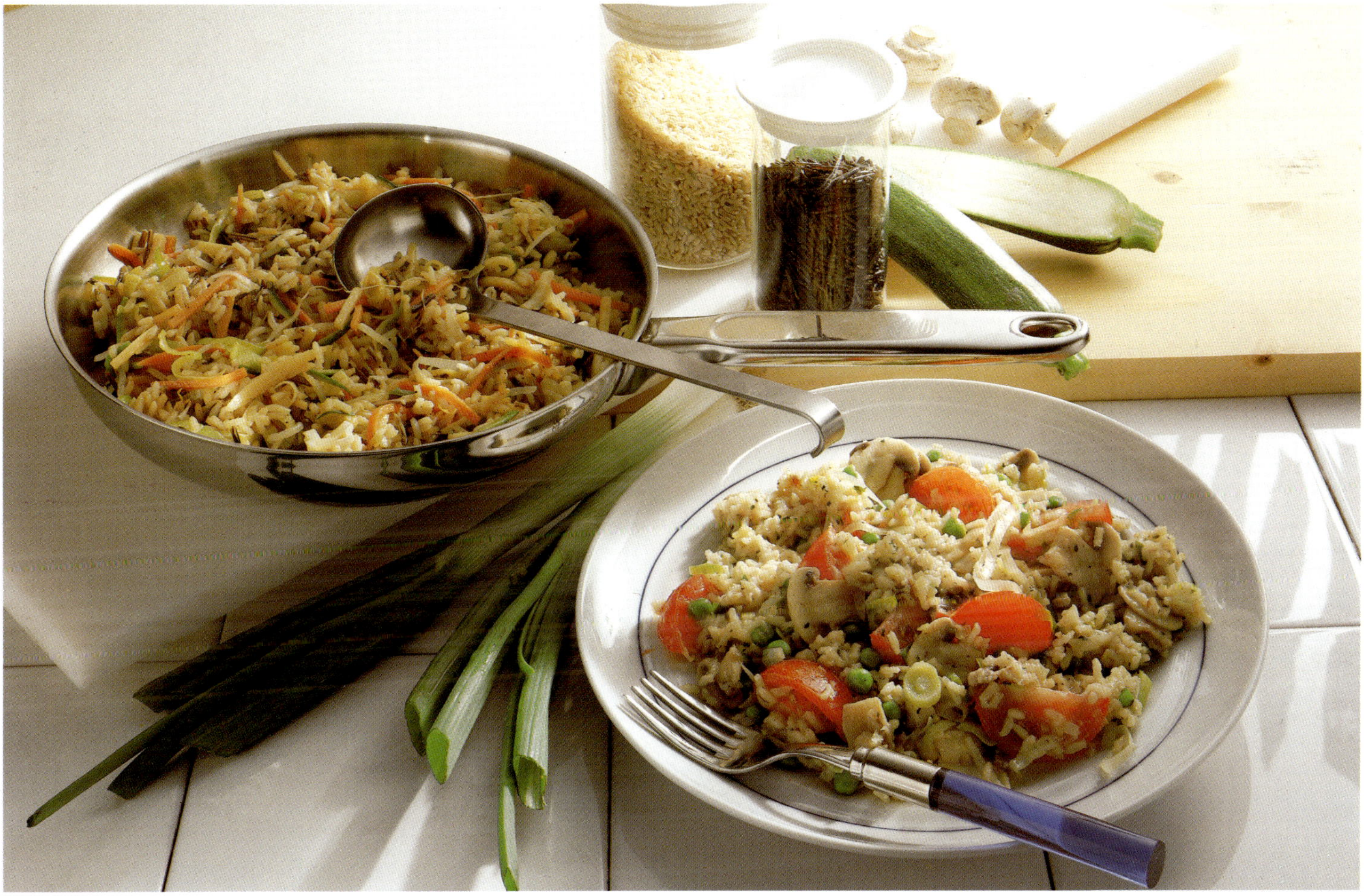

Wildreis-Gemüse-Pfanne

im Bild links

Zutaten für 4 Personen:
40 g Wildreis · 200 g Langkornreis · 100 g Lauch
250 g Staudensellerie
200 g Möhren · 300 g Zucchini
1 kleine Dose Bambussprossen (Einwaage 230 g; Abtropfgewicht 140 g) · 100 g Sojabohnensprossen · 1 Knoblauchzehe · 20 g frischer Ingwer
40 g Erdnußöl (4 Eßl.)
100 ccm Wasser
3 Eßl. Sojasauce · flüssiger Süßstoff · Pfeffer

Pro Person etwa:
1500 kJ/360 kcal
10 g Eiweiß · 12 g Fett · 52 g Kohlenhydrate · 5 g Ballaststoffe · 0 mg Cholesterin

Einweichzeit: 1 Stunde
Zubereitungszeit: 1 Stunde

Den Wildreis in reichlich Wasser etwa 1 Stunde einweichen. Das Wasser abgießen und den Wildreis mit dem Langkornreis in ½ l kochendem, leicht gesalzenem Wasser in 20 Minuten garen. • Den Lauch putzen, waschen und in Ringe schneiden. Den Staudensellerie putzen, waschen und in Stifte schneiden. Die Möhren schälen und in Stücke teilen. Diese in Stifte schneiden. Die Zucchini von dem Stiel- und Blütenansatz befreien, waschen und ebenfalls in Stifte schneiden. • Die Bambussprossen abtropfen lassen und in dünne Stifte schneiden. • Die Sojabohnensprossen waschen und abtropfen lassen. • Den Knoblauch schälen. Die Ingwerwurzel schälen und reiben. • Das Öl erhitzen. Den Knoblauch dazupressen und mit dem Ingwer glasig dünsten. • Den Lauch, den Staudensellerie und die Möhren dazugeben und bei starker Hitze etwa 4 Minuten braten. • Die Zucchini und den Reis unterrühren und alles etwa 3 Minuten braten. • Das Wasser dazugießen und etwa 5 Minuten dünsten. • Die Bambus- und die Sojabohnensprossen hinzufügen und weitere 3 Minuten garen. Mit der Sojasauce, dem Süßstoff und Pfeffer würzen.

Gemüserisotto

im Bild rechts

Zutaten für 4 Personen:
150 g Frühlingszwiebeln oder Lauch · 200 g Champignons
4 Salbeiblätter
20 g Diät-Pflanzencreme
300 g Naturreis
1 l Gemüsebrühe
250 g Tomaten
300 g tiefgefrorene Erbsen
40 g frisch geriebener Parmesan
schwarzer Pfeffer, frisch gemahlen · Salz

Pro Person etwa:
1800 kJ/430 kcal
18 g Eiweiß · 10 g Fett · 69 g Kohlenhydrate · 6 g Ballaststoffe · 7 mg Cholesterin

Zubereitungszeit: 1¼ Stunden

Die Zwiebeln putzen und in Ringe schneiden. • Die Champignons waschen, putzen und in Scheiben schneiden. • Den Salbei waschen, trockentupfen und hacken. • Die Pflanzencreme erhitzen, das Gemüse und den Reis darin kurz dünsten. Die Brühe dazugießen und aufkochen. Bei schwacher Hitze zugedeckt etwa 45 Minuten kochen. • Inzwischen die Tomaten waschen und achteln. • Die Tomaten und die Erbsen unter den Reis heben und alles etwa 5 Minuten weitergaren. • Den Parmesan unterrühren, mit Pfeffer und wenig Salz würzen.

Raffiniert gewürzte Kartoffelgerichte

Kurkuma und Koriander sorgen für die Raffinesse

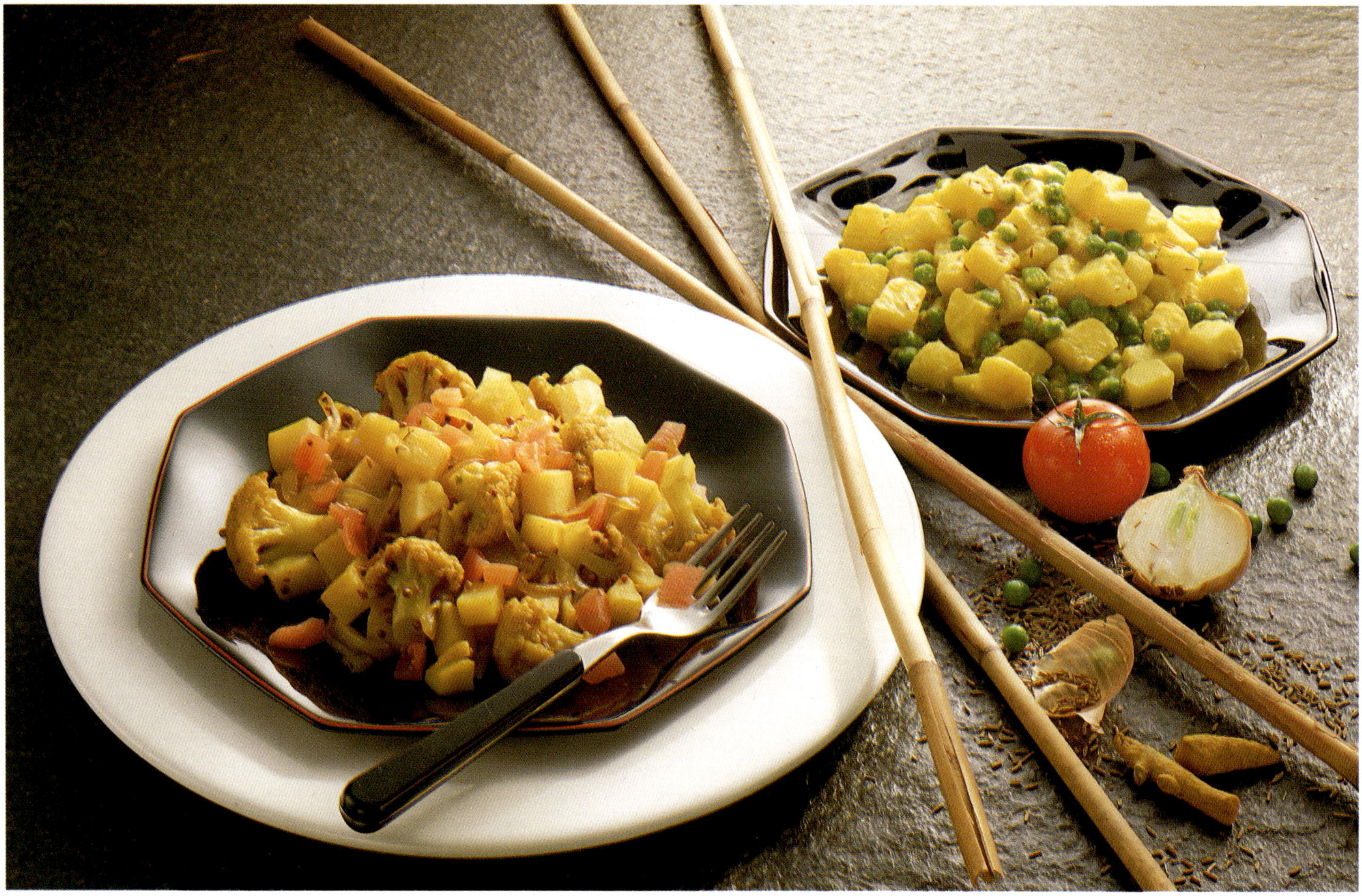

Blumenkohl-Kartoffel-Curry

im Bild links

Zutaten für 4 Personen:
250 g Kartoffeln
1 großer Blumenkohl (800 g)
100 g Zwiebeln · 1 Knoblauchzehe · 40 g hochwertiges Pflanzenöl (4 Eßl.) · 1 Teel. Senfkörner · 1 Teel. Kurkuma (Gelbwurz) · 1 Teel. Kreuzkümmel, gemahlen
1 Teel. Koriander, gemahlen
¼ Teel. Cayennepfeffer
½ l Wasser · Salz · 80 g Tomate
2 Eßl. Zitronensaft

Pro Person etwa:
790 kJ/190 kcal
7 g Eiweiß · 11 g Fett · 18 g Kohlenhydrate · 9 g Ballaststoffe · 0 mg Cholesterin

Zubereitungszeit: 50 Minuten

Die Kartoffeln waschen und in wenig Wasser zugedeckt in 10–12 Minuten kochen. Den Blumenkohl in Röschen zerteilen. Die Zwiebeln und den Knoblauch schälen. Die Zwiebel längs halbieren und in Streifen schneiden. Die Kartoffeln abgießen und abkühlen lassen. • Das Öl bei mittlerer Hitze erhitzen, die Senfkörner hineinstreuen und 1–2 Minuten rösten. Sobald sie nicht mehr hochspringen, die Kurkuma, den Kreuzkümmel, den Koriander, den Cayennepfeffer und die Zwiebeln dazugeben. Den Knoblauch durch die Presse drücken. Bei mittlerer Hitze unter Rühren anschwitzen. Den Blumenkohl etwa 5 Minuten mitdünsten. Das Wasser mit Salz verrühren und über den Blumenkohl gießen. Das Curry etwa 5 Minuten zugedeckt bei schwacher Hitze kochen lassen. • Die Kartoffeln pellen, würfeln, zum Blumenkohl geben und weitere 10 Minuten kochen lassen. • Die Tomate waschen, würfeln und mit dem Zitronensaft unter das Curry mengen. Bei mittlerer Hitze kurz einkochen lassen.

Kartoffel-Erbsen-Curry

im Bild rechts

Zutaten für 4 Personen:
1 kg mehlige Kartoffeln
30 g hochwertige Pflanzenmargarine (3 Eßl.)
1 Teel. Kreuzkümmel, ganz
½ Teel. Senfpulver
1 Teel. Kurkuma (Gelbwurz)
¼ Teel. Cayennepfeffer
½ l Wasser · Salz
100 g tiefgefrorene grüne Erbsen · 250 g Joghurt (1,5 % Fett) · ½ Teel. Curry

Pro Person etwa:
1200 kJ/290 kcal
9 g Eiweiß · 7 g Fett · 45 g Kohlenhydrate · 6 g Ballaststoffe · 3 mg Cholesterin

Zubereitungszeit: 50 Minuten

Die Kartoffeln schälen und in gleich große Würfel schneiden. Die Margarine erhitzen. Den Kümmel, das Senfpulver, die Kurkuma und den Cayennepfeffer hinzufügen und 2–3 Minuten anschwitzen. Die Kartoffeln dazugeben, umrühren und wenden, bis sie gleichmäßig mit den Gewürzen überzogen sind. Die Kartoffeln bei mittlerer Hitze etwa 10 Minuten rösten. Das Wasser mit Salz verrühren und zu den Kartoffeln gießen. Die Kartoffeln etwa 20 Minuten kochen, dabei gelegentlich umrühren. Die Erbsen etwa 10 Minuten vor dem Ende der Garzeit hinzufügen und mitgaren. • Den Joghurt mit dem Curry verrühren und etwa 5 Minuten miterhitzen. Das Curry heiß und mit einem Blattsalat servieren.

Kartoffelgerichte aus dem Tontopf und der Pfanne

Kartoffeln sind reich an Mineralstoffen

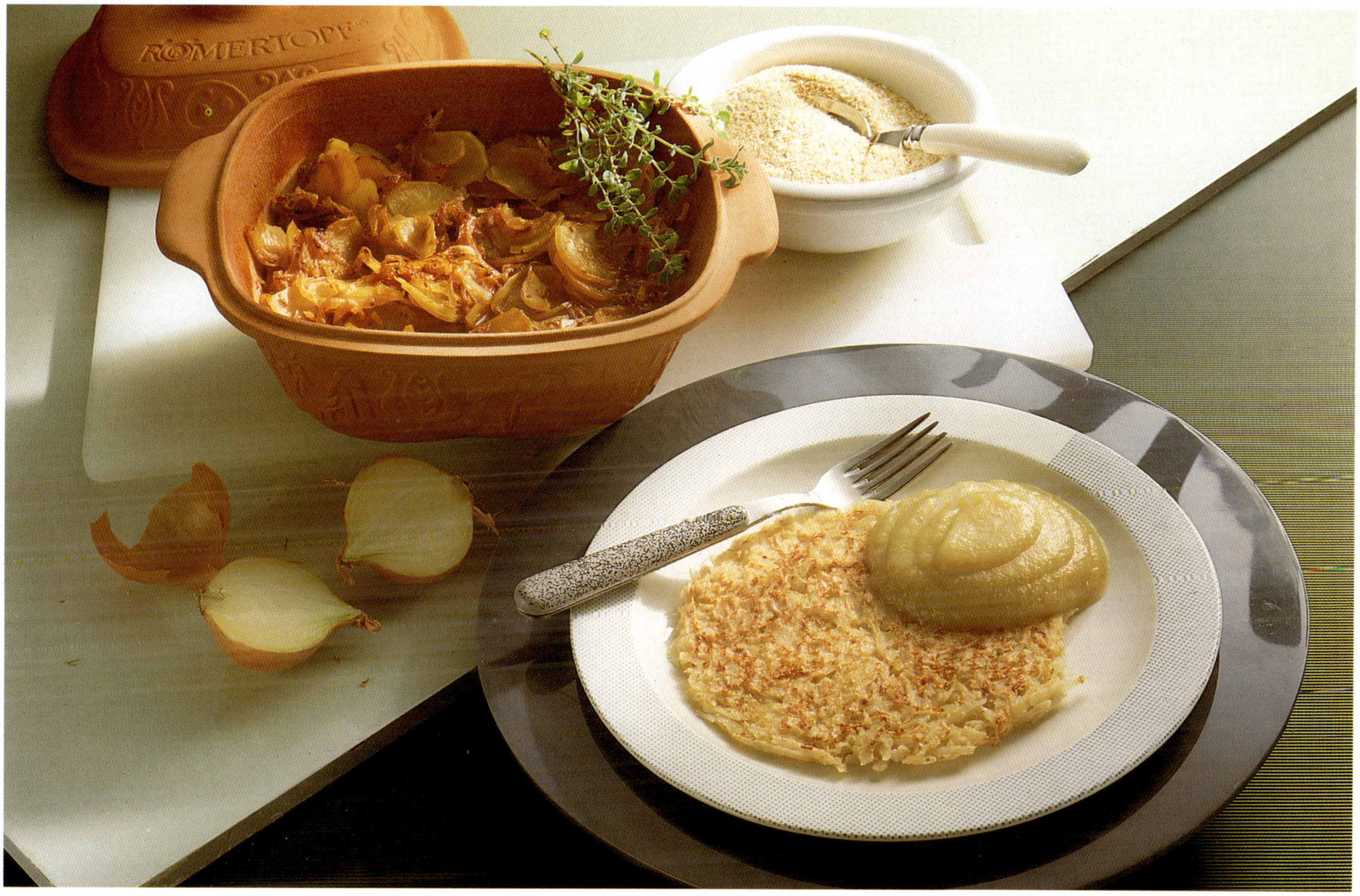

Kartoffelgulasch aus dem Tontopf

im Bild hinten

Zutaten für 4 Personen:
800 g Kartoffeln
400 g Zwiebeln
40 g Sonnenblumenöl oder anderes hochwertiges Pflanzenöl (4 Eßl.)
1 Teel. Paprika, rosenscharf
½ Teel. Kümmel
¼ Teel. Majoran · Salz
½ l Gemüsebrühe

Pro Person etwa:
1100 kJ/260 kcal
6 g Eiweiß · 11 g Fett · 37 g Kohlenhydrate · 8 g Ballaststoffe · 0 mg Cholesterin

Zubereitungszeit: 30 Minuten
Backzeit: 50 Minuten

Den Tontopf etwa 15 Minuten wässern. Inzwischen die Kartoffeln schälen, waschen und in dünne Scheiben schneiden. Die Zwiebeln schälen, halbieren und in Streifen schneiden. Das Öl in einer Pfanne erhitzen und die Zwiebeln darin goldgelb rösten. Den Römertopf aus dem Wasser nehmen. Die Zwiebeln in den Römertopf füllen. Die Kartoffeln mit dem Paprika, dem Kümmel, dem Majoran und wenig Salz vermischen und in den Römertopf geben. Die Brühe über die Kartoffeln gießen. Den Römertopf mit dem Deckel auf dem Rost in die untere Schiene des kalten Backofens schieben. Den Kartoffelgulasch bei 200° (Gas Stufe 4) etwa 50 Minuten schmoren lassen. Beim Gasofen die Temperatur stufenweise erhöhen. Dann mit Vollkornbrot servieren.

Kartoffelpuffer mit Haferkleie

im Bild vorne

Zutaten für 4 Personen:
800 g Kartoffeln · 1 mittelgroße Zwiebel (80 g) · 2 Meßlöffel Diät-Dotterfrei · 2 Meßlöffel Wasser · 3 schwach gehäufte Eßl. Haferkleie mit Keim, ersatzweise gemahlene Vollkorn-Haferflocken (etwa 30 g) · 1 Prise Muskat · Salz
Für die Pfanne:
2 Stück Brat-Papier (Seite 26/27)

Pro Person etwa:
750 kJ/180 kcal
6 g Eiweiß · 1 g Fett · 37 g Kohlenhydrate · 7 g Ballaststoffe · 0 mg Cholesterin

Vorbereitungszeit: 20 Minuten
Bratzeit: 40 Minuten

Die Kartoffeln schälen, waschen, grob reiben und in einem Sieb abtropfen lassen. Die Zwiebel schälen und ebenfalls reiben. · Das Diät-Dotterfrei-Pulver mit dem Wasser verrühren und etwa 5 Minuten quellen lassen. • Die Kartoffeln, mit den Zwiebeln, dem Dotterfrei und der Haferkleie verrühren, mit dem Muskat und wenig Salz würzen. Die Masse etwa 5 Minuten ruhen lassen. • Zwei große Pfannen mit dem Brat-Papier auslegen und jeweils ein Viertel der Kartoffelmasse darauf flach verteilen. Die Kartoffelpuffer bei mittlerer Hitze goldgelb braten, dann wenden und bei schwacher Hitze fertigbraten. Die Kartoffelpuffer warm halten bis die restlichen zwei gebraten sind. Dann mit Apfelmus oder Salat servieren.

Gefüllte Champignons auf Zwiebelreis

Mit Salat eine sättigende Mahlzeit

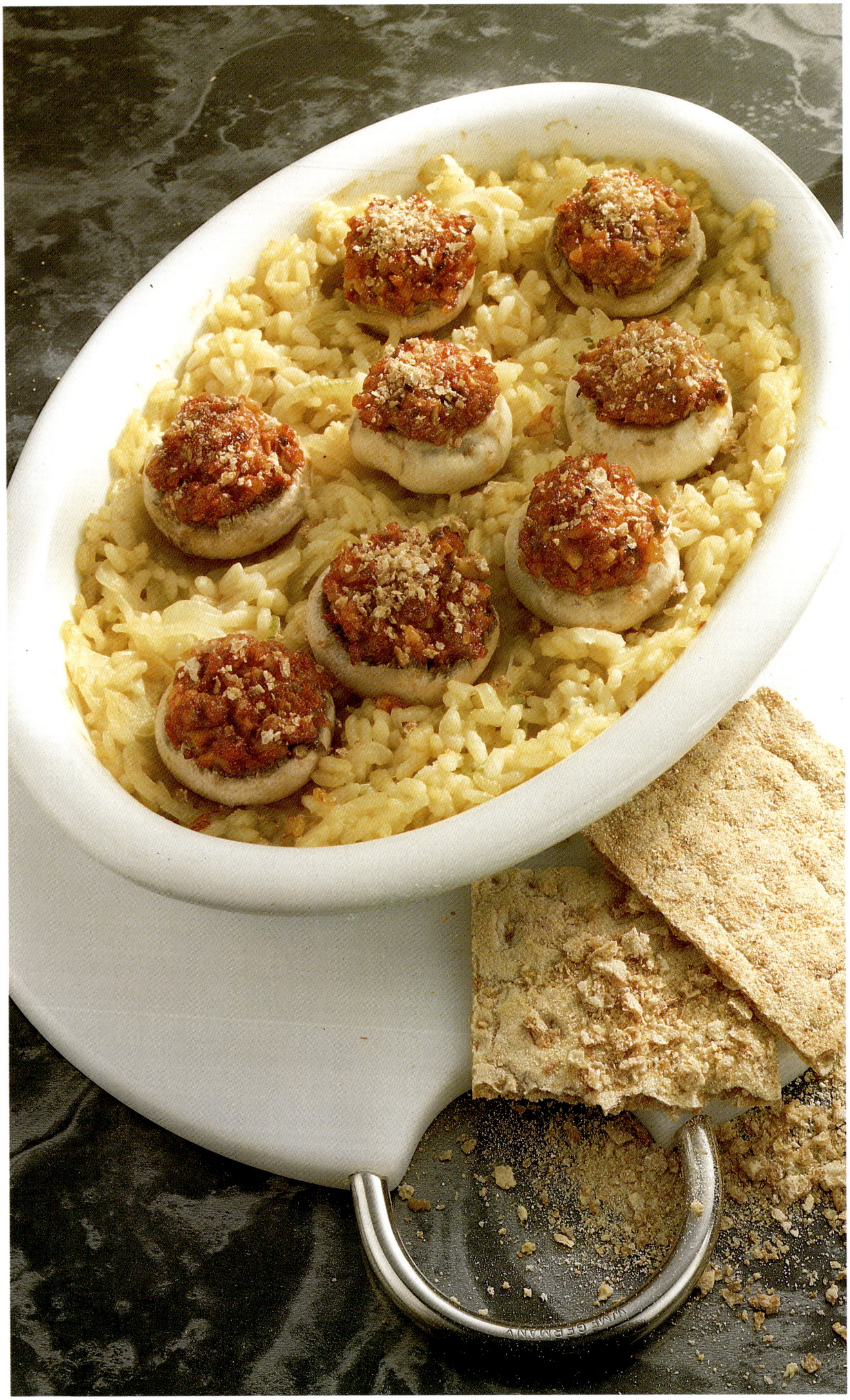

Zutaten für 4 Personen:
200 g Zwiebeln · 20 g Diät-Pflanzencreme (2 Eßl.)
200 g Langkornreis
½ l Gemüsebrühe · 8 große weiße Champignons (etwa 500 g) · Pfeffer · Salz
1 Knoblauchzehe
10 g Olivenöl (1 Eßl.)
10 g Tomatenmark (1 Eßl.)
1 Teel. Zitronensaft
1 Eßl. Vollkornbrösel oder 1 Scheibe Vollkorn-Knäckebrot, zerbröselt
Für die Form: Olivenöl

Pro Person etwa:
1300 kJ/310 kcal
9 g Eiweiß · 11 g Fett · 43 g Kohlenhydrate · 6 g Ballaststoffe · 0 mg Cholesterin

Vorbereitungszeit: 45 Minuten
Garzeit: 20 Minuten

Den Backofen auf 200° (Gas Stufe 3–4) vorheizen. • Die Zwiebeln schälen, 150 g in Ringe schneiden und die restlichen würfeln. Die Pflanzencreme erhitzen und die Zwiebelringe darin glasig dünsten. Den Reis und die Brühe dazugeben. Zugedeckt bei schwacher Hitze etwa 8 Minuten garen. • Die Champignons waschen und trockentupfen. Die Stiele herausdrehen und beiseite legen. • Eine Auflaufform mit Olivenöl auspinseln. Die Champignonköpfe mit der hohlen Seite nach oben in die Form geben. Mit Pfeffer und wenig Salz würzen und im Backofen (Mitte) etwa 5 Minuten vorgaren. • Inzwischen die Champignonstiele fein hacken. Den Knoblauch schälen und durch die Presse drücken. Das Olivenöl erhitzen und die Zwiebelwürfel darin glasig dünsten. Die Stiele hinzufügen und bei starker Hitze dünsten. Das Tomatenmark und den Knoblauch unterrühren. Mit Pfeffer, wenig Salz und dem Zitronensaft würzen. • Die Champignonköpfe damit füllen und mit den Bröseln bestreuen. Den Zwiebelreis in die Form füllen, die Champignons darauf setzen und im Backofen (Mitte) bei 200° (Gas Stufe 3–4) in 15 Minuten fertiggaren.

Bratlinge aus Getreide und Gemüse

Mit Rohkostsalat eine sättigende Mahlzeit

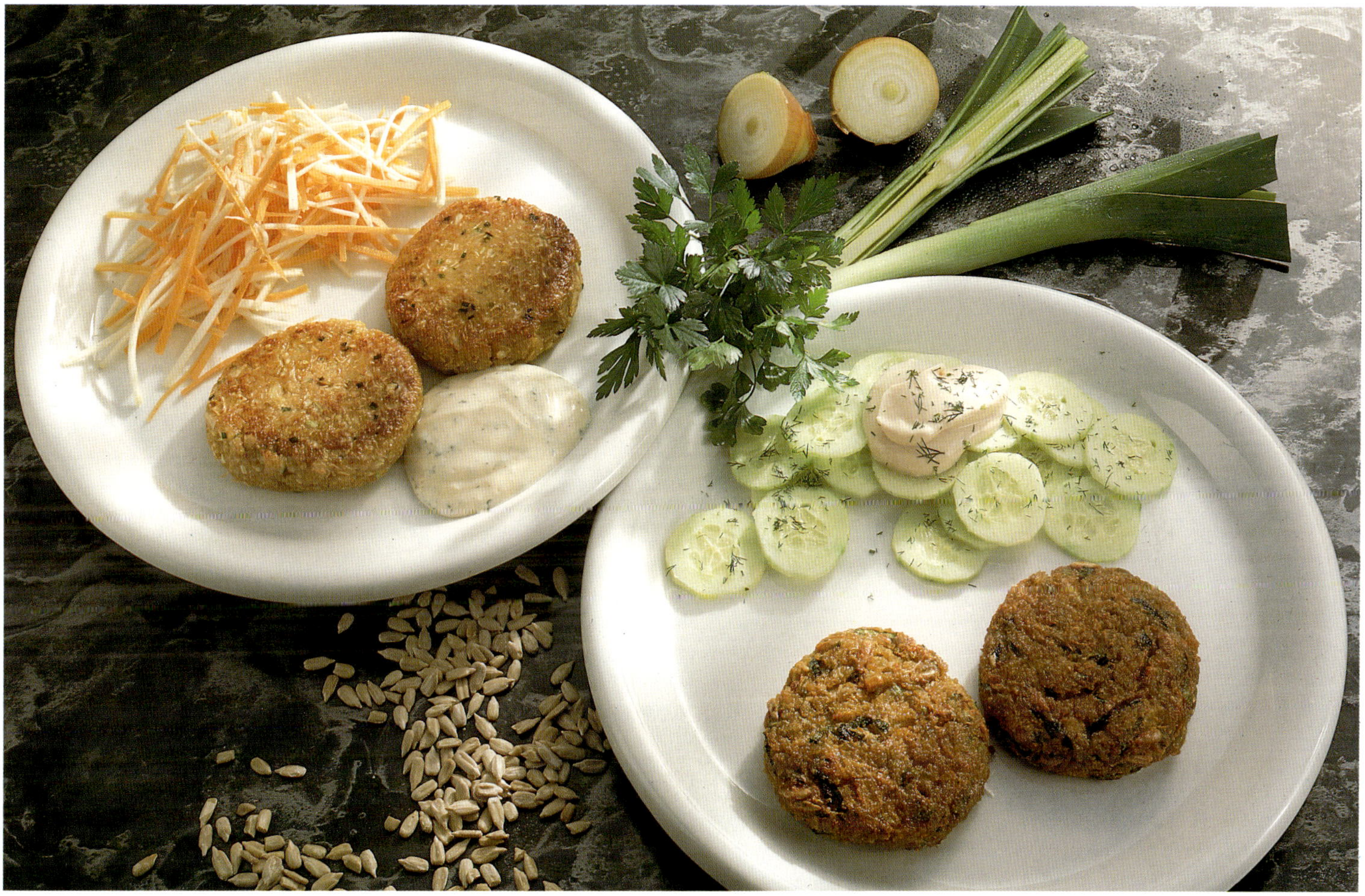

Hirse-Kohlbratlinge mit Tofu-Kräutersauce

im Bild links

Zutaten für 4 Personen:
80 g Hirse · 160 ccm Gemüsebrühe · 250 g Weißkohl
1 Meßlöffel Diät-Dotterfrei
2 Meßlöffel Wasser
2 Eßl. Sojasauce · 5 g Sesammus
1 Teel. Senf · 1 Knoblauchzehe
2 Eßl. Schnittlauchröllchen
Kümmel · Pfeffer · Salz
2 Stück Brat-Papier
250 g Seidentofu · 20 g hochwertiges Pflanzenöl
2 Eßl. Essig · ½ Teel. Senf
½ Teel. Meerrettich
2 Eßl. gehackte Kräuter · Pfeffer
Salz · 1 Knoblauchzehe

Bei 2 Stück pro Person etwa:
750 kJ/180 kcal · 7 g Eiweiß
9 g Fett · 17 g Kohlenhydrate
4 g Ballaststoffe · 0 mg Cholesterin

Vorbereitungszeit: 1 Stunde
Bratzeit: 20 Minuten

Die Hirse mit der Brühe aufkochen und 15 Minuten quellen lassen. Abkühlen lassen. • Den Kohl putzen, achteln und in Streifen schneiden. • Das Dotterfrei mit dem Wasser und der Sojasauce verrühren und 5 Minuten stehen lassen. • Die Hirse mit dem Kohl, dem Dotterfrei, dem Sesammus und dem Senf verkneten. Den Knoblauch zum Teig drücken. Mit dem Schnittlauch, Kümmel, Pfeffer und wenig Salz vermischen. • Zwei Pfannen mit dem Brat-Papier auslegen. • 8 Bratlinge formen und bei mittlerer Hitze backen, wenden und bei schwacher Hitze fertigbraten. Den Tofu mit dem Öl, dem Essig, dem Senf, dem Meerrettich, den Kräutern, Pfeffer und wenig Salz verquirlen. Den Knoblauch dazudrücken und verrühren.

Grünkernbratlinge mit Gurke und Erdnußsauce

im Bild rechts

Zutaten für 4 Personen:
100 g Zwiebeln · 10 g hochwertiges Pflanzenöl · 150 g Grünkernschrot · 350 ccm Gemüsebrühe · 100 g Möhren
150 g Lauch · 20 g Sonnenblumenkerne · 1 Bund Petersilie
2 Meßlöffel Diät-Dotterfrei
4 Meßlöffel Wasser
2 Eßl. Vollkornbrösel · Pfeffer
Salz · 800 g Gurke
150 g Soja-Creme, neutral
20 g Erdnußmus, ungesüßt
2 Eßl. Zitronensaft · Pfeffer
Knoblauchpulver · Salz
flüssiger Süßstoff

Bei 2 Stück pro Person etwa:
1300 kJ/310 kcal
12 g Eiweiß · 10 g Fett · 40 g Kohlenhydrate · 6 g Ballaststoffe · 0 mg Cholesterin

Vorbereitungszeit: 1 Stunde
Backzeit: 40 Minuten

Die Zwiebeln würfeln. Das Öl erhitzen und die Zwiebeln dünsten. Den Schrot mitbraten. Mit Brühe angießen. Bei schwacher Hitze 20 Minuten quellen lassen. • Die Möhren raspeln. Den Lauch in Streifen schneiden. Beides kurz mitgaren. • Die Sonnenblumenkerne rösten. Die Petersilie hacken. • Das Dotterfrei mit dem Wasser verrühren. • Den Schrot mit den Kernen, dem Dotterfrei, den Bröseln und der Petersilie verkneten. Mit Pfeffer und wenig Salz würzen. • Den Backofen auf 200° vorheizen. • 8 Bratlinge formen und auf dem Blech im Backofen (unten) 20 Minuten backen. Wenden und fertigbacken. • Die Gurken in Scheiben schneiden. • Die Soja-Creme, das Erdnußmus, den Zitronensaft, Pfeffer, Knoblauch, wenig Salz und Süßstoff verquirlen. Mit den Gurken verrühren.

Zucchini und Auberginen: beliebte Exoten

Beide haben von Mai bis Oktober Saison

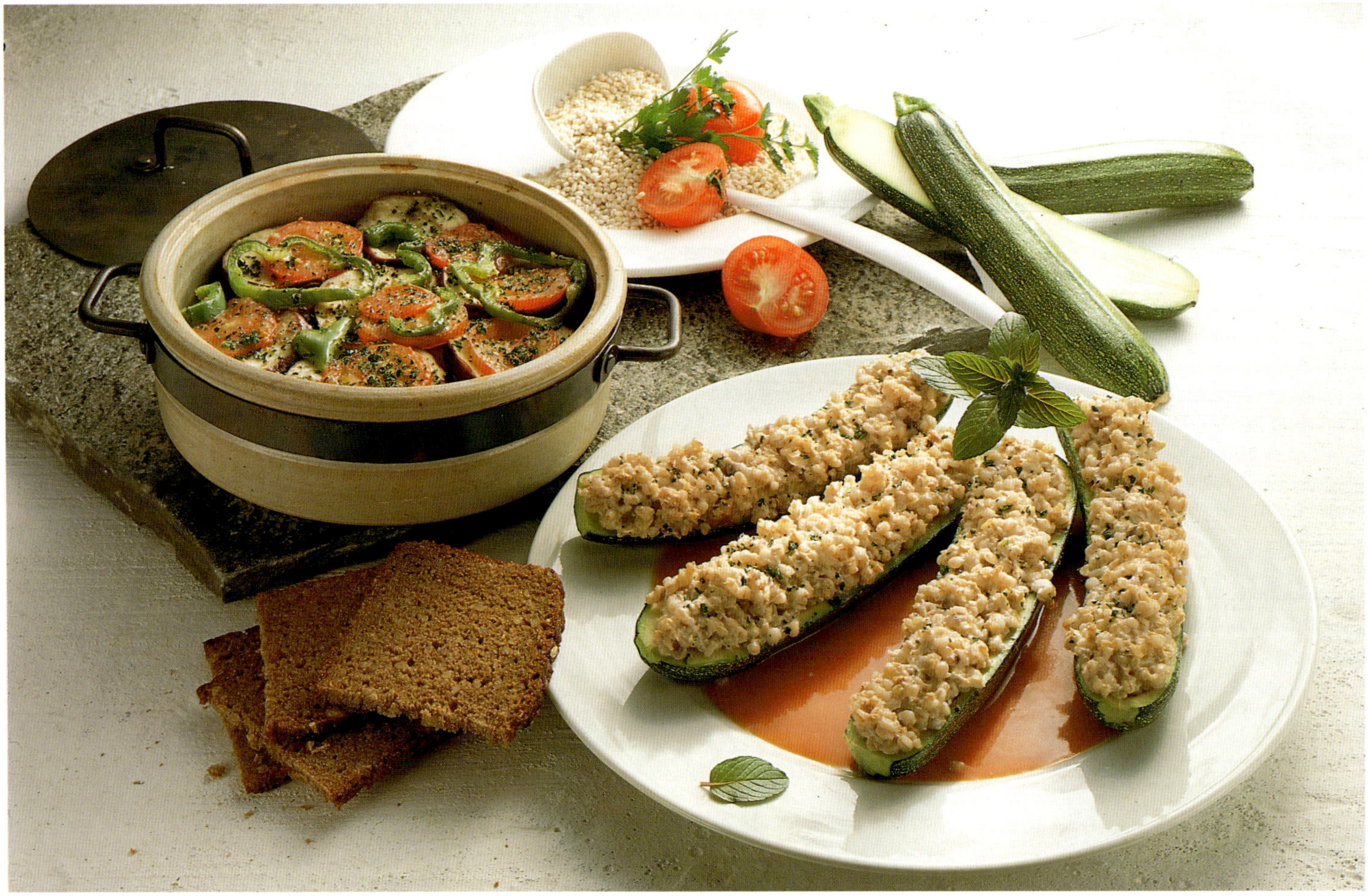

Gebackener Aubergineneintopf

im Bild links

Zutaten für 4 Personen:
500 g Auberginen
300 g Tomaten
200 g grüne Paprikaschoten
100 g Zwiebeln · 1 Knoblauchzehe · 40 g Olivenöl (4 Eßl.) · Paprikapulver, edelsüß
Salz · 100 ccm Wasser
1 Eßl. gehackte Petersilie

Pro Person etwa:
620 kJ/150 kcal
3 g Eiweiß · 11 g Fett · 10 g Kohlenhydrate · 5 g Ballaststoffe · 0 mg Cholesterin

Vorbereitungszeit: 15 Minuten
Zubereitungszeit: 40 Minuten

Die Auberginen und die Tomaten waschen, die Stiel- und Blütenansätze entfernen. Das Gemüse in etwa 1 cm dicke Scheiben schneiden. Von den Paprikaschoten einen Deckel abschneiden und die Kerne entfernen. Die Paprikaschoten in Ringe schneiden. Die Zwiebeln hacken. Den Knoblauch durch die Presse drücken. • Den Backofen auf 200° (Gas Stufe 4) vorheizen. • Die Zwiebeln in eine feuerfeste Form streuen, darüber je eine Schicht Auberginenscheiben, Paprikaringe und als oberste Schicht die Tomatenscheiben legen. • Das Öl, den Knoblauch, Paprikapulver, wenig Salz und das Wasser vermischen und darüber gießen. Mit Alufolie abdecken und das Gemüse im vorgeheizten Backofen (unten) etwa 40 Minuten backen. Mit der Petersilie bestreuen.

Mein Tip: Das Aroma bleibt besonders intensiv, wenn Sie den Eintopf im Römertopf zubereiten. Die Zubereitungszeit verlängert sich dann um etwa 20 Minuten.

Zucchini mit Graupen-Nußfüllung

im Bild rechts

Zutaten für 4 Personen:
200 g Graupen · ½ l Wasser
4 Zucchini (etwa 1200 g)
50 g Walnußkerne
100 g Frischkäse »leicht«
Saft von ½ Zitrone
1 Messerspitze Pfeffer
Salz · 10 g Walnußöl
¼ l Tomatensaft
1 Teel. Instant-Gemüsebrühe
einige Blättchen frische Pfefferminze oder Zitronenmelisse

Pro Person etwa:
1600 kJ/380 kcal
15 g Eiweiß · 16 g Fett · 43 g Kohlenhydrate · 9 g Ballaststoffe · 13 mg Cholesterin

Einweichzeit: mindestens 4 Stunden
Vorbereitungszeit: 1¼ Stunden
Garzeit: 40 Minuten

Die Graupen waschen und in dem Wasser mindestens 4 Stunden einweichen. • Mit dem Einweichwasser aufkochen und 30 Minuten bei schwacher Hitze garen. • Die Zucchini längs halbieren und das Fruchtfleisch mit einem Teelöffel bis auf einen etwa 1 cm breiten Rand herauslösen. Das Zucchinifleisch fein hacken. • Die Walnußkerne fein hacken. • Die Graupen abgießen und abkühlen lassen. Mit dem Zucchinifleisch, den Walnüssen, dem Frischkäse, dem Zitronensaft, dem Pfeffer, wenig Salz verkneten. • Die Zucchinihälften damit füllen. • Den Backofen auf 220° (Gas Stufe 4) vorheizen. Die Zucchini in eine feuerfeste flache Form setzen. Das Öl darüber träufeln. Den Tomatensaft mit der Brühe verrühren und über die Zucchini gießen. • Im Backofen (Mitte) 40 Minuten backen. Mit der Minze garnieren und mit der Tomatensauce servieren.

Austernpilz-Spinat-Pfanne

Dazu paßt Naturreis

Zutaten für 4 Personen:
500 g Blattspinat · je 200 g rote und gelbe Paprikaschoten
100 g Zwiebeln
400 g Austernpilze
2 Knoblauchzehen
½ Bund Petersilie
40 g Olivenöl (4 Eßl.)
¼ Teel. Paprikapulver, edelsüß
schwarzer Pfeffer · 1 Prise
Cayennepfeffer · Salz

Pro Person etwa:
730 kJ/170 kcal
7 g Eiweiß · 11 g Fett
7 g Kohlenhydrate · 7 g Ballaststoffe · 0 mg Cholesterin

Zubereitungszeit: 40 Minuten

Den Spinat verlesen und in reichlich Wasser mehrmals waschen. Die Paprikaschoten waschen, von den Kernen befreien und klein würfeln. Die Zwiebeln schälen und fein hakken. Die Austernpilze säubern, den Strunk entfernen und die Pilze in schmale Streifen schneiden. Die Knoblauchzehen schälen. Die Petersilie waschen und fein hacken. • 2 Eßlöffel von dem Öl in einer großen Pfanne erhitzen, die Zwiebel- und Paprikawürfel dazugeben und 4–5 Minuten dünsten. Dann mit dem Paprika, dem Pfeffer, dem Cayennepfeffer und wenig Salz würzen. Den tropfnassen Spinat zu dem Gemüse geben. Das Gemüse sofort mit einem Deckel zudecken und bei mittlerer Hitze etwa 10 Minuten dünsten. • In einer zweiten großen Pfanne das restliche Olivenöl erhitzen und die Austernpilze darin etwa 10 Minuten braten. Die Flüssigkeit sollte zum Schluß verdampft sein. Den Knoblauch durch die Presse zu den Pilzen drücken und unterrühren. • Das Paprikagemüse mit dem Spinat verrühren. Den Blattspinat dabei am besten mit 2 Gabeln auseinander zupfen. Die Austernpilze dazugeben und mit dem Gemüse vermischen. Die Petersilie über das Gemüse streuen.

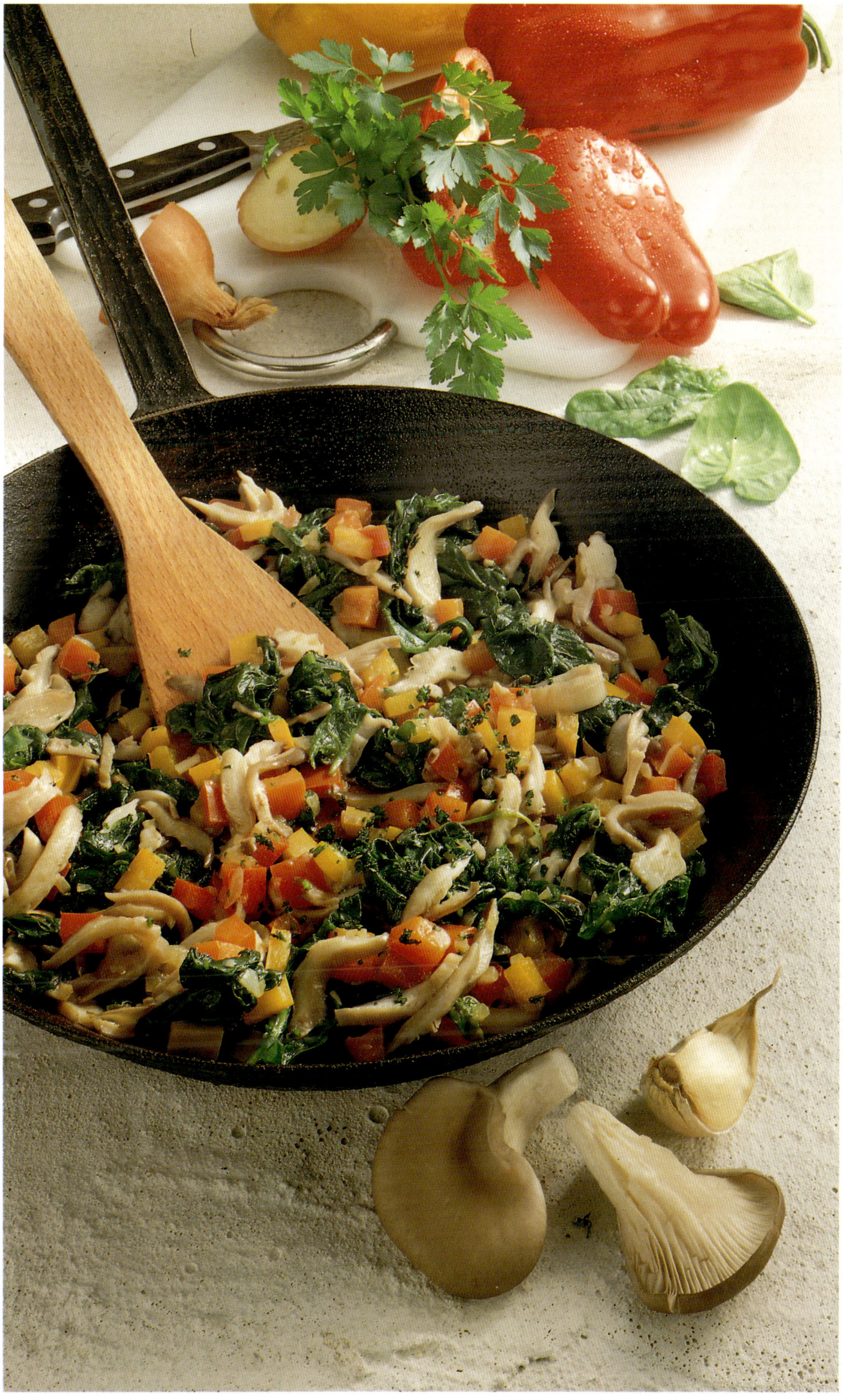

Herzhafte Gemüsegerichte

Beides schmeckt auch sehr gut mit kurzgebratenem Geflügelfleisch

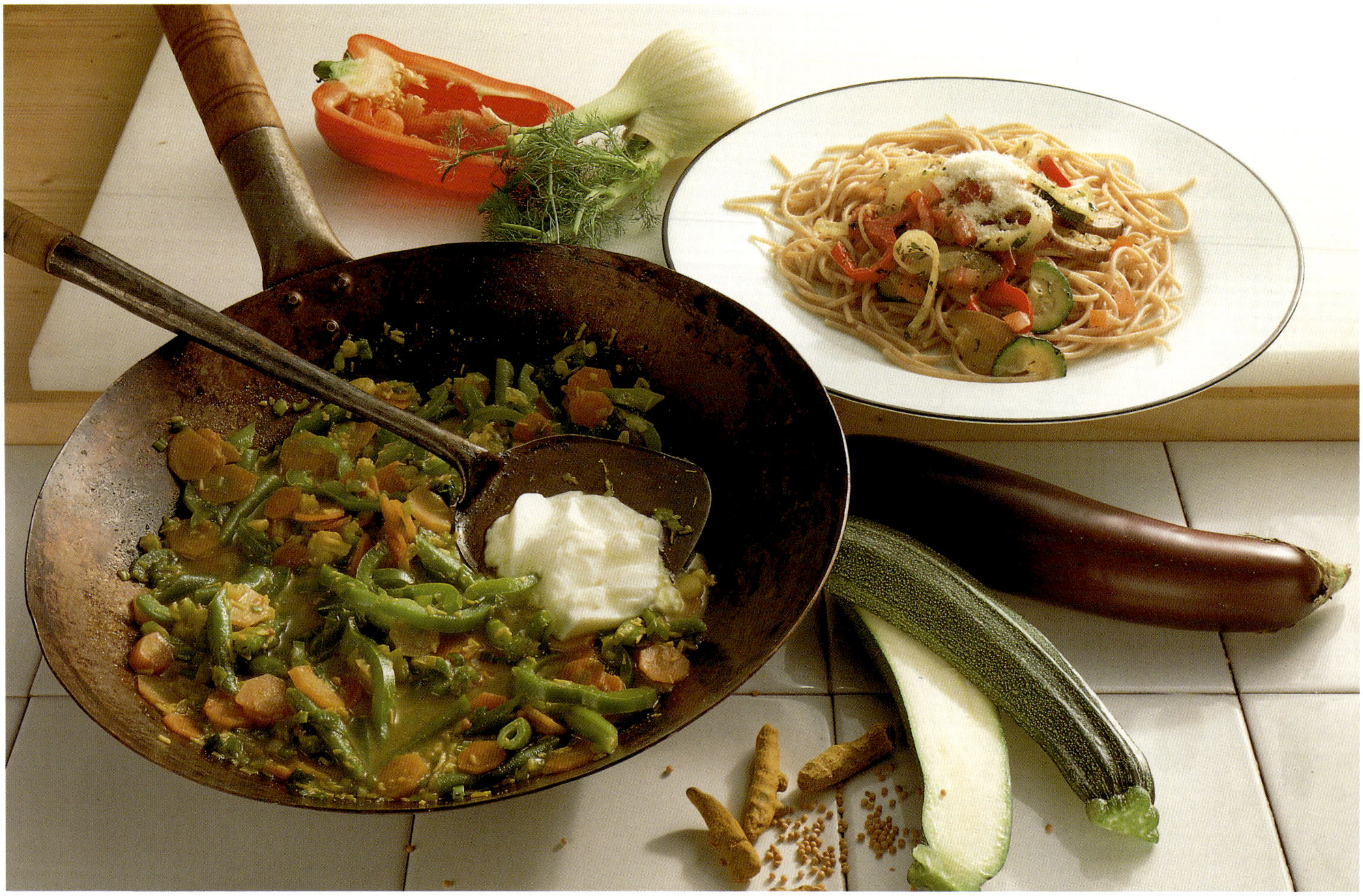

Gemüsecurry mit Kokosflocken

im Bild links

Zutaten für 4 Personen:
150 g Lauch · 150 g Möhren
250 g Stangenbohnen
250 g grüne Paprikaschoten
20 g frischer Ingwer
3 Knoblauchzehen · 1 kleine grüne Chilischote · 40 g hochwertiges Pflanzenöl (4 Eßl.)
1 Teel. Senfkörner
2 Eßl. Koriander, gemahlen
1 Teel. Kurkuma (Gelbwurz)
½ l Wasser · Salz · 10 Tropfen flüssiger Süßstoff
40 g Kokosflocken
150 g Joghurt (1,5 % Fett)

Pro Person etwa:
890 kJ/210 kcal
5 g Eiweiß · 13 g Fett · 20 g Kohlenhydrate · 5 g Ballaststoffe · 2 mg Cholesterin

Zubereitungszeit: 1 Stunde

Den Lauch putzen, waschen und in Ringe schneiden. Die Möhren in Scheiben schneiden. Die Bohnen putzen und in Stücke schneiden. Die Paprikaschoten halbieren, entkernen und in Streifen schneiden. Den Ingwer schälen und reiben. Die Knoblauchzehen schälen. Die Chilischote fein hacken. • Das Öl erhitzen. Den Lauch dazugeben, den Knoblauch durch die Presse zum Lauch drücken und mit dem Ingwer braten. Die Senfkörner, den Koriander und die Kurkuma dazugeben und bei mittlerer Hitze 2–3 Minuten rösten. • Das Gemüse und die Chilischote dazugeben und alles etwa 5 Minuten anbraten. • Das Wasser, Salz, Süßstoff und die Kokosflocken unterrühren. Das Curry etwa 10 Minuten kochen lassen. Dann offen auf die Hälfte einkochen lassen. • Den Joghurt mit dem Curry verrühren und etwa 2 Minuten erhitzen; nicht mehr kochen.

Vollkornspaghetti mit Provenzalischem Gemüse

im Bild rechts

Zutaten für 4 Personen:
100 g Zwiebeln
150 g rote Paprikaschoten
150 g Zucchini · 100 g Fenchel
150 g Auberginen
3 Knoblauchzehen · Salz
40 g Olivenöl (4 Eßl.)
Oregano- und Thymian-Blätter
2 Salbeiblätter · Pfeffer
250 g Vollkorn-Spaghetti, eifrei
150 g Tomaten

Pro Person etwa:
1500 kJ/360 kcal
12 g Eiweiß · 12 g Fett · 47 g Kohlenhydrate · 9 g Ballaststoffe · 0 mg Cholesterin

Zubereitungszeit: 40 Minuten

Die Zwiebeln schälen und in Ringe schneiden. Die Paprikaschoten vierteln, entkernen, waschen und in Streifen schneiden. Die Zucchini vom Stiel- und Blütenansatz befreien, waschen und in Scheiben schneiden. Den Fenchel putzen, ohne Stiele halbieren und in Streifen schneiden. Die Auberginen vom Stielansatz befreien, längs vierteln und in Scheiben schneiden. Den Knoblauch schälen und durch die Presse drücken. • In einem großen Topf reichlich Wasser mit etwas Salz zum Kochen bringen. Das Öl erhitzen und das Gemüse mit dem Knoblauch 3–4 Minuten dünsten. Die Oregano-, Thymian- und Salbeiblättchen hacken und zum Gemüse geben. Pfeffer, wenig Salz dazugeben und etwa 8 Minuten schmoren. • Die Spaghetti im kochenden Wasser bißfest garen. • Die Tomaten waschen, würfeln und in den letzten 3 Minuten mitschmoren. • Die Spaghetti abtropfen lassen und mit dem Gemüse vermengen.

Feine Broccoli-Gerichte

Reich an Ballaststoffen und Beta-Carotin

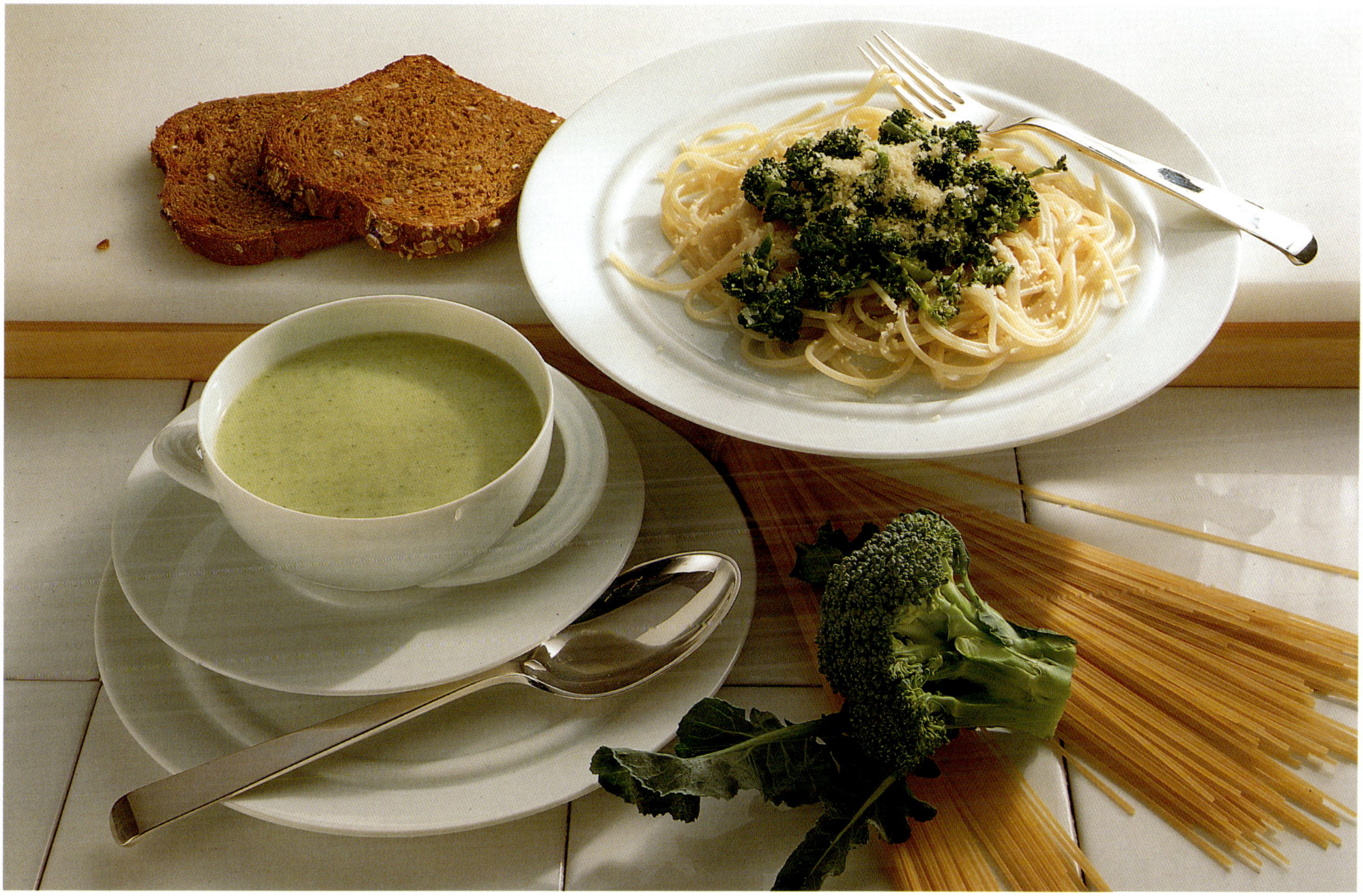

Broccolistielsuppe

im Bild links

Zutaten für 4 Personen:
400 g Broccolistiele
300 g Kartoffeln · ½ l Wasser
2 Teel. Instant-Gemüsebrühe
4 Knoblauchzehen
50 g saure Sahne (10 % Fett)
Muskat · weißer Pfeffer, frisch gemahlen · 200 g Vollkornschrotbrot (4 Scheiben)

Pro Person etwa:
840 kJ/200 kcal
9 g Eiweiß · 2 g Fett · 35 g Kohlenhydrate · 7 g Ballaststoffe · 4 mg Cholesterin

Zubereitungszeit: 35 Minuten

Die Broccolistiele schälen und in etwa 3 cm große Stücke schneiden. Die Kartoffeln schälen, waschen und in Würfel schneiden. • Das Wasser zum Kochen bringen und die Gemüsebrühe darin auflösen. • Die Broccolistiele und die Kartoffelwürfel in der Brühe etwa 8 Minuten garen. Inzwischen die Knoblauchzehen schälen. • Den Grill vorheizen. • Das Gemüse mit der Brühe im Mixer pürieren. Die saure Sahne hinzufügen und noch einmal durchmixen. Die Suppe mit Muskat und Pfeffer würzen. Die Brotscheiben im Grill von beiden Seiten hellbraun rösten, mit dem Knoblauch einreiben und mit der Suppe servieren.

Mein Tip: Sie können die Suppe auch mit dem ganzen Broccoli zubereiten.
Auf die gleiche Art können Sie Suppen aus Blumenkohl, Erbsen, Kohlrabi, Möhren, Lauch, Sellerie, Schwarzwurzeln oder Spargel zubereiten. Ein Teil des Gemüses kann unzerkleinert untergerührt werden. Bei Suppen aus Brennessel, Brunnenkresse, Mangold oder Spinat sollten Sie das Gemüse erst kurz bevor die Kartoffeln gar sind, dazugeben. Alle Gemüsesuppen sind kalorienarm, ballaststoffreich, enthalten kaum Fett und Cholesterin.

Spaghetti mit Broccoliröschen-Püree

im Bild rechts

Zutaten für 4 Personen:
400 g Broccoliröschen · Salz
250 g Spaghetti aus Hartweizen oder eifreie Vollkorn-Spaghetti
2 Knoblauchzehen
40 g Olivenöl (4 Eßl.)
1 Prise Chilipulver · 40 g Parmesan, frisch gerieben (4 Eßl.)

Pro Person etwa:
1500 kJ/360 kcal
13 g Eiweiß · 12 g Fett · 49 g Kohlenhydrate · 6 g Ballaststoffe · 4 mg Cholesterin

Vorbereitungszeit: 15 Minuten
Zubereitungszeit: 15 Minuten

Die Röschen in einem Sieb waschen und in wenig leicht gesalzenem Wasser 4–5 Minuten garen. Die Broccoliröschen abtropfen lassen. • Die Spaghetti in kochendem Salzwasser in 8 Minuten garen. • Inzwischen die Knoblauchzehen schälen und durch die Presse drücken. Das Olivenöl in einer großen Pfanne erhitzen. Den Knoblauch und die Broccoliröschen dazugeben und mit einer Gabel zerdrücken. • Die Spaghetti in einem Sieb gut abtropfen lassen. Dann zum Broccolipüree geben und gut durchmischen. Mit dem Chili würzen, auf vorgewärmten Tellern anrichten und mit Parmesan bestreut servieren. Dazu paßt ein Kopfsalat.

Mein Tip: Aus den Broccolistielen können Sie die Broccolistielsuppe zubereiten.

Gemüsegerichte mit Tofu

Mit Naturreis eine sättigende Mahlzeit

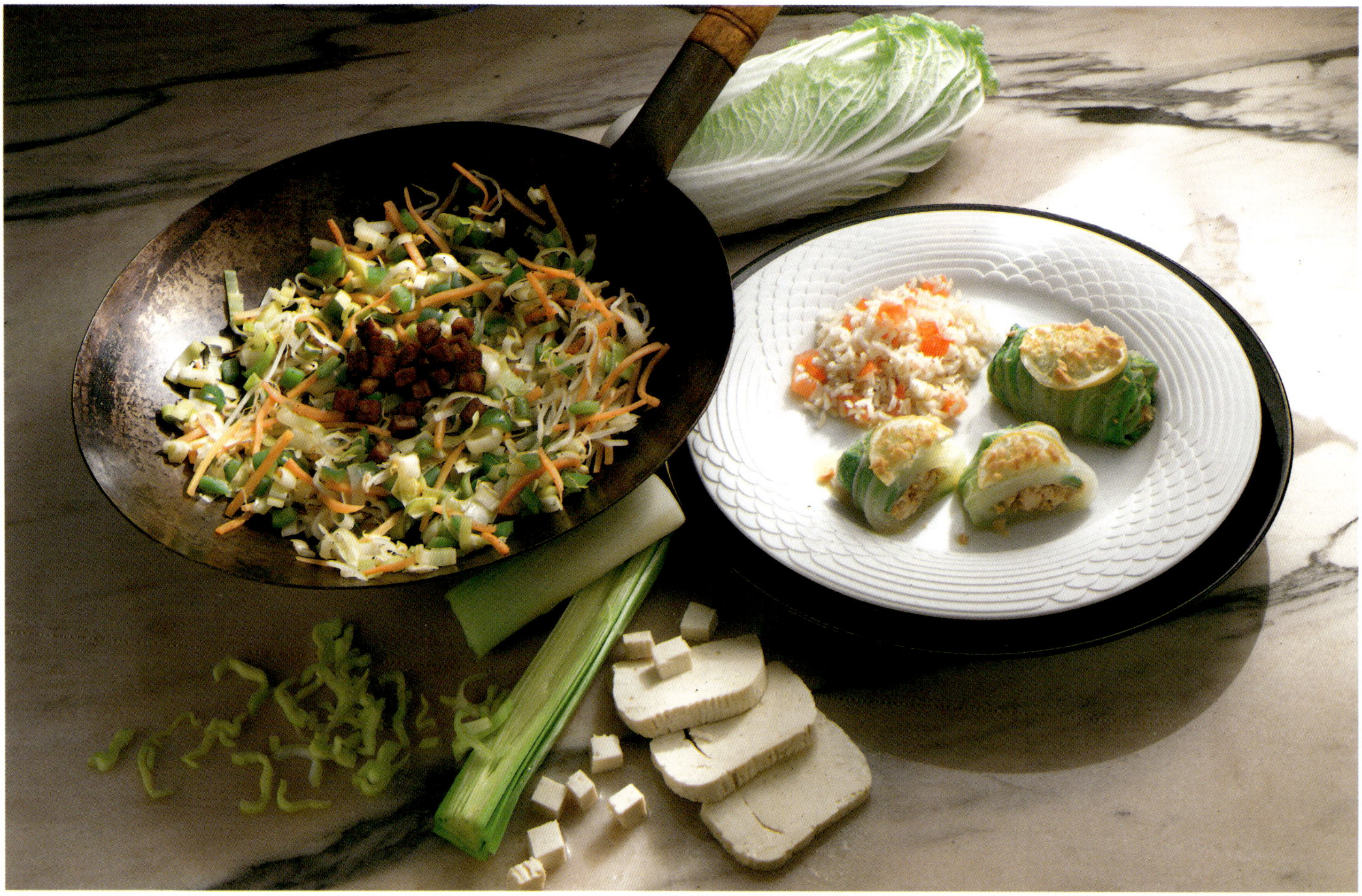

Japanisches Gemüse mit Tofuwürfeln

im Bild links

Zutaten für 4 Personen:
250 g Tofu · 3 Eßl. Sojasauce
1 Eßl. trockener Sherry
200 g Möhren · 200 g grüne Paprikaschoten · 200 g Lauch
100 g Sojabohnensprossen
1 Knoblauchzehe
20 g Sesamöl (2 Eßl.)
⅛ l Gemüsebrühe · ¼ Teel. Ingwerpulver · 1 Prise Cayennepfeffer · weißer Pfeffer
Zum Braten: 20 g hochwertiges Pflanzenfett (2 Eßl.)

Pro Person etwa:
800 kJ/190 kcal
8 g Eiweiß · 13 g Fett · 10 g Kohlenhydrate · 4 g Ballaststoffe · 0 mg Cholesterin

Zubereitungszeit: 40 Minuten

Den Tofu klein würfeln. Die Sojasauce und den Sherry darüber geben und die Tofuwürfel etwa 30 Minuten marinieren. • Die Möhren schälen und in Stifte schneiden. Den Paprika waschen, die Stiele und Kerne entfernen und würfeln. Den Lauch putzen, waschen und in Ringe schneiden. Die Sprossen waschen. Den Knoblauch fein hacken. Das Sesamöl erhitzen. Die Möhren, den Paprika und den Lauch darin bei mittlerer Hitze unter Rühren 3–4 Minuten anbraten. Die Sprossen und den Knoblauch dazugeben und kurz mitbraten. Mit der Brühe aufgießen, mit dem Ingwer, dem Cayennepfeffer und Pfeffer würzen. Einmal aufkochen und zugedeckt bei schwacher Hitze etwa 8 Minuten kochen lassen. • Die Tofuwürfel abtropfen lassen. Die Marinade zum Gemüse gießen, umrühren und weiterkochen. • Das Fett erhitzen. Die Tofuwürfel darin bei mittlerer Hitze von allen Seiten knusprig braten. Dann auf dem Gemüse anrichten.

Chinakohlrouladen mit Tofu

im Bild rechts

Zutaten für 4 Personen:
1 Chinakohl · Salz · 250 g Tofu
100 g Magerquark · 4 Eßl. Sojasauce · 80 g Erdnüsse (geröstet, ungesalzen) · Salz
1 Zitrone · ¼ l Gemüsebrühe
Holzspießchen

Pro Person etwa:
730 kJ/170 kcal
20 g Eiweiß · 5 g Fett · 13 g Kohlenhydrate · 10 g Ballaststoffe · 0 mg Cholesterin

Vorbereitungszeit: 25 Minuten
Garzeit: 35 Minuten

Von dem Chinakohl 8 große Blätter ablösen (den Rest für Salat verwenden). Die Kohlblätter in sprudelndes, leicht gesalzenes Wasser geben und etwa 3 Minuten kochen lassen. Herausnehmen und abtropfen lassen. • Den Tofu zerbröckeln. Den Magerquark mit der Sojasauce verrühren. • Die Erdnüsse grob hacken. Den Tofu mit dem Quark und der Hälfte der Erdnüsse verrühren und mit wenig Salz abschmecken. • Jeweils 2 Chinakohlblätter aufeinander legen und die Tofufüllung darauf verteilen. Die Kohlblätter aufrollen und mit Holzspießchen zusammenstecken. • Die Kohlrouladen in eine feuerfeste Form legen. • Den Backofen auf 200° (Gas Stufe 3) vorheizen. • Die Zitrone schälen und in dünne Scheiben schneiden, dabei die Kerne entfernen. Die Rouladen mit den Zitronenscheiben belegen und mit den restlichen Erdnüssen bestreuen. • Die Brühe dazugießen und die Rouladen im vorgeheizten Backofen (Mitte) zugedeckt in etwa 35 Minuten garen.

Tomaten mit Sojafüllung

Sojaeiweiß-Produkte sind reich an wichtigen Nährstoffen

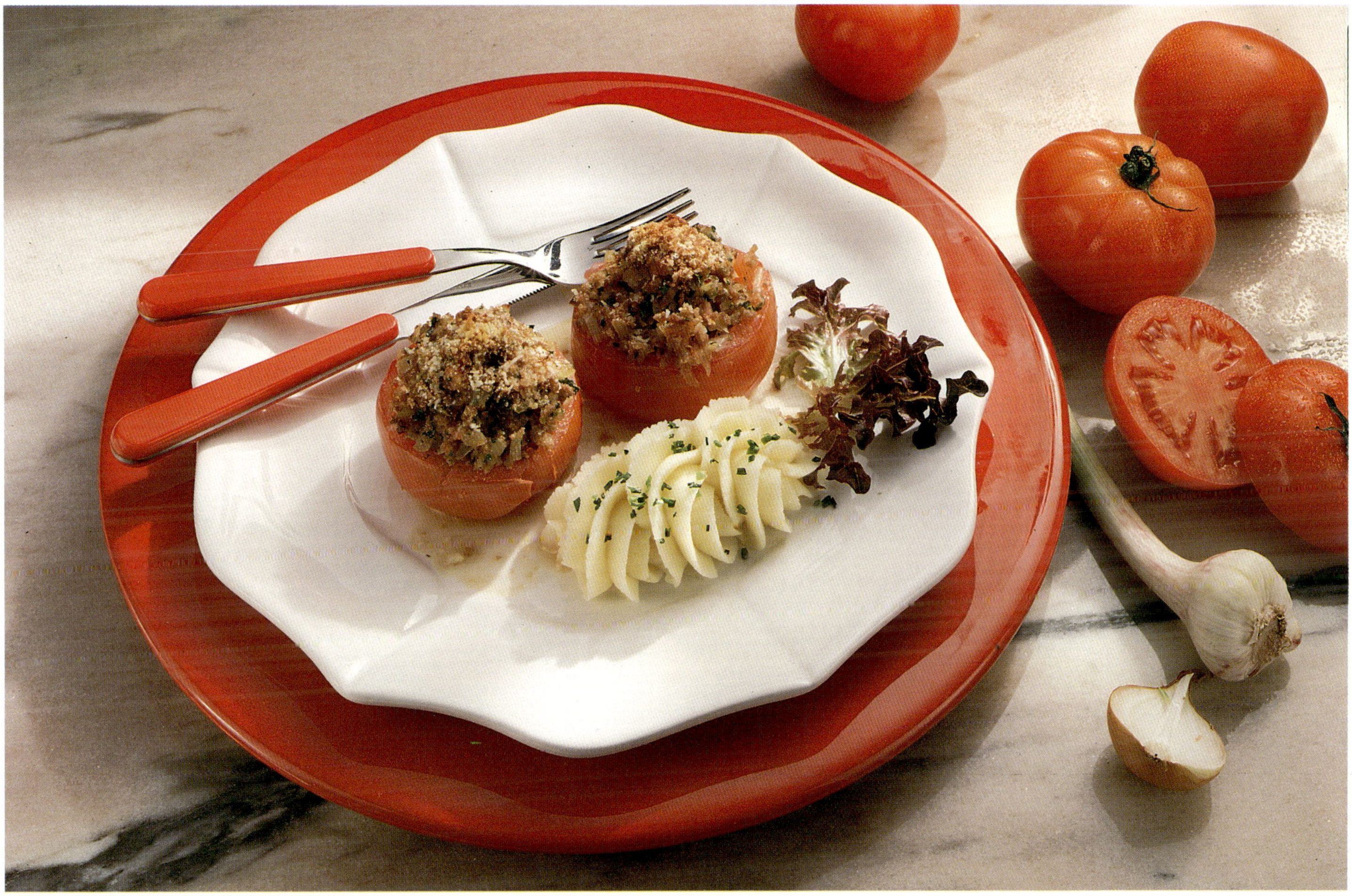

Zutaten für 4 Personen:
200 ccm Gemüsebrühe
100 g Sojaeiweiß-Splitter (Reformhaus oder Naturkostladen) · 800 g Tomaten (etwa 8 gleich große) · 150 g Zwiebeln
2 Knoblauchzehen
20 g hochwertige Pflanzencreme (2 Eßl.)
1 Bund Petersilie
20 g Vollkorn-Knäckebrot (2 Scheiben) · 6 g Parmesan (2 Teel.) · frisch gemahlener, schwarzer Pfeffer · Salz
Für die Form: 20 g hochwertige Pflanzencreme (2 Eßl.)

Pro Person etwa:
870 kJ/210 kcal
20 g Eiweiß · 9 g Fett · 13 g Kohlenhydrate · 10 g Ballaststoffe · 1 mg Cholesterin

Vorbereitungszeit: 40 Minuten
Garzeit: 30 Minuten

Die Gemüsebrühe erhitzen. Die Sojaeiweiß-Splitter darin 15 Minuten quellen lassen. • Die Tomaten waschen. Von jeder Tomate einen Deckel abschneiden und mit einem Teelöffel das Innere herauslösen. Das Tomatenfruchtfleisch und die Tomatendeckel grob hacken. Die Zwiebeln und die Knoblauchzehen schälen und fein hacken. • Die Pflanzencreme in einer Pfanne erhitzen und die Zwiebeln mit dem Knoblauch darin glasig andünsten. Die Sojaeiweiß-Splitter dazugeben und unter Rühren kurz anbraten. Die Pfanne von der Herdplatte nehmen und die Sojaeiweiß-Splitter etwas abkühlen lassen. • Inzwischen die Petersilie waschen, trockenschwenken und fein hacken. Das Knäckebrot in Stücke brechen und im Mixer zerbröseln. Die Knäckebrotbrösel mit dem Parmesan mischen. • Den Backofen auf 200° (Gas Stufe 3–4) vorheizen. Die Sojaeiweiß-Splitter mit dem Tomaten-Fruchtfleisch und der Petersilie vermengen. Alles mit der Hand zu einer homogenen Masse verarbeiten, mit Pfeffer und wenig Salz würzen. Die Tomaten mit der Masse füllen und mit der Brösel-Parmesan-Mischung bestreuen. Eine feuerfeste Backform mit der Pflanzencreme beträufeln und die Tomaten darauf setzen. Die Backform mit Alufolie abdecken, in den vorgeheizten Backofen (Mitte) schieben und in etwa 25 Minuten garen. Dann die Alufolie entfernen und in weiteren 5 Minuten offen fertigbacken. Die Tomaten heiß servieren, die Garflüssigkeit dazu reichen. Dazu passen Kartoffelbrei aus Pellkartoffeln und Salat.

Mein Tip: Sie können statt Tomaten auch Paprikaschoten, Auberginen, Zucchini, Gemüsezwiebeln, Kohlrabi oder Kartoffeln mit der Sojafüllung zubereiten. Wenn Sie mehr Sauce haben möchten, dann garen Sie das gefüllte Gemüse in Tomatensaft, verdünntem Tomatenmark, in Gemüse- oder Hefebrühe. Je nach Gemüsesorte sind die Garzeiten unterschiedlich, in der Regel immer länger als bei Tomaten.

Info zu Sojaeiweiß-Trockenprodukten: Aus der Sojabohne wird hauptsächlich Öl gewonnen. Der fettarme Rest der Sojabohne (entfettetes Sojamehl) enthält viel hochwertiges Eiweiß, wichtige Mineralstoffe (Eisen, Calcium, Kalium) und Vitamine der B-Gruppe (B_1, B_2, Folsäure) sowie reichlich Ballaststoffe. Aus diesem wertvollen Rest werden die texturierten (geformten) Sojaprodukte wie Splitter, Streifen und Würfel hergestellt. Wenn sie in der 2- bis 3fachen Wassermenge eingeweicht werden, haben sie eine fleischähnliche Konsistenz. Sie werden dann wie Fleisch zubereitet.

Gemüsegerichte mit Soja

Sojaeiweiß-Produkte bekommen Sie im Reformhaus oder Naturkostladen

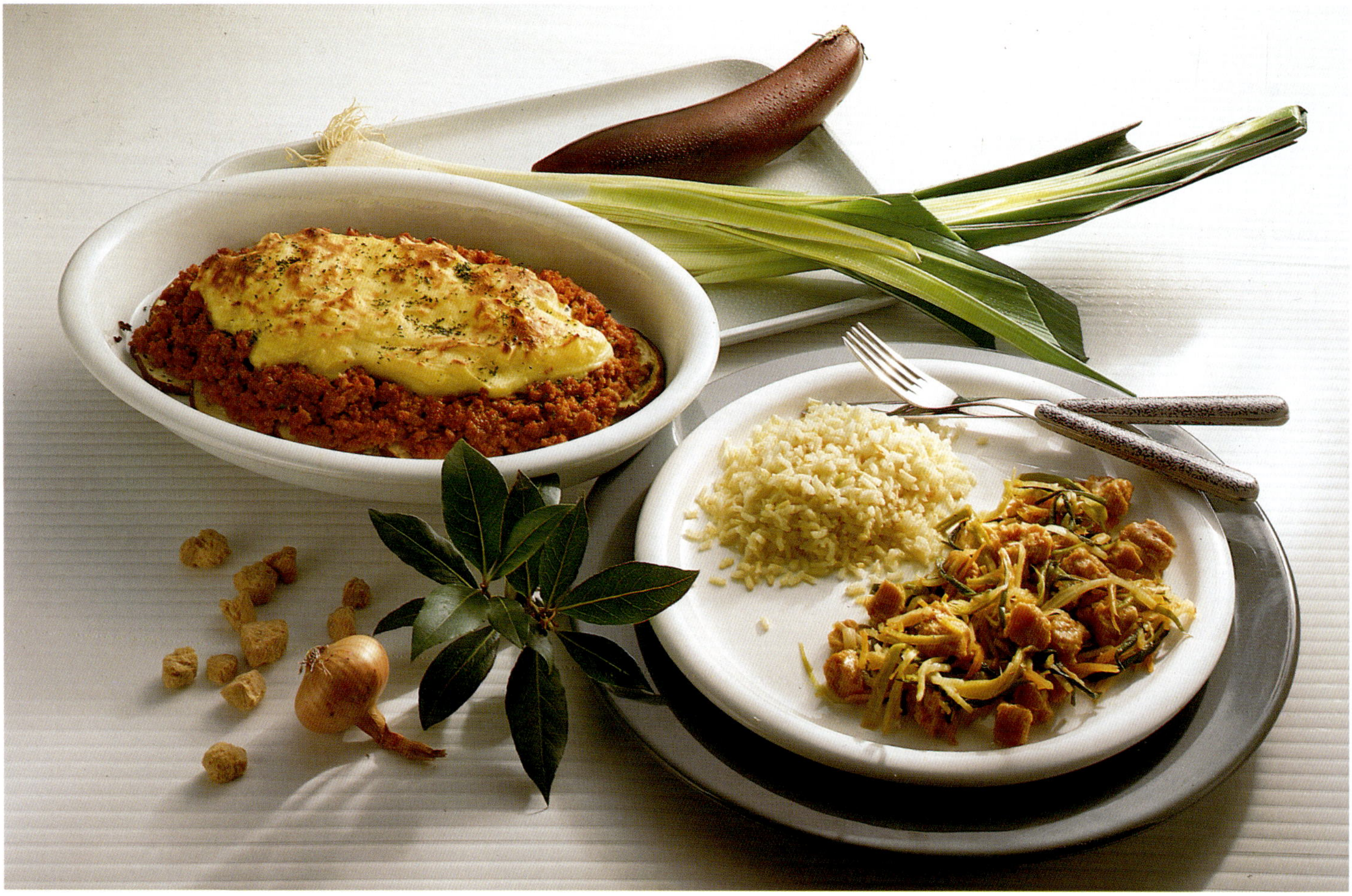

Auberginen-Kartoffel-Moussaka mit Soja

im Bild links

Zutaten für 4 Personen:
100 g Sojaeiweiß-Splitter
400 ccm Tomatensaft · 1 Teel. Instant-Gemüsebrühe · 1 Teel. getrocknete Kräuter (Oregano, Thymian, Rosmarin, Basilikum)
2 Knoblauchzehen
400 g Kartoffeln
1 Meßlöffel Diät-Dotterfrei
1 Meßlöffel Wasser
100 g Edamer (30 % Fett)
600 g Auberginen · Salz
150 g saure Sahne (10 % Fett)
weißer Pfeffer
Für die Form:
20 g Diät-Pflanzencreme (2 Eßl.) · 1 Bund Petersilie

Pro Person etwa:
1400 kJ/330 kcal
29 g Eiweiß · 12 g Fett · 26 g Kohlenhydrate · 10 g Ballaststoffe · 26 mg Cholesterin

Vorbereitungszeit: 1 Stunde
Garzeit: 40 Minuten

Die Sojaeiweiß-Splitter mit dem Tomatensaft einmal aufkochen. Die Gemüsebrühe dazugeben und in der heißen Flüssigkeit unter Rühren auflösen. Die Kräuter hinzufügen. Den Knoblauch schälen und dazudrücken. Alles verrühren und etwa 15 Minuten quellen lassen. • Die Kartoffeln schälen, vierteln und in 10–12 Minuten garen. • Das Diät-Dotterfrei mit dem Wasser anrühren. Den Käse reiben. • Die Auberginen in Scheiben schneiden, salzen und etwa 10 Minuten ziehen lassen. Die Kartoffeln mit dem Dotterfrei, der sauren Sahne pürieren, den Käse unterheben und mit Pfeffer und wenig Salz würzen. Die Auberginen mit Küchenpapier trockentupfen. • Den Backofen auf 200° (Gas Stufe 3) vorheizen. • Eine Backform mit der Pflanzencreme einfetten, die Auberginenscheiben und die Sojaeiweiß-Splitter schichtweise in die Form füllen. Mit der Kartoffelmasse abschließen. Im Backofen (unten) etwa 40 Minuten backen. • Die Petersilie waschen, trockentupfen und fein hacken. • Die Moussaka mit der Petersilie bestreuen.

Wurzelgemüse mit Sojawürfeln

im Bild rechts

Zutaten für 4 Personen:
240 ccm Gemüsebrühe
120 g Sojaeiweiß-Würfel, hell
100 g Zwiebeln · 200 g Möhren
150 g Knollensellerie
200 g Lauch · 40 g Diät-Pflanzencreme (4 Eßl.)
10 g Tomatenmark (2 Teel.)
¼ Teel. getrockneter Thymian
2 Lorbeerblätter
2 Gewürznelken · schwarzer Pfeffer · Salz

Pro Person etwa:
860 kJ/200 kcal
23 g Eiweiß · 9 g Fett · 10 g Kohlenhydrate · 10 g Ballaststoffe · 0 mg Cholesterin

Vorbereitungszeit: 45 Minuten
Garzeit: 20 Minuten

Die Brühe erhitzen und die Sojawürfel darin 30 Minuten einweichen lassen. • Die Zwiebeln würfeln. Die Möhren und den Sellerie grob raspeln. Den Lauch putzen, längs halbieren, waschen und in Streifen schneiden. • Die Pflanzencreme erhitzen und die Zwiebeln darin glasig dünsten. Die Möhren- und Sellerieraspel zugeben und 3 Minuten mitdünsten. • Das Tomatenmark dazugeben. Den Lauch, die Sojawürfel, den Thymian, die Lorbeerblätter und die Nelken hinzufügen und alles bei schwacher Hitze in etwa 20 Minuten garen. Mit Pfeffer und wenig Salz würzen.

Sojaküchle mit Kräuter-Quark-Sauce

Schmecken auch kalt ausgezeichnet

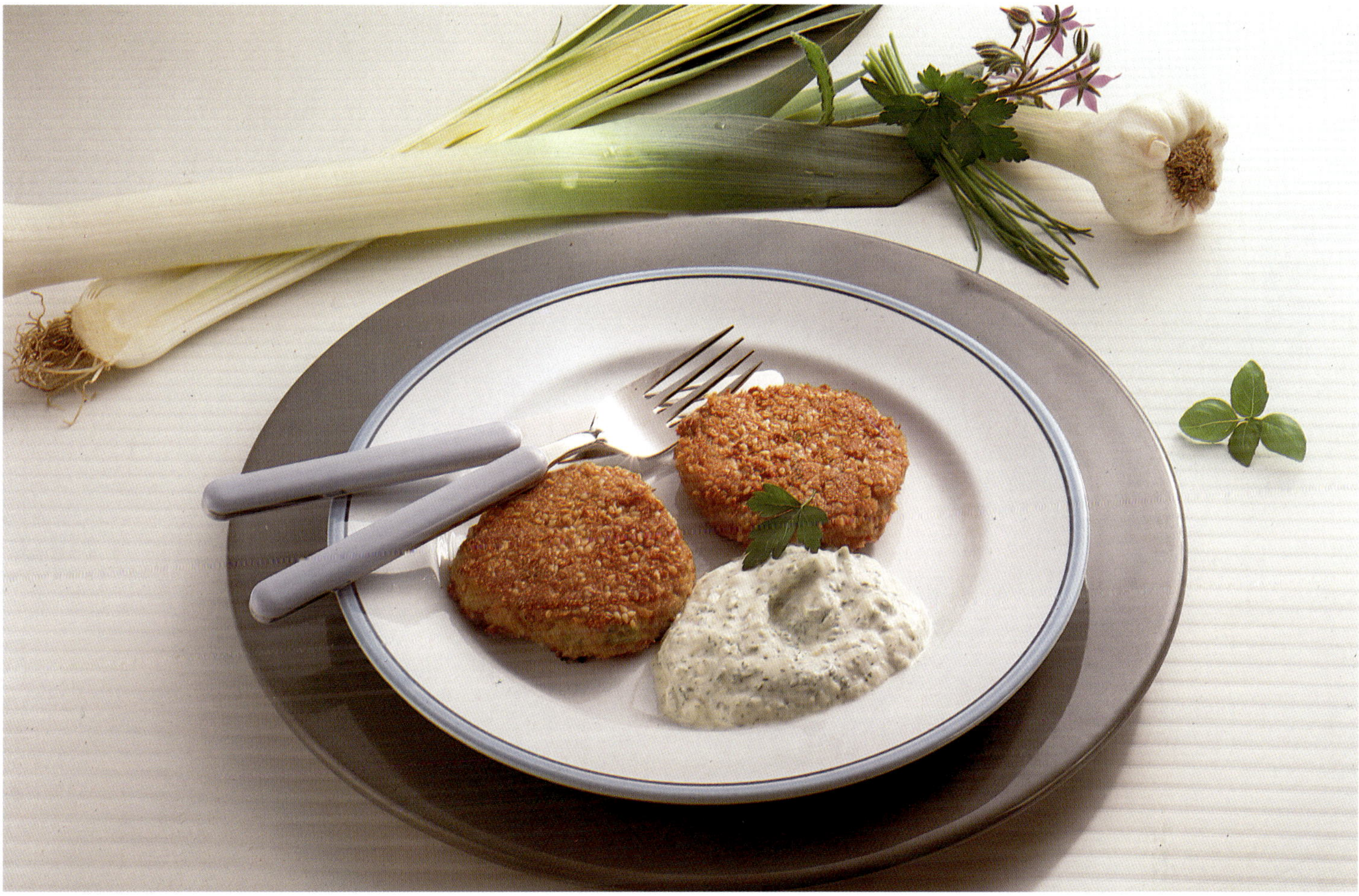

Zutaten für 4 Personen:
320 ccm Wasser · 1 Teel. Instant-Gemüsebrühe
80 g Sojaeiweiß-Splitter (Reformhaus oder Naturkostladen) · 100 g Möhren
50 g Knollensellerie
50 g Lauch · 1 Eßl. Sojasauce
45 g Sojamehl, entfettet (3 gehäufte Eßl.) · ¼ Teel. Kümmel, gemahlen · frisch gemahlener, schwarzer Pfeffer
Salz
Zum Wälzen: 10 g Haferkleie (2 Eßl.) · 5 g Sesamsamen (2 Teel.)
Zum Braten: 20 g hochwertiges Pflanzenfett (2 Eßl.)
Für die Sauce: 200 g Magerquark · Mineralwasser mit Kohlensäure · ½ Päckchen tiefgefrorene Kräuter oder gemischte frische Kräuter
1 Knoblauchzehe · 1 Eßl. frisch geriebener Meerrettich oder 1 Teel. Meerrettich aus dem Glas · ½ Teel. Senf · frisch gemahlener, weißer Pfeffer
Salz

Pro Person (2 Sojaküchle) etwa:
780 kJ/190 kcal
27 g Eiweiß · 6 g Fett · 6 g Kohlenhydrate · 8 g Ballaststoffe · 1 mg Cholesterin

Vorbereitungszeit: 45 Minuten
Zubereitungszeit: 1 Stunde

Das Wasser mit der Gemüsebrühe in einem Topf aufkochen. Die Sojaeiweiß-Splitter hineinschütten und quellen lassen. • Die Möhren und den Sellerie schälen und fein raspeln. Den Lauch putzen, längs halbieren und gründlich waschen. Den Lauch in feine Streifen schneiden. • Das Gemüse und die Sojasauce mit den Sojaeiweiß-Splittern vermischen. Alles zum Kochen bringen und zugedeckt bei schwacher Hitze in etwa 15 Minuten garen. Dann abkühlen lassen. • Für die Sauce inzwischen den Magerquark mit so viel Mineralwasser verrühren, bis er cremig ist. Die Kräutermischung unter die Quarkcreme heben. Den Knoblauch schälen, mit der Knoblauchpresse in die Quarkcreme pressen. Den Meerrettich mit dem Senf dazugeben. Alle Zutaten mit dem Handrührgerät gut verrühren. Die Kräuter-Quark-Sauce mit dem Pfeffer und wenig Salz würzen.
• Die Sojaeiweiß-Splitter mit dem Sojamehl, dem Kümmel, Pfeffer und wenig Salz zu einem Teig verarbeiten. Den Teig etwa 5 Minuten ruhen lassen. • 1 Eßlöffel Haferkleie und 1 Teelöffel Sesamsamen gleichmäßig auf einen flachen Teller streuen. • Von der Diät-Pflanzencreme 1 Eßlöffel in einer mittelgroßen Pfanne erhitzen.
• Aus einer Teighälfte 4 gleich große Kugeln formen. Diese flach drücken und in der Haferkleie-Sesam-Mischung wälzen und die Mischung von beiden Seiten vorsichtig andrücken. Die Küchle am besten nach und nach formen und mit einem Küchenheber in die Pfanne legen, damit sie nicht brechen. Die Küchle von jeder Seite etwa 5 Minuten braten, bis sie eine knusprige Oberfläche haben. Die gebratenen Küchle warm stellen. Aus der zweiten Teighälfte wie oben beschrieben die restlichen 4 Küchle zubereiten. Die Küchle warm servieren. Mit Kräuter-Quark-Sauce und Kartoffelbrei aus Pellkartoffeln servieren.

Mein Tip: Für Berufstätige eine ideale Mahlzeit zum Mitnehmen. Dafür 2 Vollkornbrötchen halbieren und je ein Küchle dazwischen legen. Statt Kräuter-Quark-Sauce einige Gewürzgurken mitnehmen.

Grundrezepte für Getreidebeilagen

Reich an wichtigen Vitaminen, Mineralstoffen und Ballaststoffen

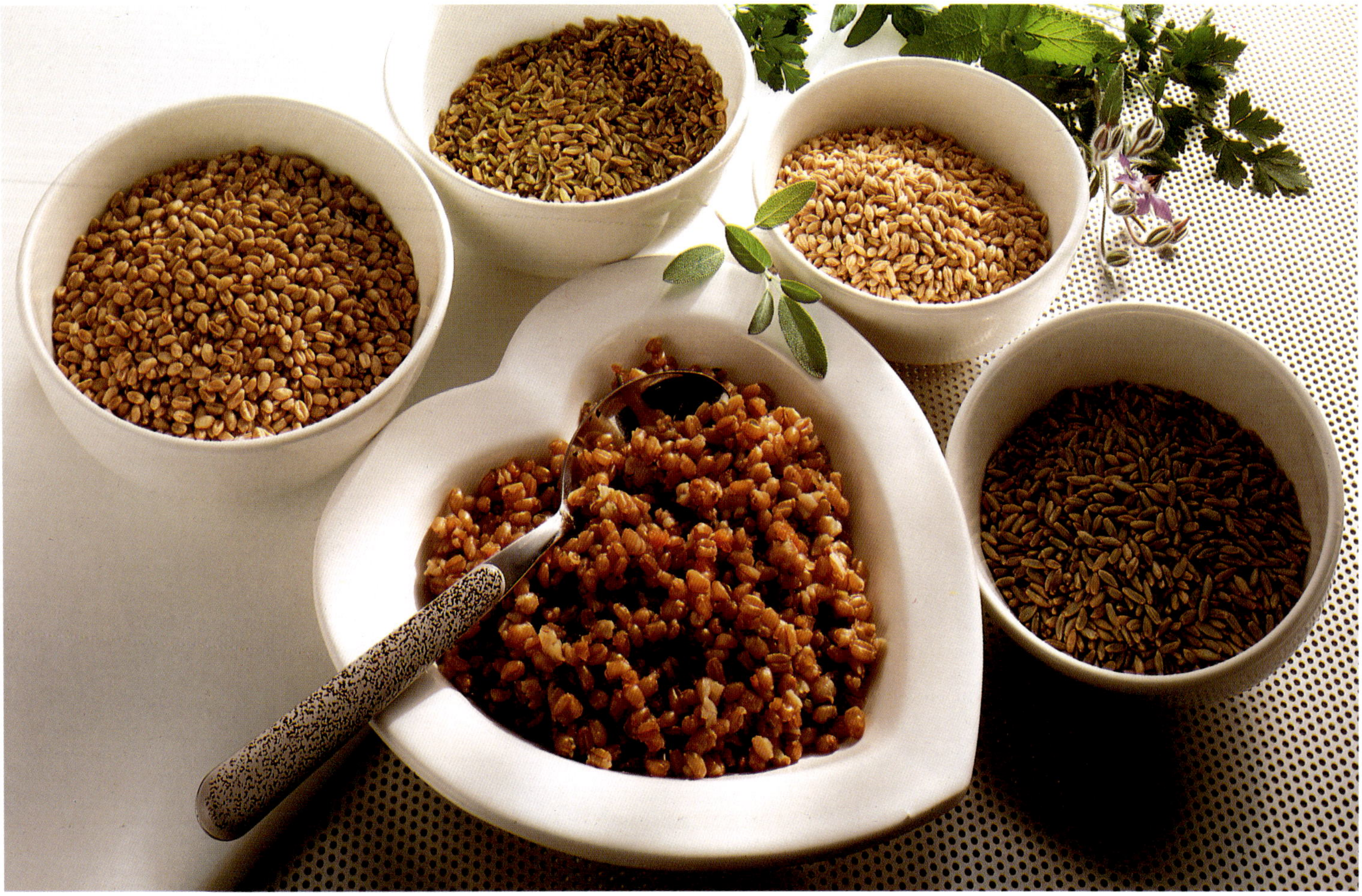

Getreidekörner – richtig garen

Zutaten für 4 Personen:
200 g Getreidekörner (beispielsweise Weizen, Roggen, Gerste, Grünkern [Dinkel] oder Nackthafer)
1 l Wasser · 1 Eßl. Instant-Hefe- oder Gemüsebrühe, ersatzweise 2 Würfel Hefe- oder Gemüsebrühe

Bei Weizen pro Person etwa: 640 kJ/150 kcal
6 g Eiweiß · 1 g Fett · 30 g Kohlenhydrate · 5 g Ballaststoffe · 0 mg Cholesterin

Bei Roggen pro Person etwa: 550 kJ/130 kcal
4 g Eiweiß · 1 g Fett · 27 g Kohlenhydrate · 7 g Ballaststoffe · 0 mg Cholesterin

Bei Gerste pro Person etwa: 650 kJ/150 kcal
5 g Eiweiß · 1 g Fett · 29 g Kohlenhydrate · 5 g Ballaststoffe · 0 mg Cholesterin

Bei Grünkern (Dinkel) pro Person etwa: 740 kJ/160 kcal
6 g Eiweiß · 1 g Fett · 31 g Kohlenhydrate · 4 g Ballaststoffe · 0 mg Cholesterin

Bei Nackthafer pro Person etwa: 750 kJ/180 kcal
6 g Eiweiß · 4 g Fett · 31 g Kohlenhydrate · 3 g Ballaststoffe 0 mg Cholesterin

Einweichzeit: über Nacht (2–3 Stunden reichen auch aus)
Garzeit: 1 Stunde

Die Getreidekörner in dem Wasser über Nacht einweichen und mit dem Einweichwasser zum Kochen bringen. Dann etwa 1 Stunde bei schwacher Hitze zugedeckt garen. Nach etwa 40 Minuten die Hefe- oder Gemüsebrühe einrühren und weitergaren. • Die Körner in ein Sieb gießen und abtropfen lassen.

Mein Tip: Sie können die Getreidekörner je nach Wunsch pikant oder süß würzen.
Mit frischen Kräutern (Rosmarin, Liebstöckl, Thymian, Majoran, Petersilie, Schnittlauch) oder mit frisch geriebenem Parmesan schmecken die Getreidekörner als Beilage zu vielen Gemüsegerichten, kurzgebratenem oder gegrilltem Geflügel und Fisch.
Eine süße Note erhalten die Getreidekörner durch Vanille, Zimt oder Nelken. So gewürzt, können sie für Müslis, Obstsalate sowie als Beilage zu Geflügel- oder Fischgerichten mit Früchten verwendet werden. Sie sparen viel Zeit, wenn Sie die Getreidekörner vorher grob mahlen, mit Wasser aufkochen und etwa 20 Minuten bei schwacher Hitze ausquellen lassen. Gemüse oder Brühe können Sie während der Garzeit oder frische Kräuter und Gewürze danach hinzufügen.
Gerichte aus Vollkorn-Getreide sind aufgrund ihrer wertvollen Inhaltsstoffe unentbehrlich für eine gesunde Ernährung.
Wenn Sie Getreide öfters zubereiten möchten, so lohnt es sich, eine Getreidemühle zu kaufen. Denn frisch geschrotetes oder gemahlenes Getreide enthält alle Inhaltsstoffe des vollen Korns. Bevor Sie sich eine Getreidemühle anschaffen, sollten Sie sich auf jeden Fall in guten Haushaltswarengeschäften beraten lassen.

Hirse und Buchweizen als Beilage

Beide sind eine gute Alternative zu Reis

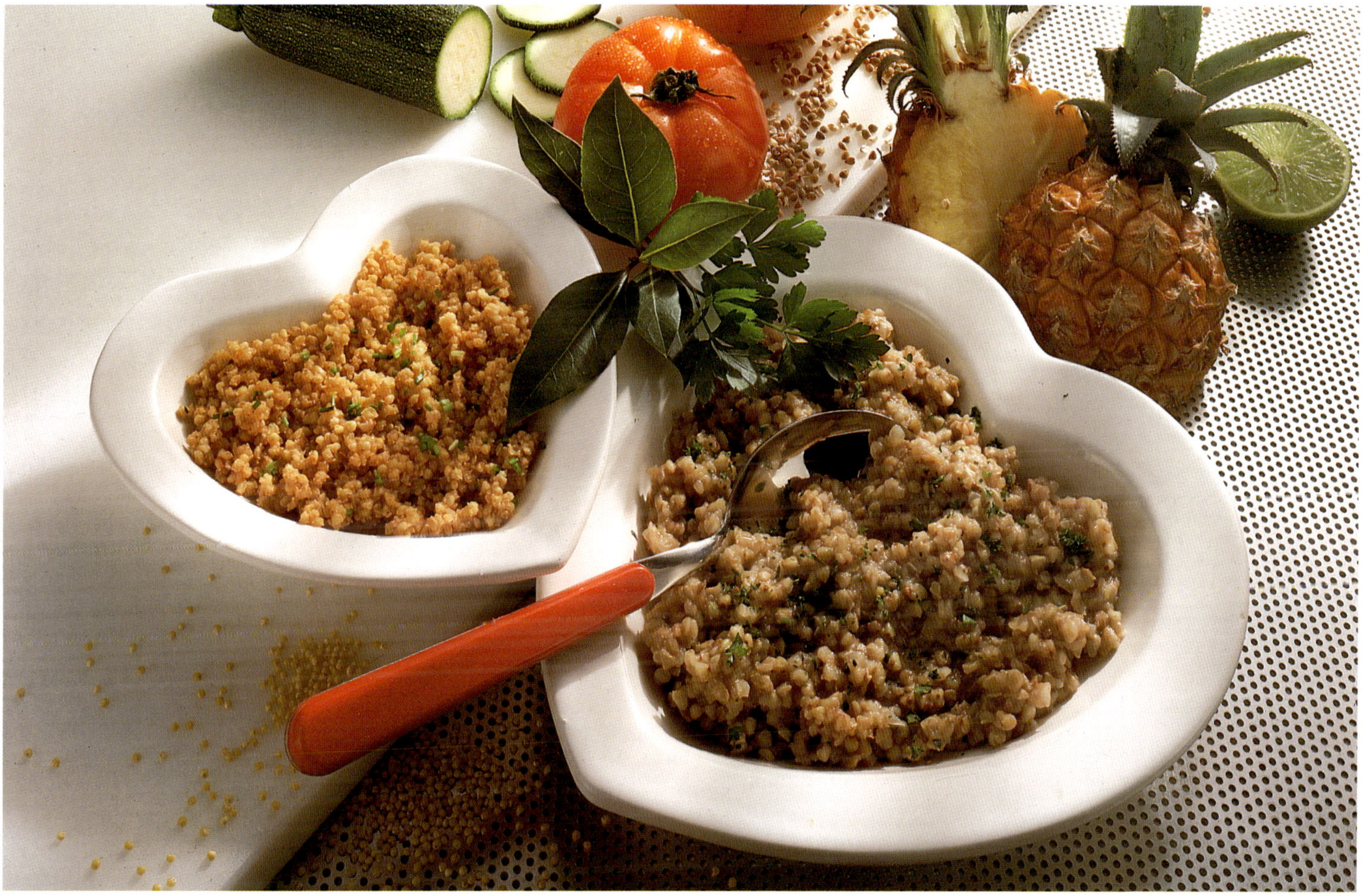

Grundrezept für Hirse

im Bild links

Zutaten für 4 Personen:
200 g Hirse · 400 ccm Hefe- oder Gemüsebrühe
1 Lorbeerblatt
10 g hochwertige Pflanzenmargarine (1 Eßl.) · frisch gemahlener, schwarzer Pfeffer
Paprikapulver, edelsüß · Salz
1 Bund Petersilie oder Schnittlauch

Pro Person etwa:
870 kJ/210 kcal
6 g Eiweiß · 4 g Fett · 31 g Kohlenhydrate · 5 g Ballaststoffe · 0 mg Cholesterin

Zubereitungszeit: 20 Minuten

Die Hirse waschen und abtropfen lassen. Zusammen mit der Brühe und dem Lorbeerblatt zum Kochen bringen. Dann bei schwacher Hitze zugedeckt 15–20 Minuten quellen lassen. • Die Hirse mit der Pflanzenmargarine vermischen, mit Pfeffer, Paprika und wenig Salz würzen. Das Lorbeerblatt herausnehmen. • Die Petersilie oder den Schnittlauch waschen, trockentupfen, fein hacken oder schneiden und über die Hirse streuen. Mit gedünstetem Gemüse servieren.

Mein Tip: Wenn Sie es lieber süß mögen, garen Sie die Hirse in Wasser mit Zimt, Nelken und einer Prise Salz. Am Ende der Garzeit 1 Eßlöffel Pflanzenmargarine unterrühren. Schmeckt zu Geflügel- oder Fischgerichten mit Früchten. Sie können aber auch die Hirse abkühlen lassen. In der Zwischenzeit 1 Apfel oder anderes frisches Obst waschen, den Apfel vom Kerngehäuse befreien und würfeln. Die Apfelwürfel, fettarmen Joghurt, Zitronensaft und flüssigen Süßstoff oder Apfeldicksaft mit der Hirse vermengen.

Grundrezept für Buchweizen

im Bild rechts

Zutaten für 4 Personen:
80 g Zwiebel · 20 g hochwertiges Pflanzenöl (2 Eßl.)
200 g Buchweizen
400 ccm Gemüsebrühe
1 Bund Petersilie · Pfeffer

Pro Person etwa:
960 kJ/230 kcal
6 g Eiweiß · 6 g Fett · 38 g Kohlenhydrate · 3 g Ballaststoffe · 0 mg Cholesterin

Zubereitungszeit: 40 Minuten

Die Zwiebel fein hacken und in dem Öl andünsten. Den Buchweizen dazugeben und mit der Brühe aufgießen. Alles zum Kochen bringen und bei schwacher Hitze etwa 20 Minuten quellen lassen. • Die Petersilie fein hacken. Mit Pfeffer würzen und mit der Petersilie bestreuen.

Mein Tip: Gekochten Buchweizen können Sie zu Bratlingen, Klößchen oder als Füllung verwenden. Für Bratlinge rühren Sie 2 Eßlöffel Magerquark unter – Quark wird hier statt Eiern zum Binden verwendet. Mit Schnittlauchröllchen oder feinen Lauchringen, Pfeffer und wenig Salz würzen. Aus der Masse kleine Laibchen formen. Diese auf ein geöltes Backblech legen, flach drücken und im Backofen (Mitte) bei 180° (Gas Stufe 3) von beiden Seiten in je etwa 10 Minuten knusprig braten. Oder eine Pfanne mit Brat-Papier auslegen und die Bratlinge darin ohne Fett braten. Mit Kartoffelbrei und Tofu-Kräutersauce (Rezept Seite 55) servieren. Mit dieser Masse können Sie auch Gemüse wie Zucchini, Paprika, Tomaten oder Kohlrabi füllen.

Grundrezept für Naturreis

Naturreis ist weder geschält noch poliert und enthält alle wertvollen Nährstoffe

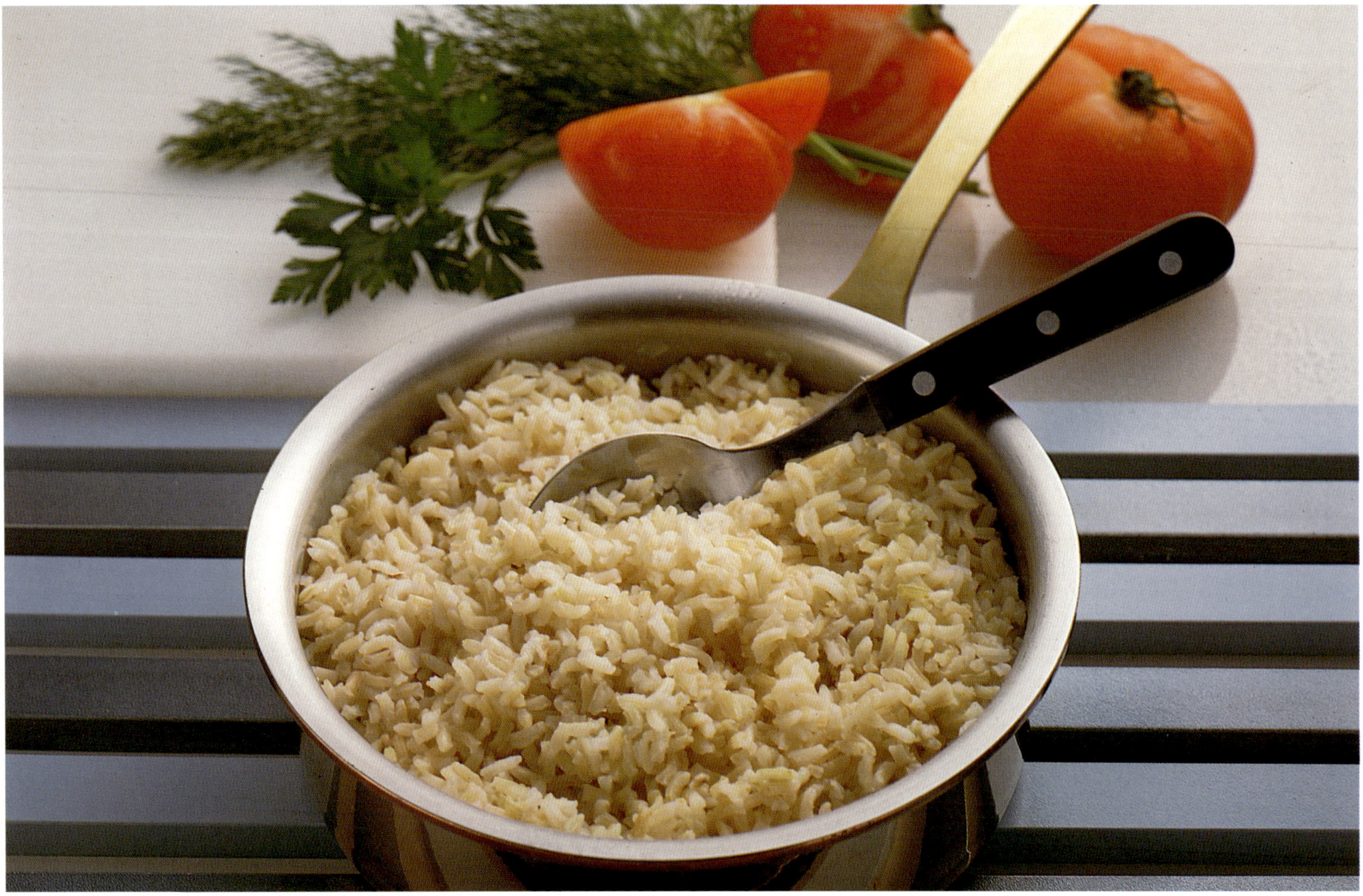

Zutaten für 4 Personen:
200 g Naturreis, ungeschält
400 ccm Wasser · Salz

Pro Person etwa:
730 kJ/170 kcal
4 g Eiweiß · 1 g Fett · 37 g Kohlenhydrate · 2 g Ballaststoffe · 0 mg Cholesterin

Zubereitungszeit: 50 Minuten

Den Naturreis mit dem Wasser zum Kochen bringen. Dann etwa 45 Minuten bei schwacher Hitze zugedeckt quellen lassen. • Ist Flüssigkeit aufgebraucht, etwa ½ Tasse Wasser hinzufügen und zugedeckt noch 5 Minuten garen. Den Deckel abnehmen und die restliche Flüssigkeit verdampfen lassen. • Wenn noch Flüssigkeit vorhanden ist, kein Wasser mehr dazugeben, den Deckel abnehmen und die Flüssigkeit verdampfen lassen. • Den Reis mit wenig Salz würzen. • Naturreis paßt zu vielen süßen oder pikanten Gerichten.

Variante: Kräuter-Naturreis
Je ein ½ Bund Petersilie, Schnittlauch und Dill fein hacken und mit dem Naturreis vermischen. Mit schwarzem Pfeffer würzen.

Variante: Tomaten-Naturreis
200 g Tomaten überbrühen, häuten und vierteln. 2 Eßlöffel hochwertiges Pflanzenöl in einer Pfanne erhitzen und die Tomaten darin andünsten. Dann 1 Eßlöffel Tomatenmark und 1 Teelöffel Paprikapulver unterrühren, mit dem Reis vermischen und mit Pfeffer würzen.

Pro Person etwa:
940 kJ/220 kcal
4 g Eiweiß · 6 g Fett · 39 g Kohlenhydrate · 3 g Ballaststoffe · 0 mg Cholesterin

Variante: Curry-Naturreis
2 Eßlöffel Currypulver in 2 Eßlöffeln hochwertigem Pflanzenöl kurz andünsten und mit dem Reis vermischen.

Pro Person etwa:
900 kJ/210 kcal
4 g Eiweiß · 6 g Fett · 37 g Kohlenhydrate · 2 g Ballaststoffe · 0 mg Cholesterin

Variante: Champignon-Naturreis
250 g frische Champignons blättrig schneiden und in 2 Eßlöffeln hochwertigem Pflanzenöl andünsten. Mit dem gegarten Naturreis sowie reichlich gehackter Petersilie vermischen. Den Champignonreis mit weißem Pfeffer und einer Prise Knoblauchpulver würzen.

Pro Person etwa:
940 kJ/220 kcal
5 g Eiweiß · 6 g Fett · 37 g Kohlenhydrate · 3 g Ballaststoffe · 0 mg Cholesterin

Mein Tip: Gegarten Naturreis können Sie sehr gut einfrieren. Bereiten Sie ihn deshalb auf Vorrat vor. Zum Erhitzen einfach in einem Sieb über kochendes Wasser hängen. Als Beilage zu pikanten Gerichten können Sie Naturreis auch in Gemüse-, Hefe- oder Hühnerbrühe garen. Wenn Sie süße Gerichte zubereiten möchten, können Sie den Naturreis in Wasser oder Milch mit etwas Zimt, Nelken, Zitronenschale und flüssigem Süßstoff kochen.

Info zu Naturreis: Naturreis ist ungeschält und enthält viel mehr Vitamine und Mineralstoffe als die polierten Reissorten. Der Naturreis muß zwar etwas länger gekocht werden, bleibt aber immer kernig im Biß. Seit kurzem gibt es den parboiled-Vollkornreis. Er ist dampfdruckbehandelt und enthält ebenso viele Vitamine und Mineralstoffe wie der Naturreis. Außerdem hat er eine wesentlich kürzere Garzeit.

Würziger Naturreis

Gibt es als Rundkorn-, Mittelkorn- oder Langkornreis zu kaufen

Zutaten für 4 Personen:
80 g Zwiebel (1 mittelgroße)
20 g hochwertiges Pflanzenöl
200 g Naturreis (2 Eßl.)
400 ccm Wasser
1 Lorbeerblatt
½ Tasse trockener Weißwein
oder Wasser · Salz

Pro Person etwa:
1100 kJ/260 kcal
4 g Eiweiß · 6 g Fett · 40 g Kohlenhydrate · 3 g Ballaststoffe · 0 mg Cholesterin

Zubereitungszeit: je nach Sorte 50–60 Minuten

Die Zwiebel schälen und sehr fein hacken. Das Öl in einem Topf erhitzen und die Zwiebel darin glasig dünsten. Den Naturreis hinzufügen und kurz mitdünsten, bis er anfängt angenehm zu duften. • Den Reis mit dem Wasser ablöschen, zum Kochen bringen, das Lorbeerblatt dazugeben und zugedeckt bei schwacher Hitze etwa 30 Minuten quellen lassen. • Den Weißwein dazugießen und den Reis zugedeckt weitere 5 Minuten garen. • In den letzten 10 Minuten die Restflüssigkeit ohne den Deckel verdampfen lassen. • Den Reis mit wenig Salz abschmecken und das Lorbeerblatt herausnehmen.

Mein Tip: Sie können statt Weißwein auch Wasser nehmen. Doch keine Angst vor Weißwein! Der Alkohol verdampft beim Garvorgang. Nur das feine Weinaroma bleibt. Der typische Reisgeschmack wird dadurch dezent gesteigert. Wenn Sie bisher nur den Geschmack von Kochbeutelreis gekannt haben, werden Sie von diesem Rezept bestimmt begeistert sein.

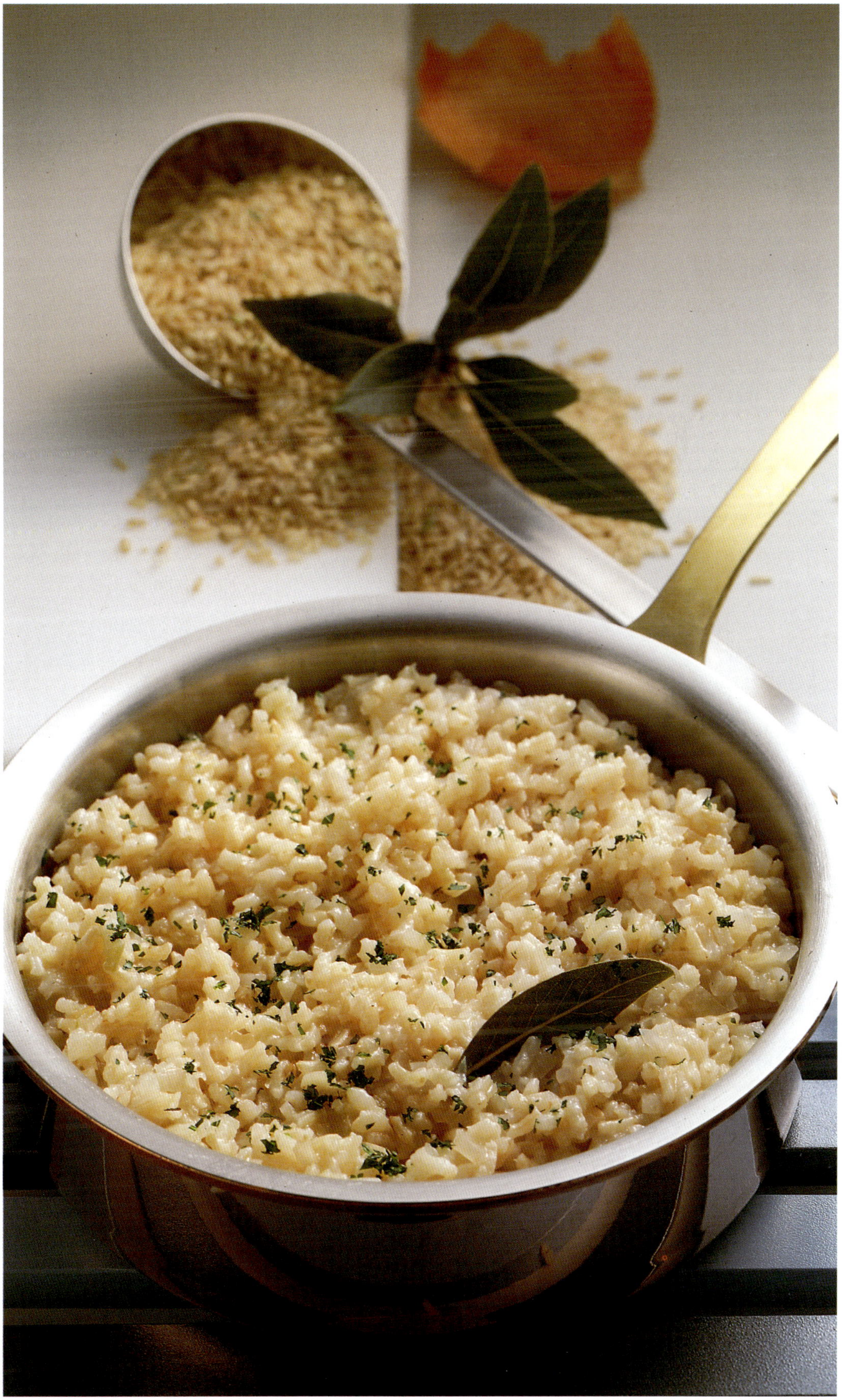

Herzhafte Gerichte aus Hülsenfrüchten

Besonders reich an quellfähigen Ballaststoffen

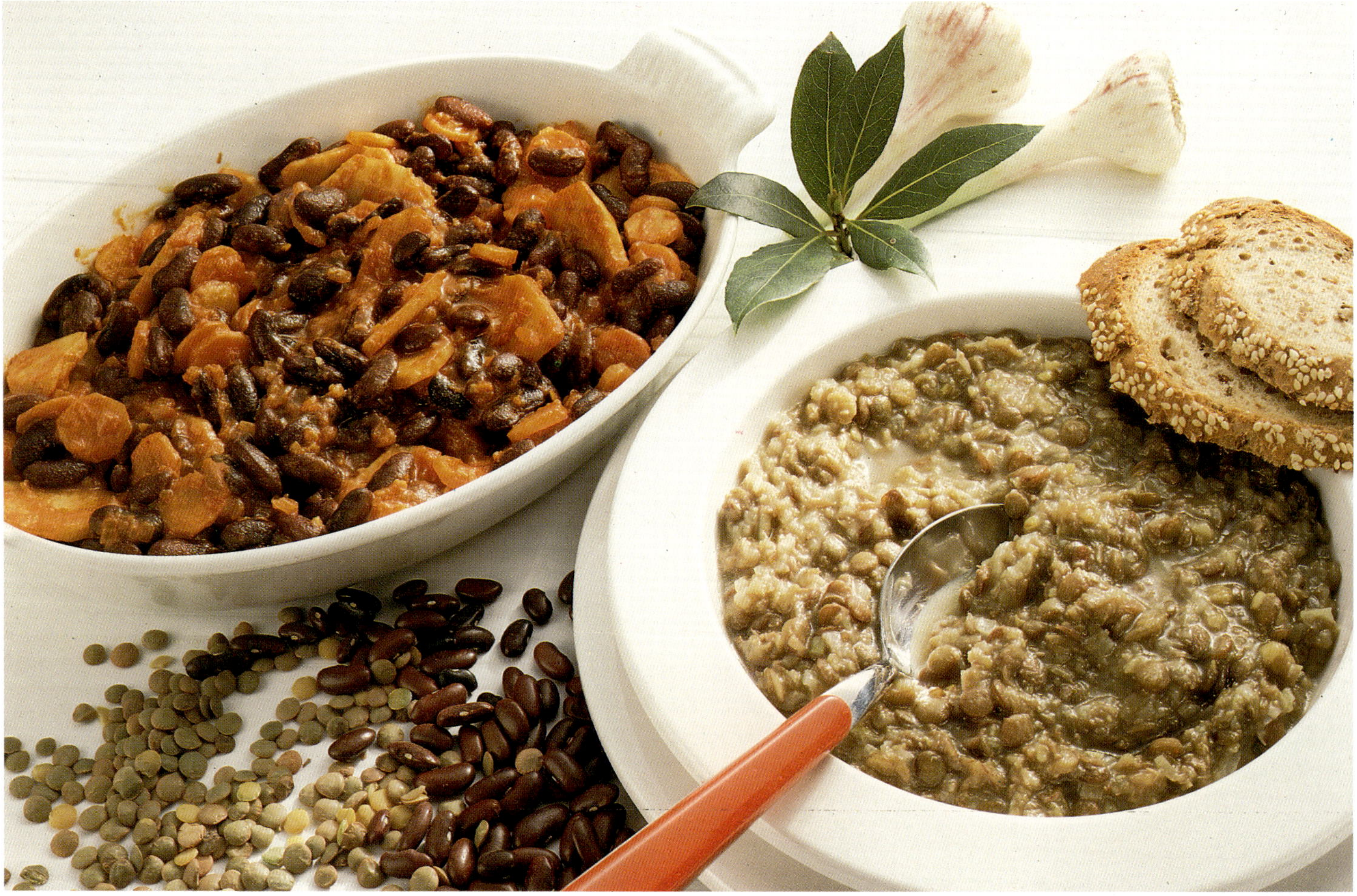

Gebackene Bohnen

im Bild links

Zutaten für 4 Personen:
200 g rote Kidney-Bohnen, getrocknet · ¾ l Wasser
100 g Zwiebeln · 2 Knoblauchzehen · 10 g hochwertiges Pflanzenöl (1 Eßl.)
1 Lorbeerblatt · 2 Teel. Instant-Gemüsebrühe · 70 g Tomatenmark · 1 Eßl. mittelscharfer Dijon-Senf · 2 Eßl. Rotweinessig
100 g Möhren · 150 g Äpfel
10 g hochwertiges Pflanzenöl (1 Eßl.) · schwarzer Pfeffer · Salz

Pro Person etwa:
1000 kJ/240 kcal
12 g Eiweiß · 6 g Fett · 34 g Kohlenhydrate · 12 g Ballaststoffe · 0 mg Cholesterin

Einweichzeit: 12 Stunden
Vorbereitungszeit: 10 Minuten
Kochzeit: 1½ Stunden
Backzeit: 1 Stunde

Die Bohnen waschen und in dem Wasser etwa 12 Stunden einweichen. • Die Zwiebeln und den Knoblauch fein hacken. • Das Öl erhitzen und beides darin glasig dünsten. Die Bohnen mit dem Einweichwasser und dem Lorbeerblatt zugeben und zum Kochen bringen. Bei schwacher Hitze etwa 1 Stunde kochen lassen. • Die Brühe, das Tomatenmark, den Senf und den Essig dazugeben und alles ½ Stunde weiter kochen lassen. • Inzwischen die Möhren und die Äpfel schälen, die Möhren in dünne Scheiben, die Äpfel in Spalten schneiden. • Den Backofen auf 180° (Gas Stufe 3) vorheizen. • Das Öl erhitzen und die Möhren darin glasig dünsten. Die Möhren und die Äpfel zu den Bohnen geben, mit Pfeffer und wenig Salz würzen. • Die Bohnen in eine feuerfeste Form füllen, mit dem Deckel oder Alufolie verschließen und im Backofen (unten) etwa 1 Stunde backen.

Grundrezept für Linsen

im Bild rechts

Zutaten für 4 Personen:
250 g braune Linsen
¾ l Wasser · 1 Lorbeerblatt
2 Teel. Instant-Gemüsebrühe
80 g Zwiebeln (1 mittelgroße)
20 g Diät-Pflanzencreme (2 Eßl.) · 2 Eßl. Weinessig
etwas flüssiger Süßstoff

Pro Person etwa:
480 kJ/230 kcal
15 g Eiweiß · 5 g Fett · 33 g Kohlenhydrate · 7 g Ballaststoffe · 0 mg Cholesterin

Einweichzeit: 2–3 Stunden
Garzeit: 30 Minuten
Fertigstellung: 15 Minuten

Die Linsen in dem Wasser 2–3 Stunden einweichen. Dann mit dem Einweichwasser und dem Lorbeerblatt zum Kochen bringen und zugedeckt bei schwacher Hitze in etwa 30 Minuten garen. • Die Linsen in ein Sieb schütten, dabei das Kochwasser auffangen. Die Brühe in dem heißen Wasser auflösen und in einen Mixbecher gießen. Von den Linsen 2–3 Eßlöffel abnehmen und mit der Brühe pürieren. Eventuell noch mehr Linsen dazugeben. • Den Brei und die Linsen wieder in den Topf geben. Die Zwiebel schälen und fein hakken. Die Pflanzencreme erhitzen und die Zwiebel darin glasig dünsten. Dann zu den Linsen geben und die Linsen erwärmen. Mit dem Essig und etwas Süßstoff abschmecken.

Variante: Linsenpüree
Die Linsen mit der Kochflüssigkeit und der Gemüsebrühe pürieren. • Das Püree in den Topf zurückgeben und mit je einer Prise Anis- und Fenchelpulver würzen. Die Zwiebel dünsten und darunterrühren. Mit Essig und etwas flüssigem Süßstoff abschmecken.

Kartoffeln, in der Schale gekocht

Dürfen keine grünen Stellen oder Keimansätze haben

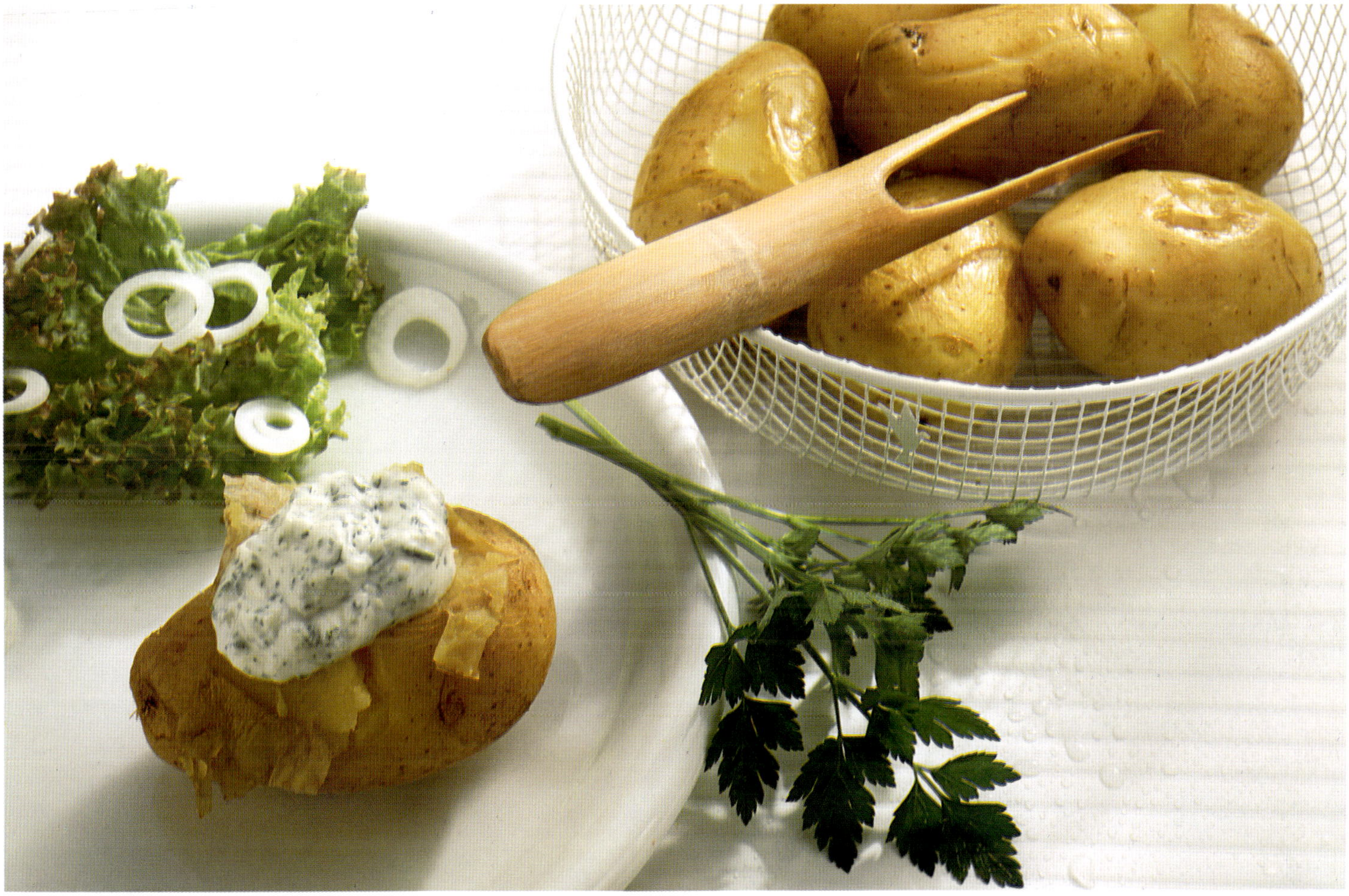

Kartoffeln in Folie

im Bild links

Zutaten für 4 Personen:
4 gleich große Kartoffeln (je etwa 200 g) · Alufolie
20 g hochwertige Pflanzenmargarine (2 Eßl.)

Pro Person etwa:
740 kJ/180 kcal
4 g Eiweiß · 4 g Fett · 31 g Kohlenhydrate · 5 g Ballaststoffe · 0 mg Cholesterin

Zubereitungszeit: 1 Stunde

Den Backofen auf 200° (Gas Stufe 3–4) vorheizen. • Die Kartoffeln unter fließendem Wasser gründlich abbürsten, trockentupfen und mit einer Gabel rundherum einstechen. Jede Kartoffel in ein Stück Alufolie wickeln und auf dem Rost im Backofen (unten) etwa 45 Minuten backen. • Dann die Garprobe mit einem Holzspießchen machen und eventuell noch 5–10 Minuten weiter backen. • Die Alufolie öffnen und die Kartoffeln mit Hilfe von 2 Gabeln in der Mitte aufreißen. Die Margarine in die heißen Kartoffeln füllen. In der Alufolie servieren. Die Kartoffelschale können Sie mitessen.

Mein Tip: Füllen Sie die Kartoffeln statt mit Margarine einmal mit Tofu-Kräutersauce (Rezept Seite 55) oder Kräuter-Quark-Sauce (Rezept Seite 63). Mit einem gemischten Rohkostsalat haben Sie eine leichte, cholesterinfreie Abendmahlzeit.

Variante: Bratkartoffeln aus dem Ofen
Die Kartoffeln unter fließendem Wasser abbürsten, trockentupfen und in Scheiben schneiden. Ein Backblech mit der Margarine einfetten und die Kartoffelscheiben darauf verteilen. Die Kartoffeln leicht salzen, eventuell mit Kümmel oder Sesamsamen bestreuen und im Backofen (Mitte) etwa 25 Minuten backen.

Pellkartoffeln

im Bild rechts

Zutaten für 4 Personen:
800 g gleich große Kartoffeln
1 Tasse Wasser · 1 Dämpftopf mit Siebeinsatz und gut schließendem Deckel

Pro Person etwa:
590 kJ/140 kcal
4 g Eiweiß · 0 g Fett · 31 g Kohlenhydrate · 5 g Ballaststoffe · 0 mg Cholesterin

Zubereitungszeit: 30 Minuten

Die Kartoffeln unter fließendem Wasser gründlich bürsten. • Das Wasser in den Topf füllen, die Kartoffeln in den Siebeinsatz geben, in den Topf stellen und etwa 25 Minuten zugedeckt garen. Die Kartoffeln sind gar, wenn die Schale leicht aufplatzt. • Das Kochwasser abgießen, die Kartoffeln in dem Siebeinsatz in den Topf zurückgeben und auf der ausgeschalteten Herdplatte etwa 2 Minuten ausdämpfen lassen, bis die Schalen trocken sind. Die Kartoffeln in eine Schale geben und mit einem Tuch umhüllen, servieren und erst am Tisch pellen. Bibeleskas (Rezept Seite 99) schmeckt ausgezeichnet dazu.

Mein Tip: Pellkartoffeln haben einen höheren Nährwert als Salzkartoffeln, denn die Vitamine und Mineralstoffe werden nicht so stark ausgelaugt und bleiben weitgehend erhalten. Aus alten Pellkartoffeln können Sie gut Kartoffelsalat oder Bratkartoffeln zubereiten. Bratkartoffeln gelingen auch in einer beschichteten Pfanne und ohne Fett. Kartoffelpüree sollten Sie ebenfalls nur aus Pellkartoffeln herstellen.

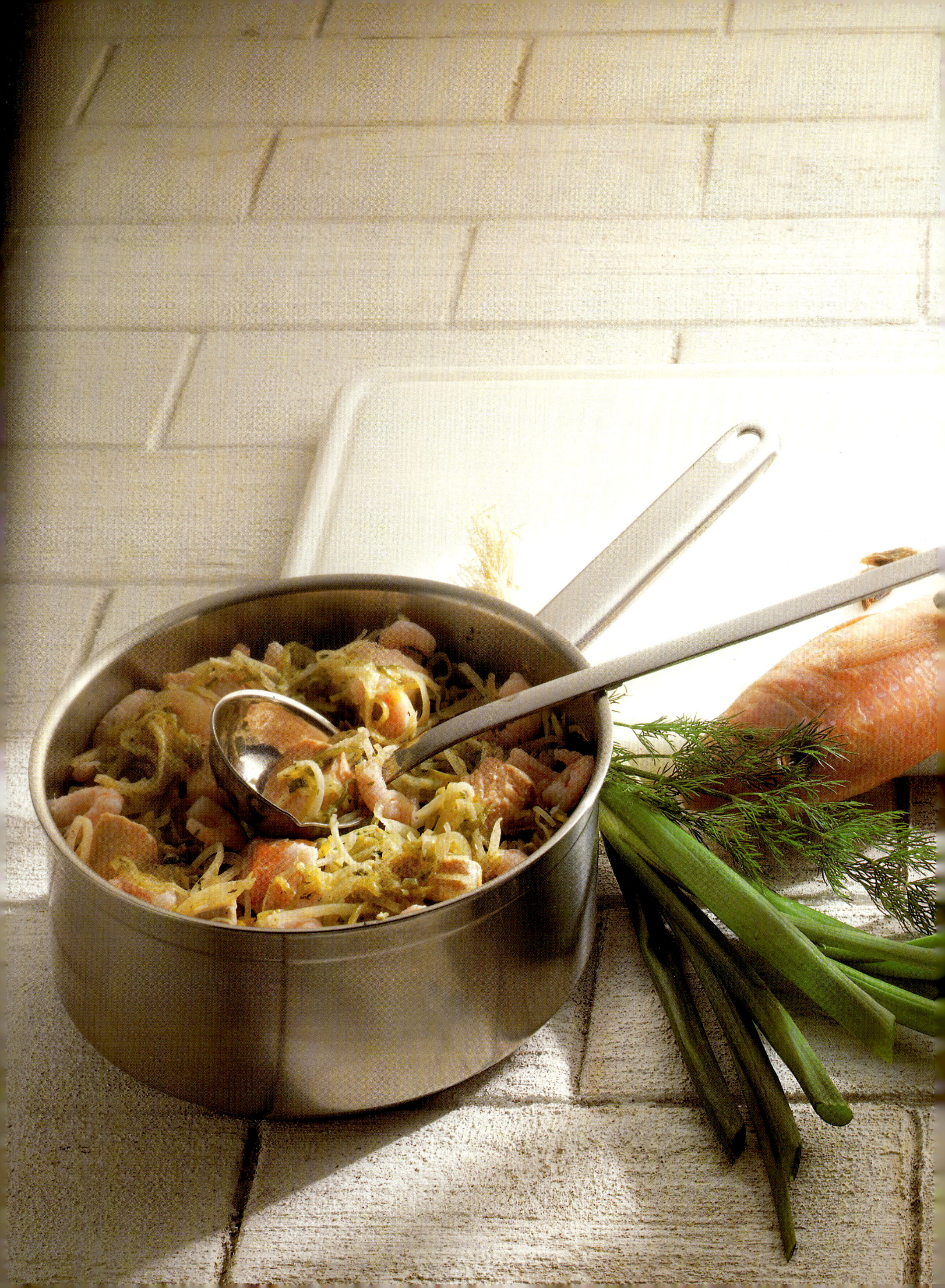

Feine Fischgerichte

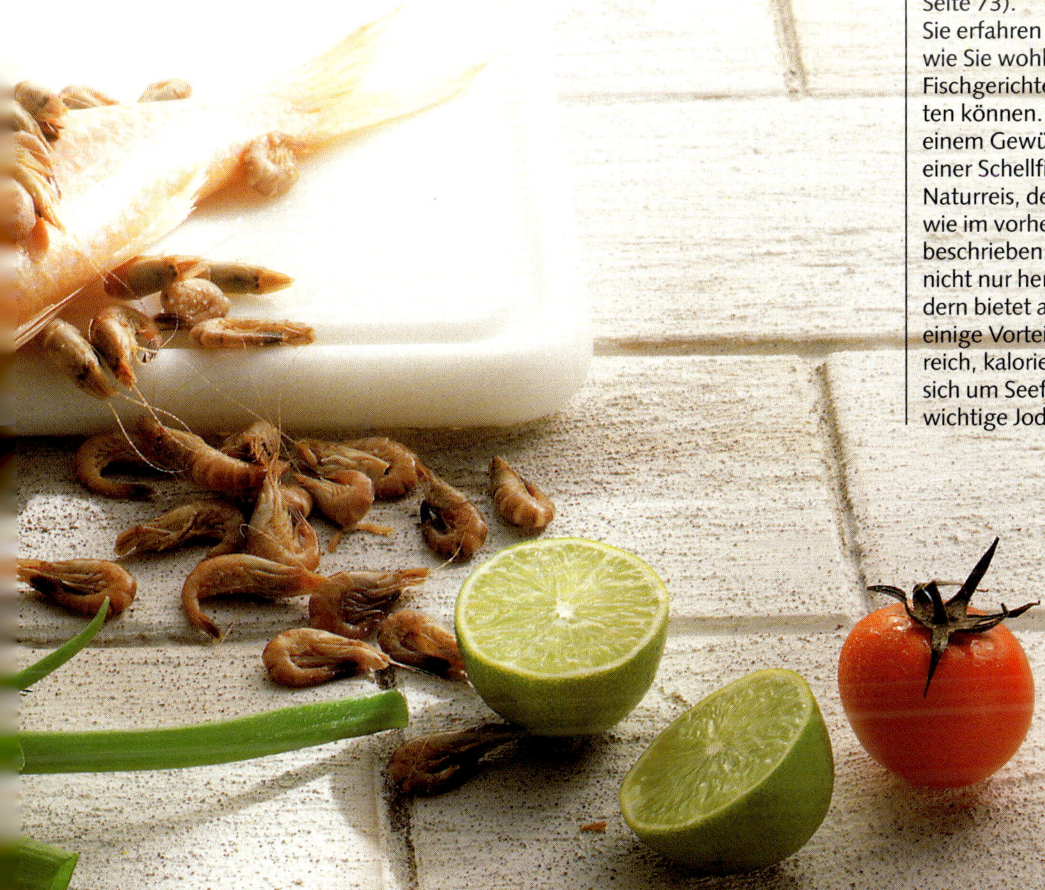

Fettarm schlemmen können Sie mit mageren Fischsorten wie Kabeljau, Seelachs, Schellfisch, Forelle oder Rotbarsch. Das beweist auch der hier abgebildete raffinierte Lachs-Krabben-Topf mit Safranreis (Rezept Seite 73).
Sie erfahren in diesem Kapitel, wie Sie wohlschmeckende Fischgerichte fettarm zubereiten können. Servieren Sie zu einem Gewürz-Kabeljau oder einer Schellfisch-Lauch-Pfanne Naturreis, den Sie zubereiten wie im vorherigen Kapitel beschrieben. Fisch schmeckt nicht nur hervorragend, sondern bietet auch sonst noch einige Vorteile: Er ist eiweißreich, kalorienarm und, wenn es sich um Seefisch handelt, eine wichtige Jodquelle.

Schollenfilets auf Gemüse

Wird schonend im Römertopf gegart

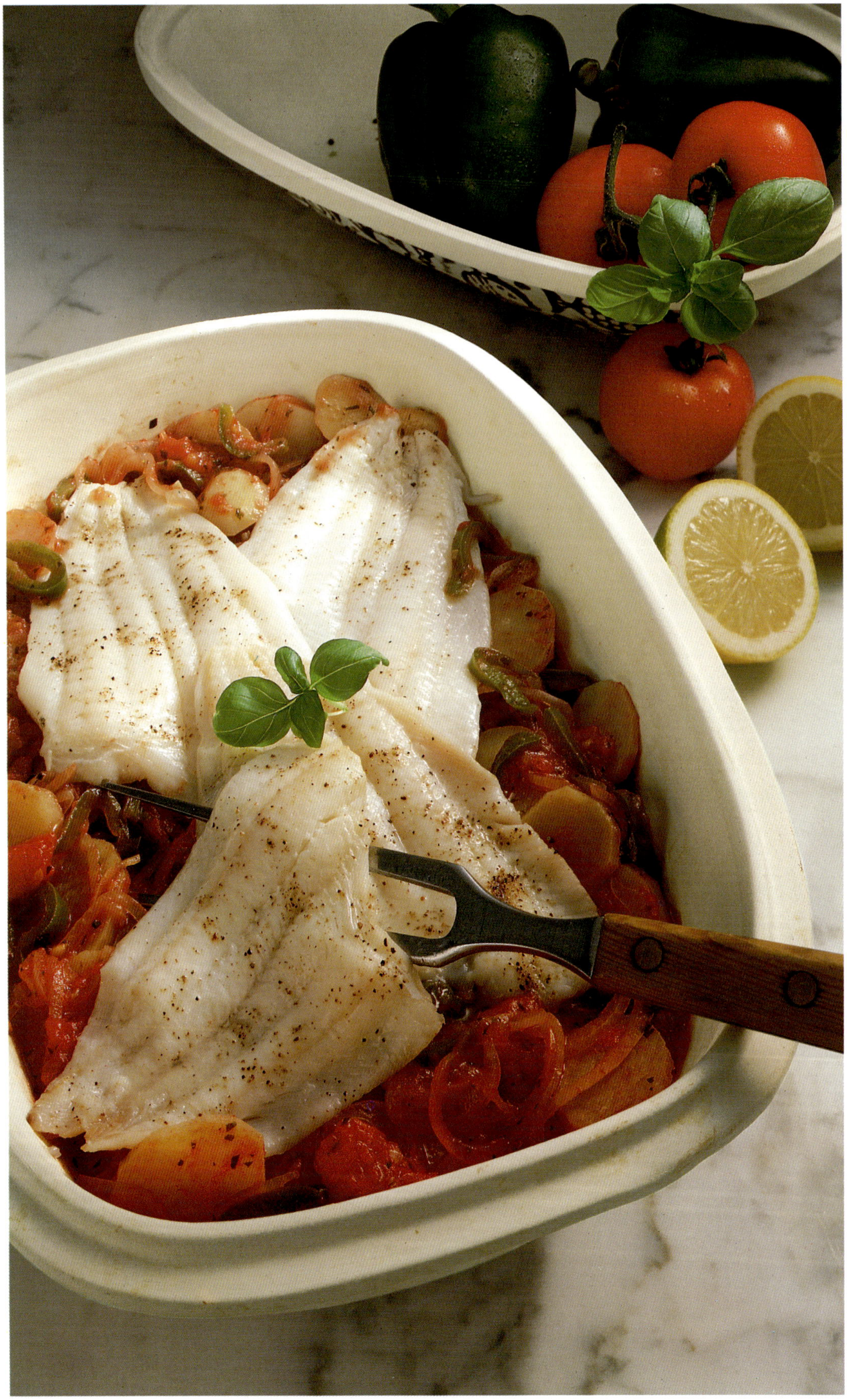

Zutaten für 4 Personen:
4 Schollenfilets (je etwa 125 g)
2 Eßl. Zitronensaft
400 g Kartoffeln
300 g grüne Paprikaschoten
100 g Zwiebeln · 2 Knoblauchzehen · 2 Zweige Basilikum
1 Dose geschälte Tomaten (400 g)
1 Teel. Instant-Gemüsebrühe
Pfeffer · Salz · 1 Tonform

Pro Person etwa:
890 kJ/210 kcal
26 g Eiweiß · 2 g Fett · 24 g Kohlenhydrate · 6 g Ballaststoffe · 69 mg Cholesterin

Vorbereitungszeit: 45 Minuten
Garzeit: 1¼ Stunden

Den Fisch waschen, trockentupfen, mit dem Zitronensaft beträufeln und beiseite stellen. • Die Tonform ins kalte Wasser stellen. Die Kartoffeln schälen und in Scheiben schneiden. Den Paprika vierteln, entkernen und in Streifen schneiden. Die Zwiebeln in Ringe schneiden. Den Knoblauch schälen. Die Basilikumblätter von den Stengeln zupfen, waschen und kleinschneiden. • Die Tomaten mit dem Saft in eine Schüssel geben. Den Knoblauch durch die Presse dazudrücken, die Brühe, Pfeffer und wenig Salz dazugeben und mit den Tomaten verrühren. Mit den Kartoffeln, dem Paprika, den Zwiebeln, dem Basilikum mischen. In die Tonform füllen und abdecken. Die Tonform auf dem Rost in den kalten Backofen (unten) schieben. Das Gemüse bei 220° (Gas Stufe 4) garen. • Den Fisch trockentupfen, mit wenig Salz und Pfeffer würzen und nach etwa 30 Minuten auf das Gemüse legen und alles in 10–15 Minuten fertiggaren.

Mein Tip: Gasherde müssen langsam aufgeheizt werden. Schieben Sie die Tonform zunächst in den kalten Backofen. Stellen Sie ihn erst 5 Minuten auf Stufe 1, dann weitere 5 Minuten auf Stufe 2 und zuletzt auf die Stufe 4.

Feine Gerichte mit Seefisch

Bekömmlich und eiweißreich

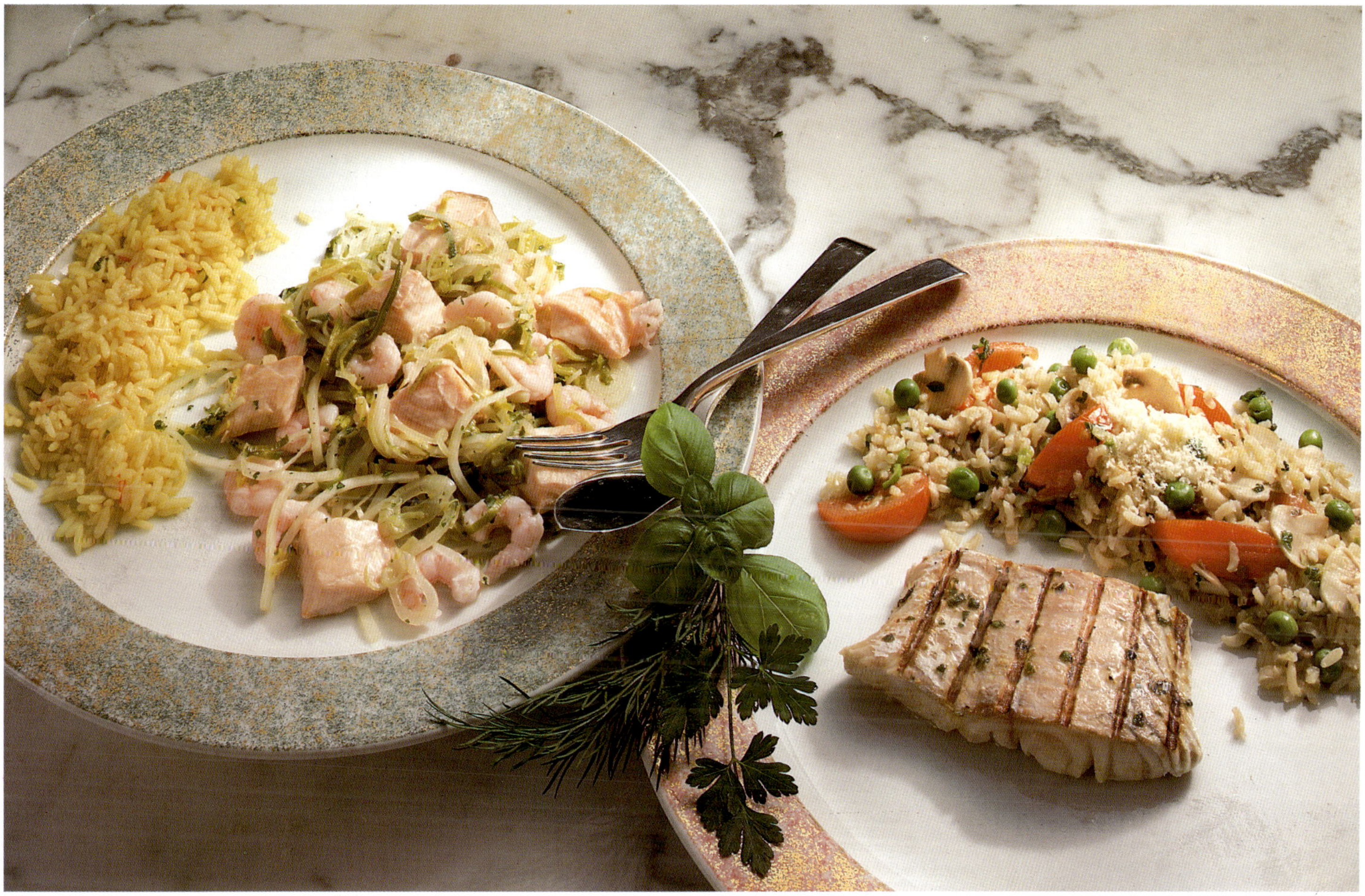

Lachs-Krabben-Topf mit Safranreis

im Bild links

Zutaten für 4 Personen:
100 g Zwiebeln
200 g Knollensellerie · 1 kleine unbehandelte Zitrone oder Limette · 3 Knoblauchzehen
600 g Lauch · 400 g Lachsfilet
100 g Krabben · je 1 kleine rote und grüne Pfefferschote
400 ccm Wasser · Salz
200 g Langkornreis · 1 Messerspitze Safran · 20 g hochwertige Pflanzencreme (2 Eßl.)
¾ l Hühnerbrühe · 1 Zweig Estragon · ½ Bund Basilikum
½ Bund glatte Petersilie

Pro Person etwa:
2100 kJ/500 kcal
33 g Eiweiß · 19 g Fett · 50 g Kohlenhydrate · 7 g Ballaststoffe · 69 mg Cholesterin

Zubereitungszeit: 50 Minuten

Die Zwiebeln in Ringe schneiden. Den Sellerie in Stifte schneiden. • Die Zitronenschale abreiben und beiseite stellen. Die Zitrone auspressen. • Den Sellerie mit dem Zitronensaft beträufeln. • Den Knoblauch fein hacken. Den Lauch putzen, waschen und in Ringe schneiden. • Das Lachsfilet abspülen, trockentupfen und in Stücke teilen. • Die Krabben abspülen und abtropfen lassen. • Die Pfefferschoten waschen, halbieren, entkernen und in Streifen schneiden. Das Wasser mit wenig Salz zum Kochen bringen, den Reis, den Safran und die Pfefferschoten hineingeben. In 15–18 Minuten garen. • Die Pflanzencreme erhitzen. Die Zwiebeln, den Sellerie und den Knoblauch darin etwa 5 Minuten dünsten. Den Lauch dazugeben und mit der Brühe auffüllen. Alles etwa 5 Minuten kochen lassen. • Die Lachsstücke, die Krabben und den Estragon dazugeben. Zugedeckt 8–10 Minuten ziehen lassen. • Das Basilikum und die Petersilie waschen, trockentupfen und fein hacken. Zusammen mit der Zitronenschale unterziehen. Den Safranreis mit dem Lachs-Krabben-Topf servieren.

Gegrillter Seelachs mit Salbei

im Bild rechts

Zutaten für 4 Personen:
500 g Seelachs (etwa 4 gleich große Scheiben)
Für die Marinade:
Saft von 1 Zitrone
30 g Olivenöl (3 Eßl.)
½ Teel. Senfpulver
½ Teel. gemahlener Koriander
weißer Pfeffer · Salz
8 große Salbeiblätter
Für den Rost:
etwas Pflanzenöl

Pro Person etwa:
770 kJ/180 kcal
23 g Eiweiß · 10 g Fett
1 g Kohlenhydrate · 0 g Ballaststoffe · 41 mg Cholesterin

Marinierzeit: mindestens 30 Minuten
Grillzeit: 8–10 Minuten

Den Fisch waschen und trockentupfen. • Den Zitronensaft mit dem Öl, dem Senfpulver, dem Koriander, Pfeffer und wenig Salz verrühren. Den Salbei grob hacken. Zur Marinade geben und auf den Seelachsscheiben verteilen. Den Fisch etwa 30 Minuten ziehen lassen. • Den Grill vorheizen. Den Grillrost mit Öl bepinseln, den Fisch darauf legen und in 4–5 Minuten grillen. Den Fisch wenden, mit der restlichen Marinade bestreichen und in weiteren 4–5 Minuten fertiggrillen. Dazu paßt das Gemüserisotto von Seite 51.

Kabeljau und Schellfisch – beliebte Seefische

Dazu schmeckt Naturreis oder Pellkartoffeln

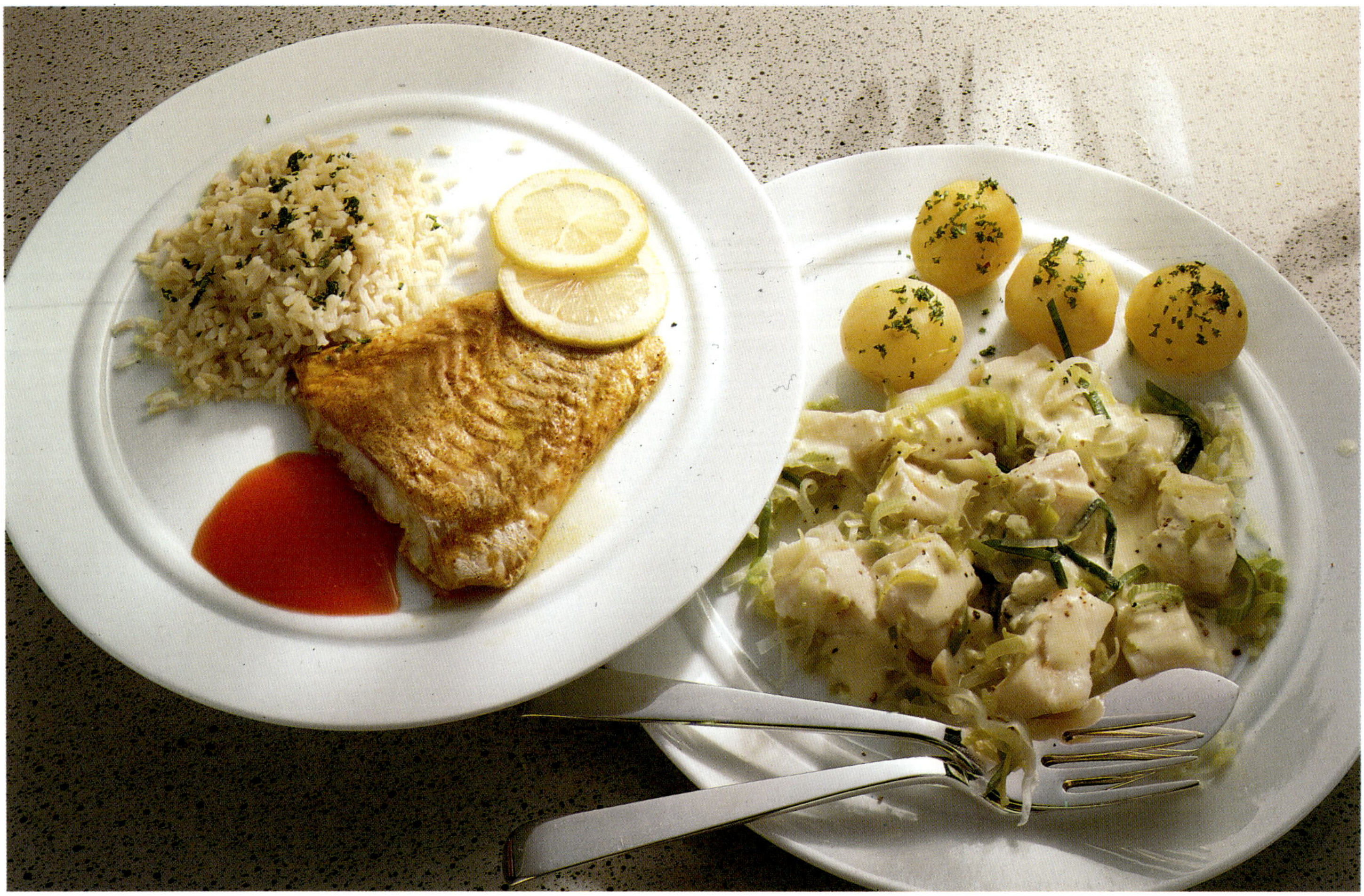

Gewürz-Kabeljau

im Bild links

Zutaten für 4 Personen:
500 g Kabeljau (4 gleich große Scheiben)
Für die Marinade:
1 Zitrone · 20 g hochwertiges Pflanzenöl (2 Eßl.)
1 gehäufter Teel. Currypulver
¼ Teel. Nelkenpulver
je ½ Teel. Fenchel- und Kümmel-Pulver
1 Knoblauchzehe
frisch gemahlener, weißer Pfeffer · Salz
Für die Form: 10 g hochwertiges Pflanzenöl (1 Eßl.)

Pro Person etwa:
670 kJ/160 kcal
22 g Eiweiß · 8 g Fett
1 g Kohlenhydrate · 0 g Ballaststoffe · 63 mg Cholesterin

Marinierzeit: mindestens 2 Stunden
Garzeit: 20 Minuten

Den Fisch waschen und trockentupfen. Die Zitrone auspressen. Den Zitronensaft mit dem Öl, dem Curry, den Nelken, dem Fenchel, dem Kümmel, Pfeffer und wenig Salz gut verrühren. Den Knoblauch schälen und durch die Presse dazudrücken. Die Marinade mit einem Pinsel auf dem Fisch gleichmäßig verteilen. Die Fischscheiben in einer Schüssel aufeinander legen und zugedeckt etwa 2 Stunden oder länger durchziehen lassen. • Den Backofen auf 220° (Gas Stufe 4) vorheizen. Eine feuerfeste Form mit dem Öl auspinseln. • Den Kabeljau in die Form legen. Die restliche Marinade beiseite stellen. Die Form mit Alufolie oder Backpapier abdecken und im Backofen (Mitte) etwa 10 Minuten backen. Mit der restlichen Marinade bestreichen und offen in weiteren 5–10 Minuten fertigbacken.

Schellfisch-Lauch-Pfanne

im Bild rechts

Zutaten für 4 Personen:
4 Schellfischfilets (je etwa 125 g) · 2 Eßl. Zitronensaft
600 g Lauch · 40 g Diät-Pflanzencreme (4 Eßl.)
frisch gemahlener, schwarzer Pfeffer · Salz · 200 g saure Sahne (10 % Fett) · 2 Eßl. Senf

Pro Person etwa:
980 kJ/230 kcal
25 g Eiweiß · 13 g Fett
4 g Kohlenhydrate · 5 g Ballaststoffe · 91 mg Cholesterin

Vorbereitungszeit: 20 Minuten
Garzeit: 16 Minuten

Das Fischfilet waschen, trockentupfen und in mundgerechte Stücke schneiden. Den Zitronensaft über den Fisch träufeln und den Fisch beiseite stellen. • Den Lauch putzen, gründlich waschen und in Ringe schneiden. • Die Pflanzencreme in einer Pfanne bei mittlerer Hitze erhitzen und den Lauch darin andünsten. Das Fischfilet dazugeben, mit Pfeffer und wenig Salz würzen und zugedeckt etwa 5 Minuten bei schwacher bis mittlerer Hitze dünsten. • Die saure Sahne mit dem Senf verrühren und über den Fisch gießen. Alles vorsichtig mischen (der Fisch darf nicht zerfallen) und in der offenen Pfanne noch etwa 6 Minuten schmoren lassen. Eventuell mit Pfeffer und wenig Salz nachwürzen.

Mein Tip: Statt Schellfisch können Sie jeden festfleischigen Seefisch wie Kabeljau oder Seelachs verwenden.

Seezungenfilets mit Möhren-Staudensellerie-Gemüse

Seefisch ist die wichtigste Jodquelle

Zutaten für 4 Personen:
8 Seezungenfilets (je etwa 60–70 g) · 2 Eßl. Zitronensaft
500 g Staudensellerie
300 g Möhren · 30 g Diät-Pflanzencreme oder hochwertige Pflanzenmargarine (3 Eßl.)
10 g hochwertiges Pflanzenöl (1 Eßl.) · frisch gemahlener, weißer Pfeffer · Salz
200 ccm Sahne (Kaffeerahm, 10 % Fett) · 4 Eßl. trockener Sherry oder Weißwein
1 Eßl. Dijonsenf · 1–2 Tropfen flüssiger Süßstoff · 1 Stück Brat-Papier (Seite 26/27)

Pro Person etwa:
1300 kJ/310 kcal
29 g Eiweiß · 16 g Fett · 10 g Kohlenhydrate · 5 g Ballaststoffe · 100 mg Cholesterin

Zubereitungszeit: 1 Stunde

Die Seezungenfilets auseinanderfalten und mit dem Nudelholz flach drücken, damit sie sich beim Braten nicht rollen. Dann mit dem Zitronensaft beträufeln und beiseite stellen. • Den Staudensellerie putzen. Die Stangen waschen, in Stücke teilen, dann in Stifte schneiden. Die Möhren schälen, waschen und ebenfalls in Stifte schneiden. • Die Pflanzencreme in einer Pfanne bei mittlerer Hitze erhitzen, die Sellerie- und die Möhrenstifte dazugeben und zugedeckt in 15–20 Minuten dünsten. • Inzwischen den Fisch trockentupfen, mit dem Öl bestreichen, mit Pfeffer und wenig Salz würzen. Eine größere Pfanne mit dem Brat-Papier auslegen. Die Seezungenfilets darin bei schwacher Hitze in etwa 7 Minuten goldgelb braten. Dann wenden und fertigbraten. • Die Seezungenfilets warm stellen. • Die Sahne mit dem Sherry oder dem Wein in einer Pfanne bei starker Hitze cremig einkochen lassen. Dann mit dem Senf, Pfeffer, wenig Salz und dem Süßstoff würzen. Die Sauce mit dem Gemüse vermischen. Das Gemüse rund um die Seezungenfilets anrichten. Mit Pellkartoffeln oder Stangen-Vollkornbrot servieren.

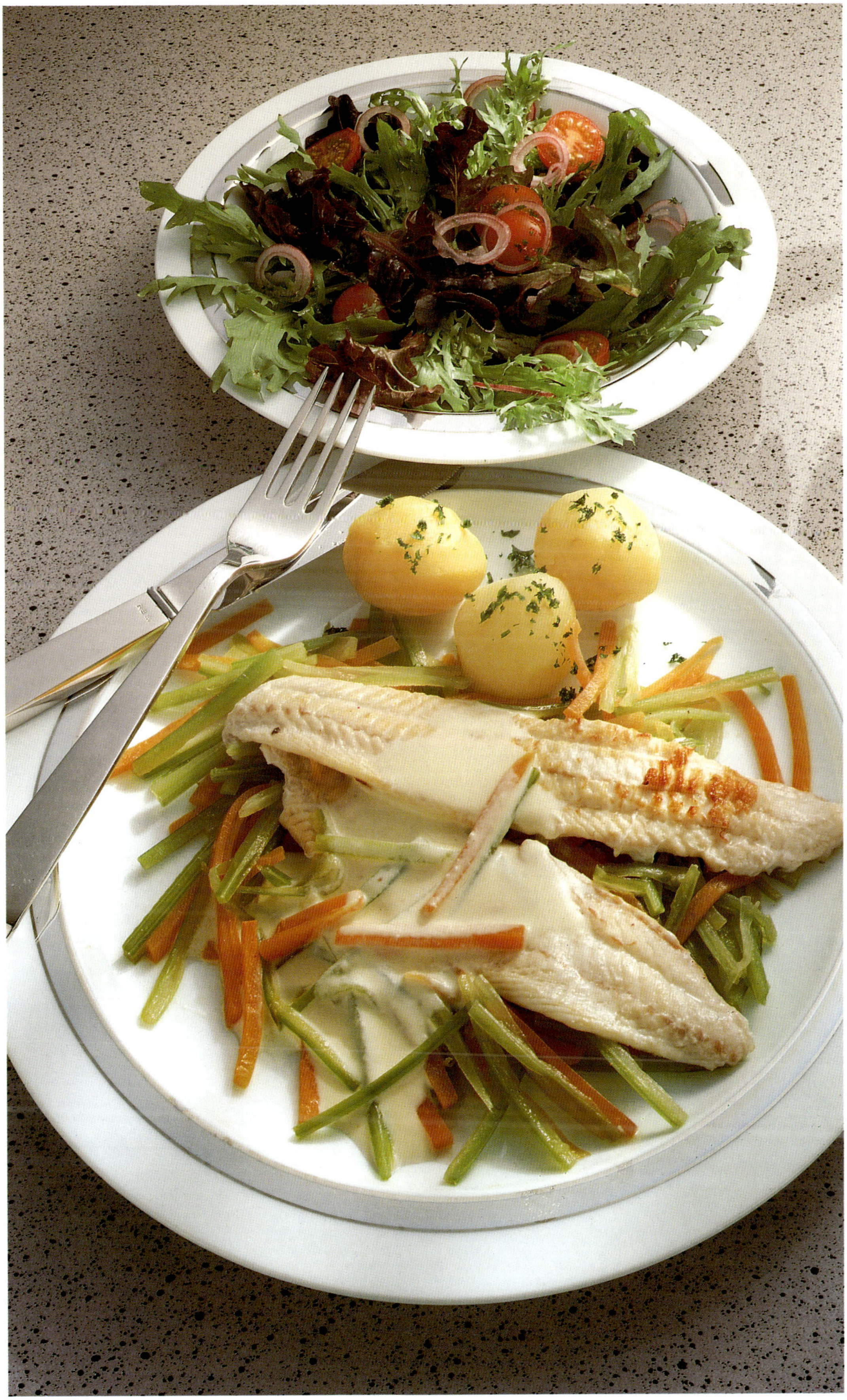

Lengfisch im grünen Bett

Schmeckt auch mit Kabeljaufilet

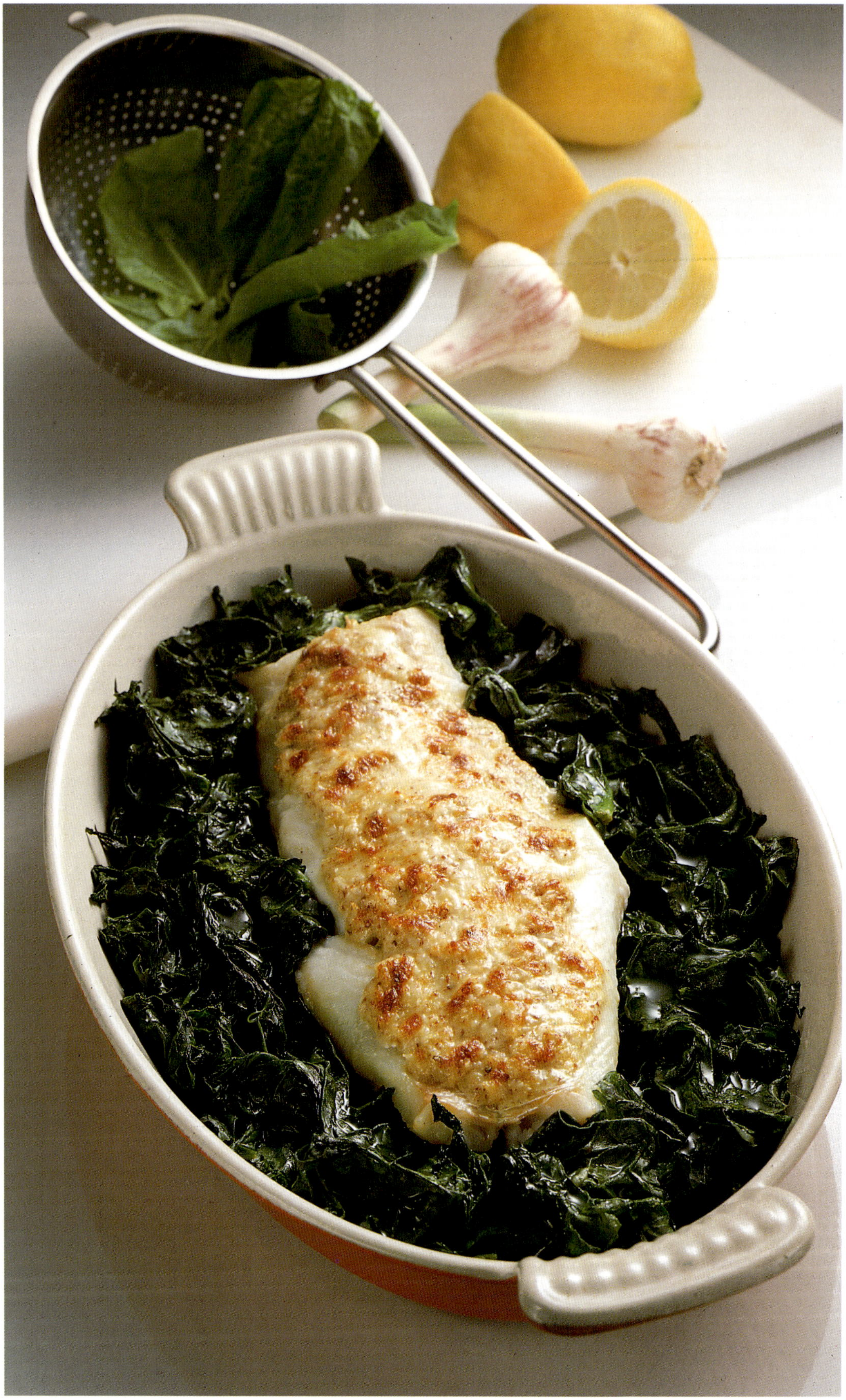

Zutaten für 4 Personen:
400 g Lengfischfilet · 2 Eßl. Zitronensaft · 600 g Blattspinat
2 Knoblauchzehen · 20 g Diät-Pflanzencreme (2 Eßl.)
100 ccm trockener Weißwein
Salz · 100 g Edamer (30 % Fett)
20 g Walnußkerne (ersatzweise Haselnüsse oder Mandeln)
100 ccm Sahne (Kaffeerahm, 10 % Fett)

Pro Person etwa:
1200 kJ/290 kcal
31 g Eiweiß · 15 g Fett · 4 g Kohlenhydrate · 3 g Ballaststoffe · 55 mg Cholesterin

Vorbereitungszeit:
35–40 Minuten
Backzeit: 40 Minuten

Den Fisch waschen, trockentupfen, mit dem Zitronensaft beträufeln und durchziehen lassen. • Den Spinat verlesen, lange Stiele abschneiden, mehrmals waschen und in einem Sieb abtropfen lassen. • Die Knoblauchzehen schälen. Den Backofen auf 200° (Gas Stufe 3–4) vorheizen. • Die Pflanzencreme in einer feuerfesten Form bei mittlerer Hitze erhitzen, den Knoblauch durch die Presse in die Form drücken und kurz darin andünsten. Den Spinat dazugeben, den Wein angießen, mit wenig Salz würzen und zugedeckt etwa 4 Minuten vorgaren. • Den Fisch auf den Spinat legen und zugedeckt im vorgeheizten Backofen (Mitte) etwa 20 Minuten dünsten. Dann den Deckel abnehmen und den Fisch in weiteren 10 Minuten offen backen.
• In der Zwischenzeit den Käse und die Nüsse mahlen und beides mit der Sahne verrühren.
• Die Form aus dem Ofen nehmen, den Fisch mit der Käse-Nuß-Sahne bestreichen und im Ofen in etwa 10 Minuten überbacken. Mit Kartoffeln oder Vollkorn-Stangenbrot servieren.

Rotbarsch auf Fenchelgemüse

Schmeckt auch mit Seelachs oder Kabeljau

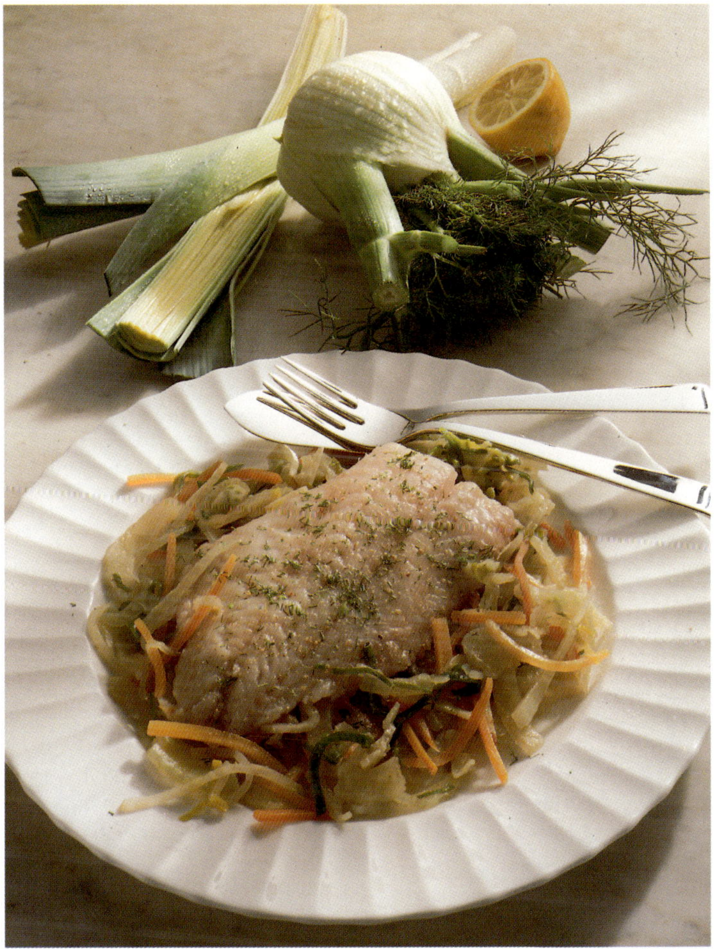

Zutaten für 4 Personen:
500 g Rotbarschfilet (etwa 4 gleich große Scheiben)
Saft von 1 Zitrone · Salz
600 g Fenchelknollen
200 g Suppengemüse (Möhren, Knollensellerie, Petersilienwurzel, Lauch)
20 g Olivenöl (2 Eßl.)
¼ l Gemüsebrühe
frisch gemahlener, weißer Pfeffer

Pro Person etwa:
1100 kJ/260 kcal
27 g Eiweiß · 11 g Fett · 13 g Kohlenhydrate · 7 g Ballaststoffe · 48 mg Cholesterin

Zubereitungszeit: 1 Stunde

Den Fisch waschen, trockentupfen, mit dem Zitronensaft beträufeln und mit wenig Salz würzen. • Den Fenchel putzen, dabei die holzigen Stiele entfernen und das Fenchelgrün beiseite stellen. Die Knollen längs halbieren, den Strunk keilförmig herausschneiden und die Hälften in feine Streifen schneiden. Das Suppengemüse putzen, waschen und in streichholzdicke Streifen schneiden. • Das Olivenöl in einem Topf erhitzen und das Gemüse darin glasig andünsten. Die Gemüsebrühe dazugießen und kurz weiterdünsten. Die Fischscheiben auf das Gemüse legen und etwa 20 Minuten zugedeckt bei schwacher Hitze garziehen lassen. • Das Fenchelgrün waschen, trockenschwenken, fein hacken und über den Fisch streuen. Den Fisch mit Pfeffer würzen und mit Pellkartoffeln (Seite 69) servieren.

Chicorée-Tomaten-Fisch

Läßt sich auch mit Kabeljaufilet zubereiten

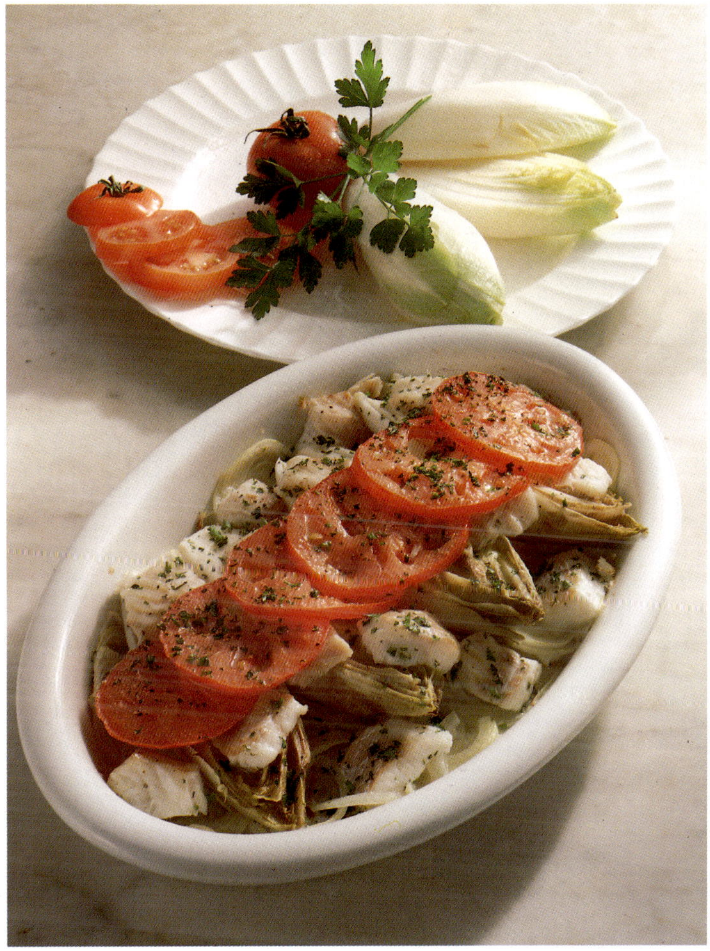

Zutaten für 4 Personen:
500 g Seelachsfilet · 2 Eßl. Zitronensaft · 500 g Chicorée
500 g Tomaten
100 g Zwiebeln · Salz · frisch gemahlener, weißer Pfeffer
1 Bund Petersilie

Pro Person etwa:
630 kJ/150 kcal
26 g Eiweiß · 2 g Fett · 8 g Kohlenhydrate · 5 g Ballaststoffe · 41 mg Cholesterin

Vorbereitungszeit: 20 Minuten
Garzeit: 20 Minuten

Den Fisch waschen, trockentupfen, in mundgerechte Würfel schneiden, mit dem Zitronensaft beträufeln und beiseite stellen. • Den Chicorée putzen, längs halbieren, den bitteren Strunk keilförmig herausschneiden und die Stauden waschen. Die Tomaten waschen und in Scheiben schneiden. Die Zwiebeln schälen und in Ringe schneiden. Den Backofen auf 220° (Gas Stufe 4) vorheizen. • Die Zwiebelringe in eine Auflaufform geben, darauf die Chicoréehälften verteilen und alles mit wenig Salz würzen. Dann die Fischwürfel und zuletzt die Tomatenscheiben darauflegen. Alles mit Pfeffer und wenig Salz bestreuen. Den Deckel auflegen und das Gericht im vorgeheizten Backofen (unten) in etwa 20 Minuten garen. • Die Petersilie waschen, trockenschwenken, hacken und über das Gericht streuen. Mit Naturreis oder Pellkartoffeln servieren.

Mein Tip: Sie können statt frischem Fisch auch tiefgefrorene Fischfilets verwenden. Diese vorher etwas antauen lassen, dann in Würfel schneiden und wie im Rezept angegeben zubereiten.

Fisch-Curry mit Bananen

Dazu paßt Naturreis

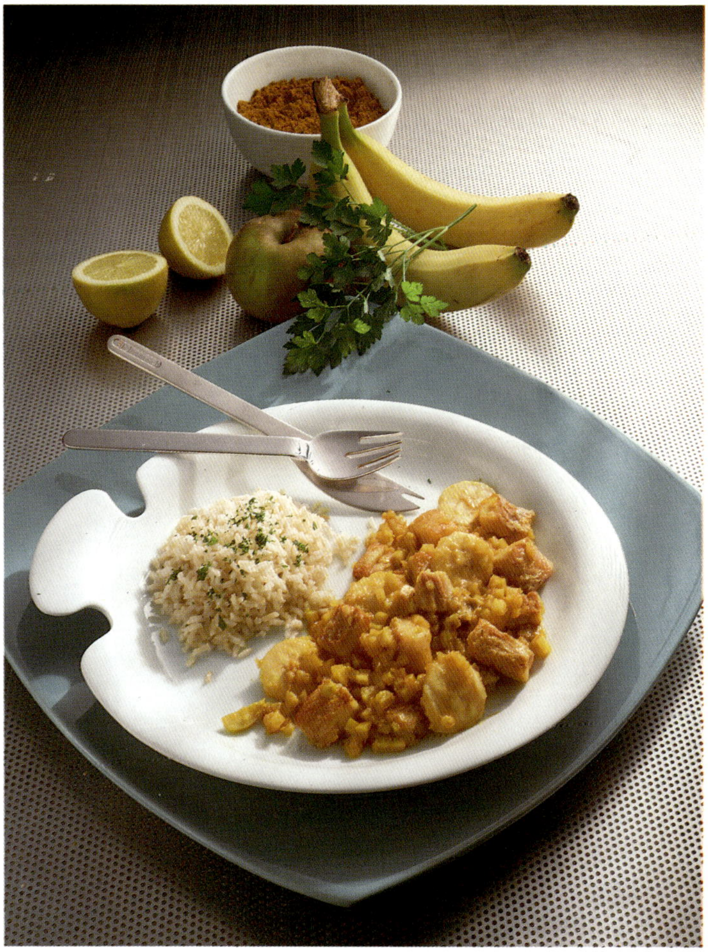

Zutaten für 4 Personen:
500 g Seefischfilet (Kabeljau, Seelachs oder Seezunge) · 2 Eßl. Zitronensaft · 100 g Zwiebeln
200 g rote Äpfel
300 g Bananen (ohne Schale)
20 g Diät-Pflanzencreme (2 Eßl.) · 100 ccm saure Sahne (10 % Fett) · 1 Eßl. Currypulver
1 Meßlöffel Diät-Bindemittel
frisch gemahlener, weißer Pfeffer · Cayennepfeffer · Salz

Pro Person etwa:
1000 kJ/240 kcal
24 g Eiweiß · 7 g Fett · 22 g Kohlenhydrate · 4 g Ballaststoffe · 45 mg Cholesterin

Zubereitungszeit: 35 Minuten

Den Fisch waschen, trockentupfen, würfeln, mit dem Zitronensaft beträufeln und beiseite stellen. • Die Zwiebeln schälen und fein hacken. Die Äpfel lauwarm waschen, halbieren, das Kerngehäuse entfernen und würfeln. Die Bananen schälen und in Scheiben schneiden. • Die Pflanzencreme in einer großen Pfanne erhitzen, die Zwiebeln darin dünsten, bis sie glasig sind. Den Fisch dazugeben und bei mittlerer Hitze etwa 10 Minuten mitbraten. Die Äpfel und die Bananen hinzufügen und etwa 4 Minuten mitdünsten. • Die saure Sahne mit dem Curry, dem Bindemittel, Pfeffer, Cayennepfeffer und wenig Salz verrühren. In die Pfanne gießen und das Curry unter Rühren erwärmen, aber nicht mehr kochen lassen. Dazu paßt der würzige Naturreis von Seite 67.

Goldbarsch mit Zwiebel-Senf-Gemüse

Wird auch als Rotbarsch bezeichnet

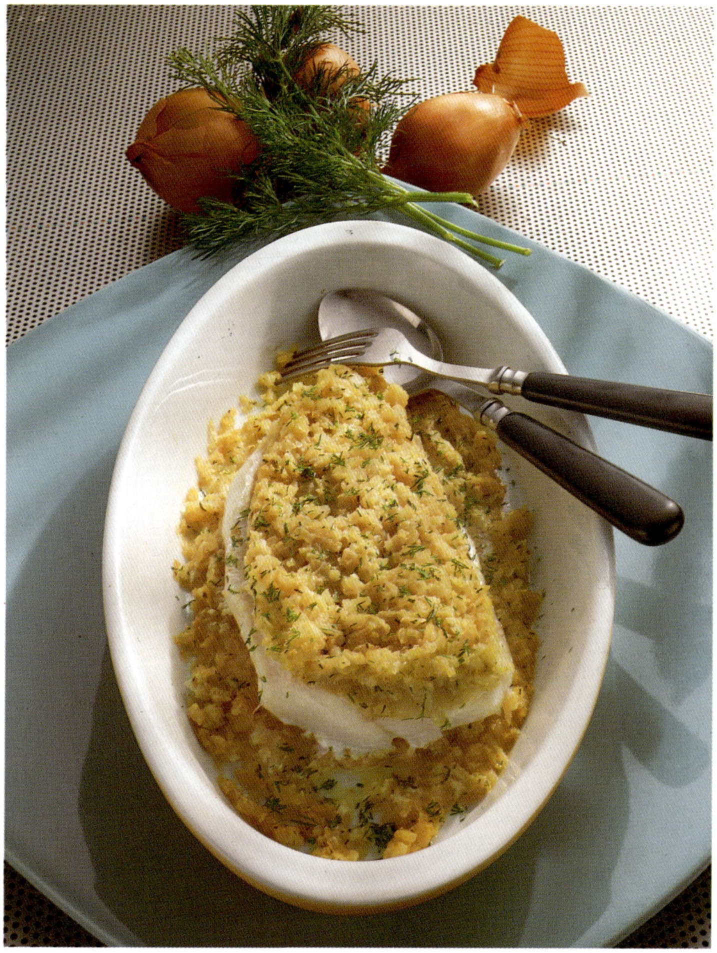

Zutaten für 4 Personen:
1 kg Zwiebeln · 20 g Diät-Pflanzencreme (2 Eßl.)
⅛ l trockener Weißwein oder Gemüsebrühe
2 Eßl. mittelscharfer Senf
2 Teel. Senfpulver · frisch gemahlener, weißer Pfeffer
Salz · etwas flüssiger Süßstoff
2 Bund Dill · 500 g Goldbarschfilet · 2 Eßl. Zitronensaft
Für die Form: 20 g Diät-Pflanzencreme (2 Eßl.)

Pro Person etwa:
1300 kJ/310 kcal
27 g Eiweiß · 13 g Fett · 17 g Kohlenhydrate · 8 g Ballaststoffe · 48 mg Cholesterin

Vorbereitungszeit: 45 Minuten
Garzeit: 25–30 Minuten

Die Zwiebeln schälen und fein hacken. Die Pflanzencreme erhitzen und die Zwiebeln darin glasig dünsten. Mit dem Wein aufgießen, mit dem Senf, dem Senfpulver, Pfeffer, wenig Salz und Süßstoff kräftig würzen. Die Zwiebeln zugedeckt bei schwacher Hitze 15–20 Minuten schmoren. Den Backofen auf 200° (Gas Stufe 3) vorheizen. • Den Dill waschen, trockenschwenken, von den groben Stielen befreien, hacken und unter die Zwiebeln mischen. • Das Fischfilet kalt abspülen, trockentupfen und mit dem Zitronensaft beträufeln. • Eine feuerfeste Form mit der Pflanzencreme ausfetten, das Fischfilet hineinlegen und das Zwiebel-Senfgemüse darüber verteilen. • Die Form mit einem Deckel oder Alufolie zudecken. • Den Fisch in den Backofen (Mitte) schieben und in 25–30 Minuten garen. Dann mit Kartoffelpüree servieren.

Forelle in Folie mit Tomaten-Bananen-Salat

Dazu passen Pellkartoffeln

Zutaten für 4 Personen:
4 kleine Forellen (je etwa 170 g), küchenfertig · 4 Eßl. Zitronensaft · Salz · 1 Bund Dill
10 g hochwertiges Pflanzenöl (1 Eßl.) für die Alufolie
Für den Salat: 500 g Tomaten
300 g Bananen (ohne Schale)
1 Zitrone · Pfeffer · 1–2 Tropfen flüssiger Süßstoff · Salz
20 g Erdnußöl (2 Eßl.) · 1 Bund Schnittlauch · 4 Zitronenscheiben · Alufolie

Pro Person etwa:
1175 kJ/280 kcal
25 g Eiweiß · 11 g Fett · 20 g Kohlenhydrate · 5 g Ballaststoffe · 63 mg Cholesterin

Vorbereitungszeit: 10 Minuten
Garzeit: 20 Minuten

Die Forellen unter fließendem Wasser waschen, trockentupfen, von innen und außen mit dem Zitronensaft beträufeln und mit wenig Salz würzen. • Den Backofen auf 220° (Gas Stufe 4) vorheizen. • Den Dill waschen, abtropfen lassen und in den Bauch der Forellen legen. • Alufolie in vier gleichgroße Stücke schneiden, so daß je eine Forelle darin eingeschlagen werden kann. Die Alufolie jeweils mit dem Öl bepinseln. Je eine Forelle so darin verpacken, daß noch etwas Luft zwischen der Forelle und der Folie ist (Seite 26/27). Die Päckchen mit den Forellen auf ein Backblech legen, in die Mitte des Backofens schieben und etwa 20 Minuten garen. • Die Tomaten waschen und in Scheiben schneiden. Die Bananen schälen und ebenfalls in Scheiben schneiden. Die Zitrone auspressen. Den Zitronensaft mit Pfeffer, dem Süßstoff und wenig Salz verrühren. Das Öl unterrühren. Die Sauce mit den Tomaten und den Bananen mischen. • Den Schnittlauch in Röllchen schneiden und über den Salat streuen. • Die Forellen in der geöffneten Folie servieren und mit Zitronenscheiben garnieren. Den Salat in Schälchen anrichten.

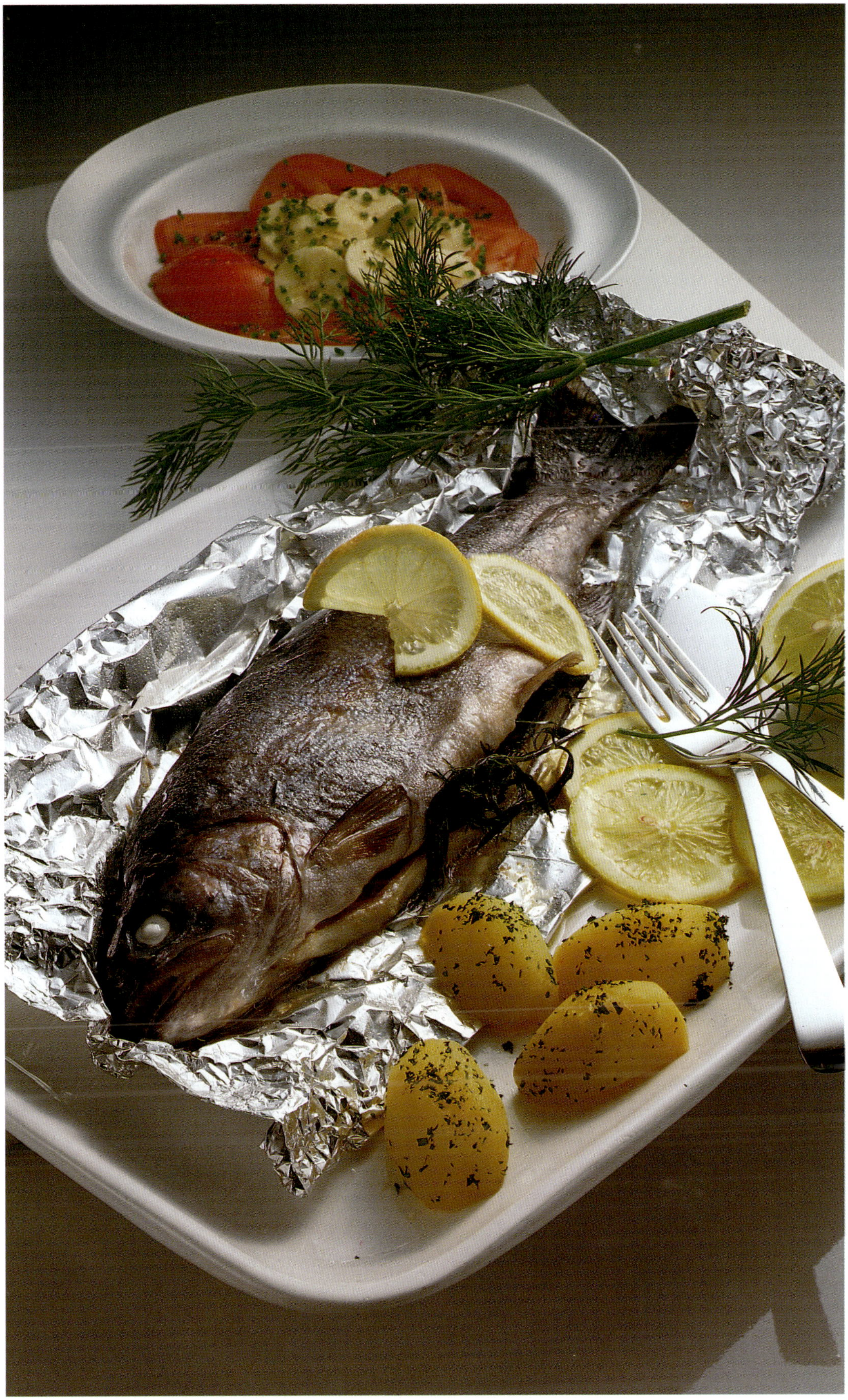

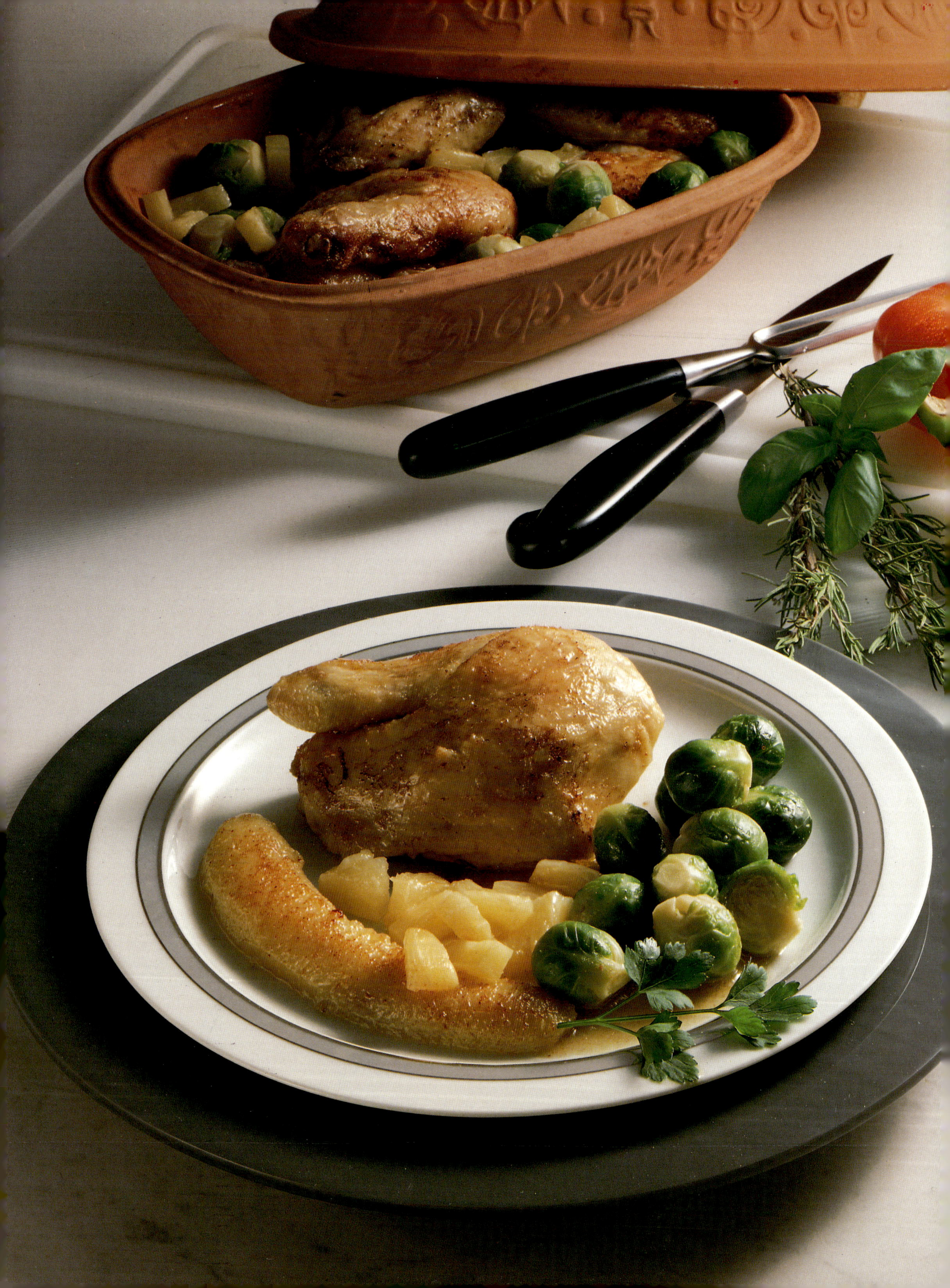

Fleischgerichte – fettarm zubereitet

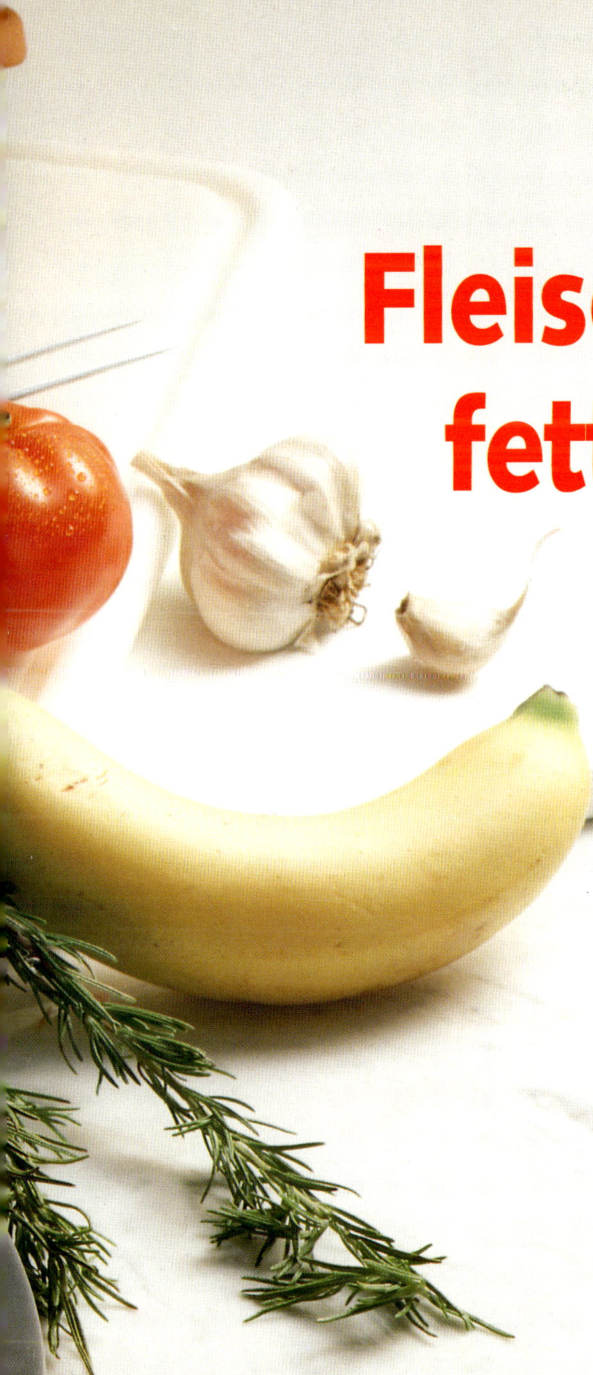

Wenn Sie cholesterinarm essen, heißt das keineswegs, daß Sie auf Fleisch verzichten müssen. Aber: Es kommt darauf an, welche Fleischsorten Sie wählen und wie Sie die Gerichte zubereiten. Mit Putenbrust, Putenschnitzel, Hähnchenbrustfilet und Tafelspitz liegen Sie vollkommen richtig. Diese Sorten sind mager und sollten als Beilage zu Gemüsegerichten oder Getreide serviert werden.

Sie können viel Fett sparen, wenn Sie das Fleisch im Tontopf, in der Alufolie oder in einem Bratschlauch zubereiten. Lassen Sie sich das auf dieser Seite abgebildete Ananas-Hähnchen aus dem Tontopf (Rezept Seite 84) gut schmecken. Oder bereiten Sie ein Putenragout in der Bratfolie zu und servieren Sie das Gericht mit Naturreis oder Getreidekörnern. Der Versuch lohnt sich!

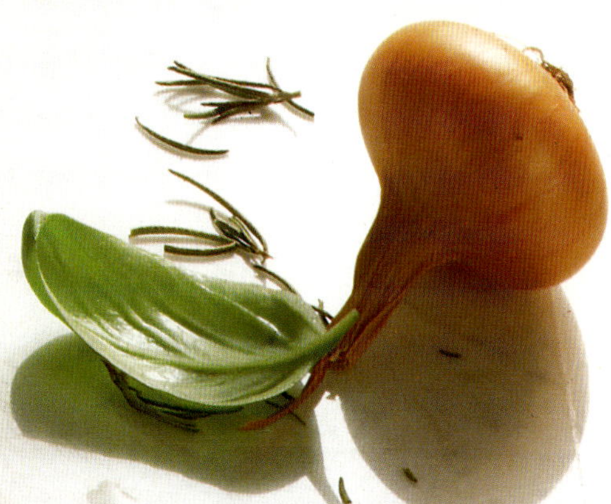

Dörrpflaumen-Putenspieß mit Zimtsauce

Schmeckt auch mit Hähnchenbrust

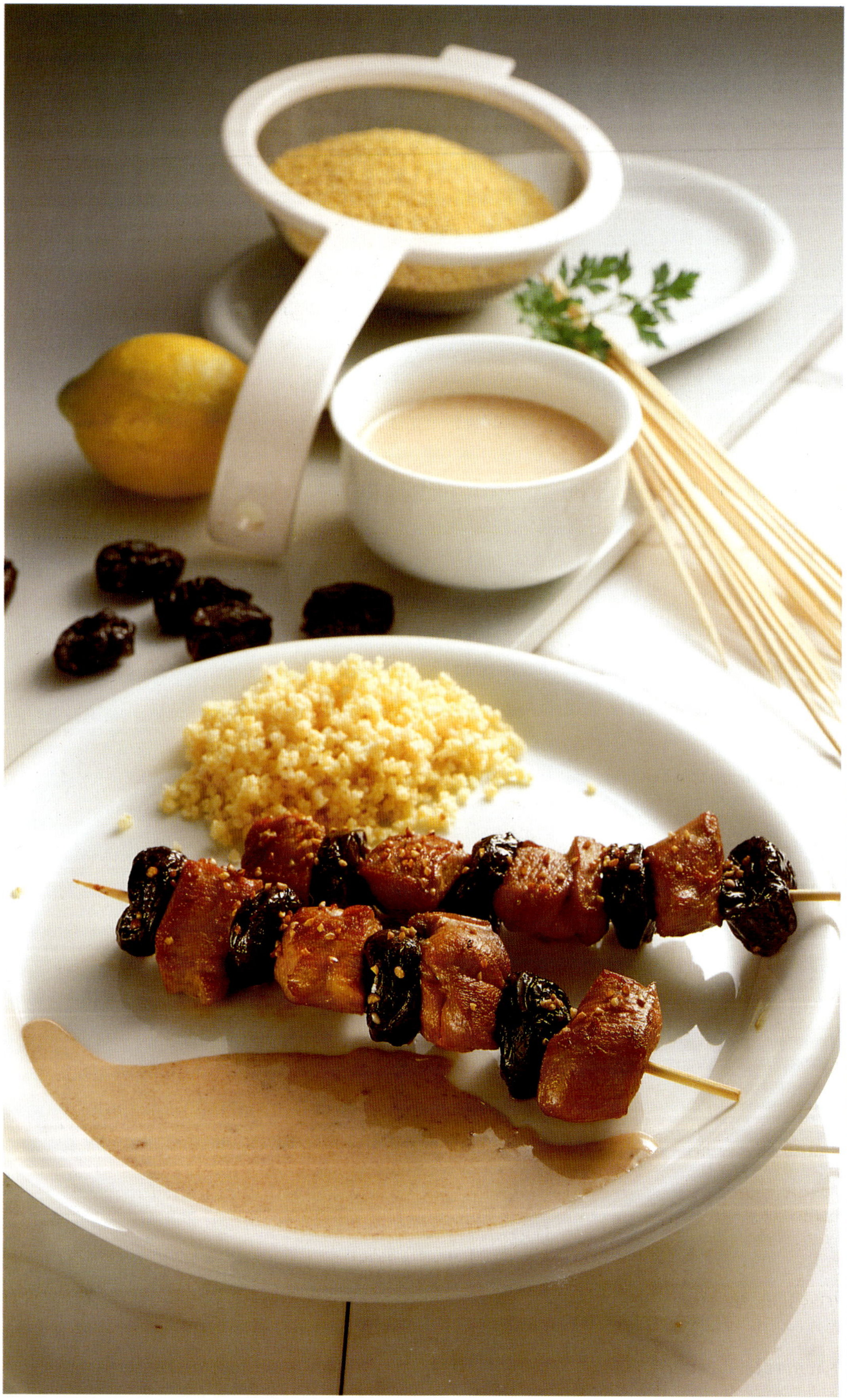

Zutaten für 4 Personen:
200 g Dörrpflaumen, entsteint
350 ccm Wasser
500 g Putenbrust
20 g hochwertiges Pflanzenöl (2 Eßl.) · 4 Holzspieße
frisch gemahlener, weißer Pfeffer · Salz
Für die Zimtsauce:
100 ccm Sahne (Kaffeerahm, 10 % Fett)
250 ccm Einweichwasser von den Dörrpflaumen
1 Meßlöffel Diät-Bindemittel
1 Eßl. Zitronensaft
½ Teel. Zimtpulver
1 Prise Cayennepfeffer · Salz

Pro Person etwa:
1400 kJ/330 kcal
32 g Eiweiß · 9 g Fett · 29 g Kohlenhydrate · 5 g Ballaststoffe · 84 mg Cholesterin

Einweichzeit: 12 Stunden
Marinierzeit: 1 Stunde
Zubereitungszeit: 15 Minuten

Die Pflaumen abspülen und über Nacht in dem Wasser einweichen. • Das Fleisch in gleich große Stücke schneiden, mit dem Öl mischen und zugedeckt etwa 1 Stunde marinieren. • Die Dörrpflaumen in einem Sieb abtropfen lassen und das Einweichwasser dabei auffangen. • Den Grill vorheizen. • Die Holzspieße einfetten, dann die Dörrpflaumen und die Fleischstücke abwechselnd darauf stecken. Mit Pfeffer und wenig Salz würzen. Die Spieße in den Grill geben und unter ständigem Wenden 4–6 Minuten grillen. • Die Sahne in einem Saucentopf erhitzen. Das Einweichwasser mit dem Bindemittel verrühren und zur Sahne geben. Die Sauce eindicken lassen, dabei aber nicht mehr kochen. Mit dem Zitronensaft, dem Zimt, dem Cayennepfeffer und wenig Salz abschmecken. Dazu paßt Naturreis, Buchweizen oder Hirse (Rezepte Seite 65 und 66).

Mein Tip: Statt Dörrpflaumen schmecken auch getrocknete Aprikosen, Pfirsiche und Birnen.

Putenfleisch mit Gemüse

Besonders saftig und sehr würzig

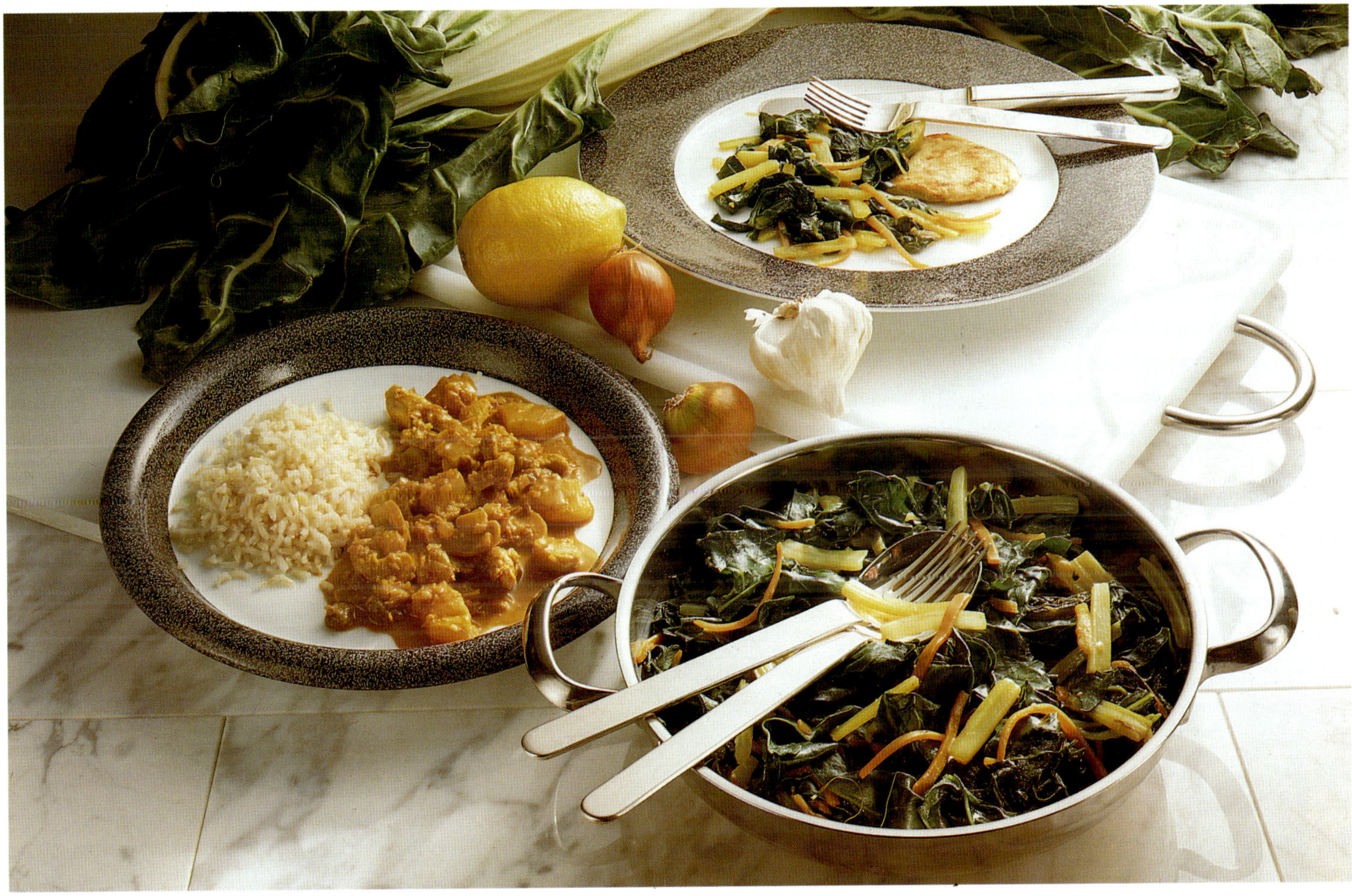

Putenragout aus der Bratfolie

im Bild links

Zutaten für 4 Personen:
- 500 g Putenschnitzel
- 2 Knoblauchzehen
- 150 g Zwiebeln · 4 Scheiben frische Ananas · 150 g Champignons · 20 g ungeschwefelte Rosinen · 20 g Kokosraspel
- 20 g Erdnußmus, ungesüßt
- 2 Eßl. Sojasauce · ½ Teel. Ingwerpulver · 1 Teel. Currypulver · 1 Teel. Paprikapulver, edelsüß · 1 Teel. Tomatenmark · 40 g Sahne (Kaffeerahm, 10 % Fett)
- 2 Eßl. Cognac · 4 Eßl. Wasser
- 1 Bratbeutel oder Bratschlauch von 30–40 cm Länge

Pro Person etwa:
1100 kJ/260 kcal
34 g Eiweiß · 6 g Fett · 17 g Kohlenhydrate · 3 g Ballaststoffe · 78 mg Cholesterin

Vorbereitungszeit: 35 Minuten
Garzeit: 40 Minuten

Das Fleisch in Streifen schneiden. Den Knoblauch und die Zwiebeln fein hacken. Die Ananas würfeln. Die Champignons blättrig schneiden. • Alles mit den Rosinen und den Kokosraspeln in einer Schüssel vermischen. • Das Erdnußmus mit der Sojasauce, dem Ingwer, dem Curry, dem Paprika, dem Tomatenmark, der Sahne, dem Cognac und dem Wasser verrühren und mit den übrigen Zutaten vermengen. • Alles in den Bratbeutel füllen. Mit den Klips verschließen (Seite 26/27). Den Bratbeutel mit einer Gabel oben einstechen und in eine kalte Fettpfanne legen. Das Ragout im Backofen (unten) bei 200° (Gas Stufe 4) etwa 40 Minuten garen. Den Inhalt vorsichtig in eine Schüssel schütten und mit Naturreis oder Getreidekörnern servieren.

Mangold-Möhren-Gemüse mit Putenschnitzel

im Bild rechts

Zutaten für 4 Personen:
- 4 Putenschnitzel (je etwa 100 g)
- 20 g hochwertiges Pflanzenöl (2 Eßl.) · frisch gemahlener, weißer Pfeffer · 1 kg Mangold
- 400 g Möhren
- 2 Knoblauchzehen
- 20 g Diät-Pflanzenfett (2 Eßl.)
- 2 Teel. Currypulver
- 4 Eßl. Sahne (30 % Fett)
- 1 Eßl. Zitronensaft · Salz

Pro Person etwa:
1400 kJ/330 kcal
31 g Eiweiß · 15 g Fett · 17 g Kohlenhydrate · 8 g Ballaststoffe · 71 mg Cholesterin

Marinierzeit: 30–40 Minuten
Garzeit: 20 Minuten

Die Putenschnitzel mit dem Öl bestreichen, mit Pfeffer würzen, aufeinander legen und ziehen lassen. • Den Mangold zerteilen und waschen. Das Blattgrün abstreifen. Die Stiele in Stücke schneiden. • Die Möhren in Stifte schneiden. • Den Knoblauch schälen. Das Pflanzenfett erhitzen. Die Mangoldstiele und die Möhren darin andünsten. Den Knoblauch durch die Presse dazudrücken, den Curry dazugeben und mitdünsten. Die Mangoldblätter hinzufügen. Geschlossen bei schwacher Hitze 12–15 Minuten dünsten. • Eine große beschichtete Pfanne bei mittlerer Hitze heiß werden lassen. Die Schnitzel darin von jeder Seite 4–5 Minuten braten. Die Herdplatte ausschalten und das Fleisch noch 2–3 Minuten nachgaren lassen. • Das Gemüse mit der Sahne vermischen, mit dem Zitronensaft, Pfeffer und wenig Salz würzen. Mit Naturreis oder Pellkartoffeln servieren.

Brathähnchen mit Paprika und Rosenkohl

Schonend und fettarm zubereitet

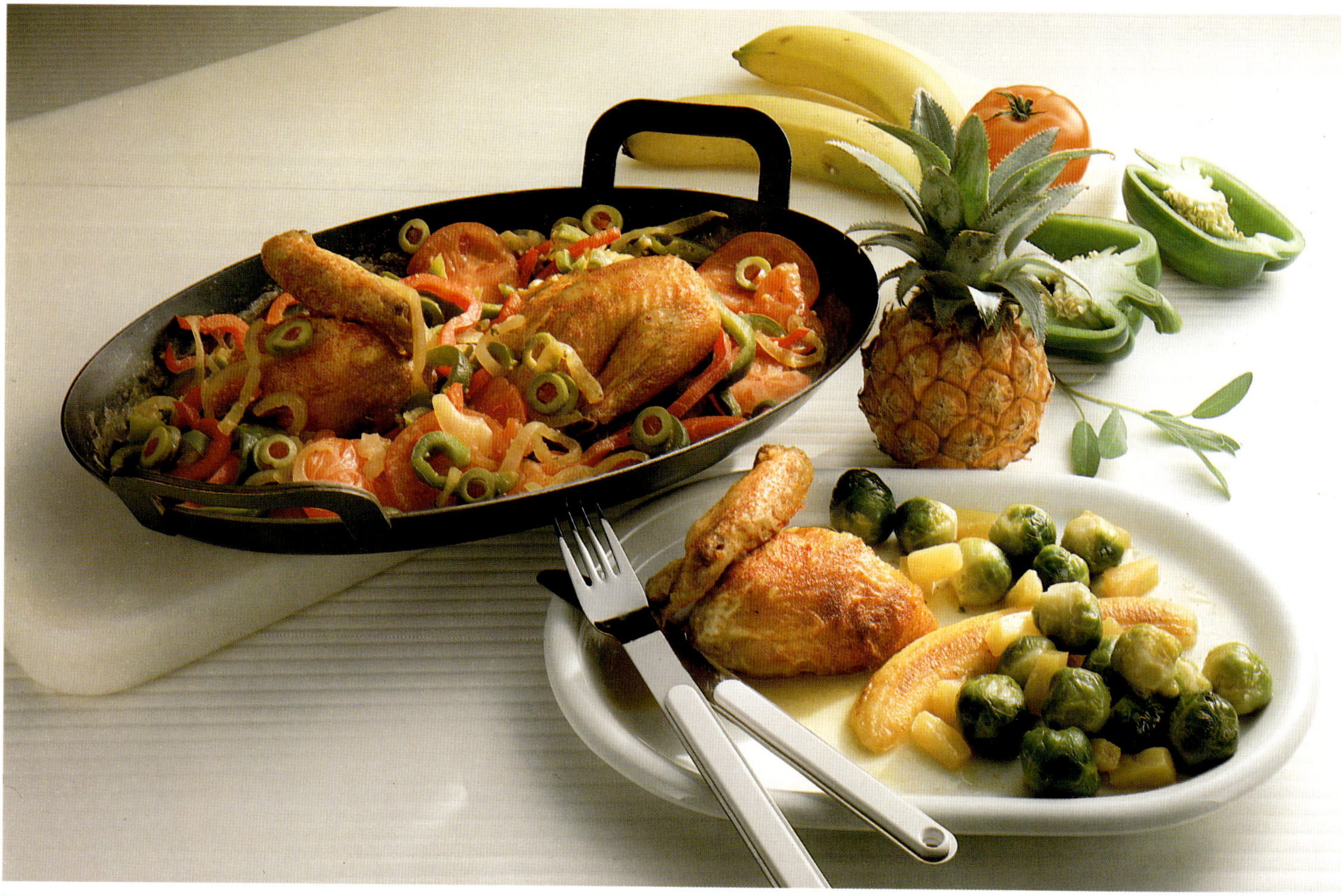

Spanisches Hähnchen mit Paprikagemüse

im Bild links

Zutaten für 4 Personen:
1 bratfertiges Hähnchen (etwa 900 g) · ½ Teel. Paprikapulver, edelsüß · schwarzer Pfeffer
Salz · 30 g Olivenöl (3 Eßl.)
2 Eßl. Zitronensaft
je 150 g rote und grüne Paprikaschoten · 150 g Zwiebeln
300 g Tomaten · 40 g grüne Oliven, mit Paprika gefüllt
2 Knoblauchzehen
4 Blätter frischer Salbei

Pro Person etwa:
1200 kJ/290 kcal
28 g Eiweiß · 16 g Fett
8 g Kohlenhydrate · 4 g Ballaststoffe · 94 mg Cholesterin

Zubereitungszeit: 50 Minuten

Den Backofen auf 175° (Gas Stufe 3) vorheizen. • Das Hähnchen innen und außen waschen, trockentupfen und halbieren. Den Paprika, Pfeffer, wenig Salz mit dem Olivenöl und dem Zitronensaft verrühren. Das Hähnchen damit bestreichen. Das Hähnchen in eine feuerfeste Form legen und im Backofen (unten) etwa 40 Minuten braten. • Inzwischen die Paprikaschoten halbieren, entkernen, waschen und in Streifen schneiden. Die Zwiebeln schälen und in Ringe schneiden. Die Tomaten kurz überbrühen, häuten und in Scheiben schneiden. • Etwa 15 Minuten vor Ende der Garzeit das Gemüse zum Hähnchen geben und mitgaren. • Die Oliven in Scheibchen schneiden. Den Knoblauch schälen und fein hacken. Den Salbei waschen und hacken. Alles etwa 5 Minuten vor Ende der Garzeit zum Hähnchen geben und fertigschmoren.

Ananas-Hähnchen aus dem Tontopf

im Bild rechts

Zutaten für 4 Personen:
1 Hähnchen (etwa 900 g)
Paprikapulver, edelsüß · Salz
1 Dose Ananasscheiben im eigenen Saft (230 g)
2 Eßl. Weinbrand · 1 kg Rosenkohl · 10 g Diät-Pflanzencreme
Pfeffer · ⅛ l Wasser · 200 g Bananen · Cayennepfeffer
10 g Diät-Pflanzencreme
1 Zitrone · 40 g Sahne (Kaffeerahm, 10 % Fett)
1–2 Meßlöffel Diät-Bindemittel

Pro Person etwa:
1700 kJ/400 kcal
39 g Eiweiß · 13 g Fett · 28 g Kohlenhydrate · 13 g Ballaststoffe · 97 mg Cholesterin

Vorbereitungszeit: 10 Minuten
Garzeit: 1¼ Stunden

Den Tontopf 15 Minuten wässern. • Das Hähnchen mit Paprika und wenig Salz einreiben. Die Ananas abtropfen lassen, den Saft auffangen und die Scheiben würfeln. Das Hähnchen mit der Hälfte der Ananas füllen, in die Tonform legen und mit dem Weinbrand übergießen. Die restliche Ananas rundherum verteilen. • Mit Deckel in den kalten Backofen (unten) schieben. Bei 240° in etwa 1¼ Stunden garen. • Den Rosenkohl putzen. • Das Fett erhitzen und den Rosenkohl darin wenden. Mit wenig Salz und Pfeffer würzen, das Wasser darüber gießen und in 20 Minuten garen. • Die Bananen längs halbieren. Mit Cayennepfeffer bestreuen. Das Fett erhitzen und die Bananen darin braten. Mit Zitronensaft beträufeln. • Den Bratenfond mit dem Ananassaft ablöschen. Davon 6 Eßlöffel mit der Sahne und dem Bindemittel verrühren und die Sauce binden.

Curry-Bananen auf Hähnchenbrust

Curry, Rosmarin und Thymian bestimmen das Aroma

Zutaten für 4 Personen:
1 unbehandelte Zitrone
4 Hähnchenbrustfilets (je etwa 100 g) · frisch gemahlener, weißer Pfeffer · Salz · je ½ Teel. getrockneter Rosmarin und Thymian · 400 g Bananen (ohne Schale) · 2 Knoblauchzehen
30 g Sesamöl, ersatzweise hochwertiges Pflanzenöl (3 Eßl.) · 3 Teel. Currypulver
⅛ l trockener Weißwein oder Gemüsebrühe
5 g Kokosraspel (1 Eßl.)

Pro Person etwa:
1200 kJ/290 kcal
24 g Eiweiß · 9 g Fett · 23 g Kohlenhydrate · 2 g Ballaststoffe · 60 mg Cholesterin

Vorbereitungszeit: 40 Minuten
Garzeit: 30 Minuten

Die Zitrone mit warmem Wasser waschen und abtrocknen. Die Schale dünn abreiben und beiseite legen. Die Zitrone halbieren und auspressen. • Die Hähnchenbrustfilets in ein flaches Gefäß legen, mit 2 Eßlöffeln von dem Zitronensaft beträufeln, mit wenig Salz und Pfeffer würzen. Den Rosmarin und den Thymian zerreiben und darüber streuen. Das Fleisch abdecken und etwa 30 Minuten ziehen lassen. • Die Bananen schälen, mit einer Gabel fein zerdrücken und mit dem restlichen Zitronensaft verrühren. • Die Knoblauchzehen schälen. Das Öl in einer Pfanne erhitzen. Das Fleisch trockentupfen und von beiden Seiten scharf anbraten. Die Filets nebeneinander in eine feuerfeste Form legen. • Den Backofen auf 240° (Gas Stufe 5) vorheizen. • Den Knoblauch durch die Presse in die Pfanne drükken und andünsten. Den Curry, das Bananenpüree und die Zitronenschale dazugeben, aufkochen lassen und auf dem Fleisch verteilen. Den Wein in die Form gießen. Im Backofen (Mitte) in etwa 20 Minuten garen. Dann mit den Kokosflocken bestreuen und bei Oberhitze überkrusten.

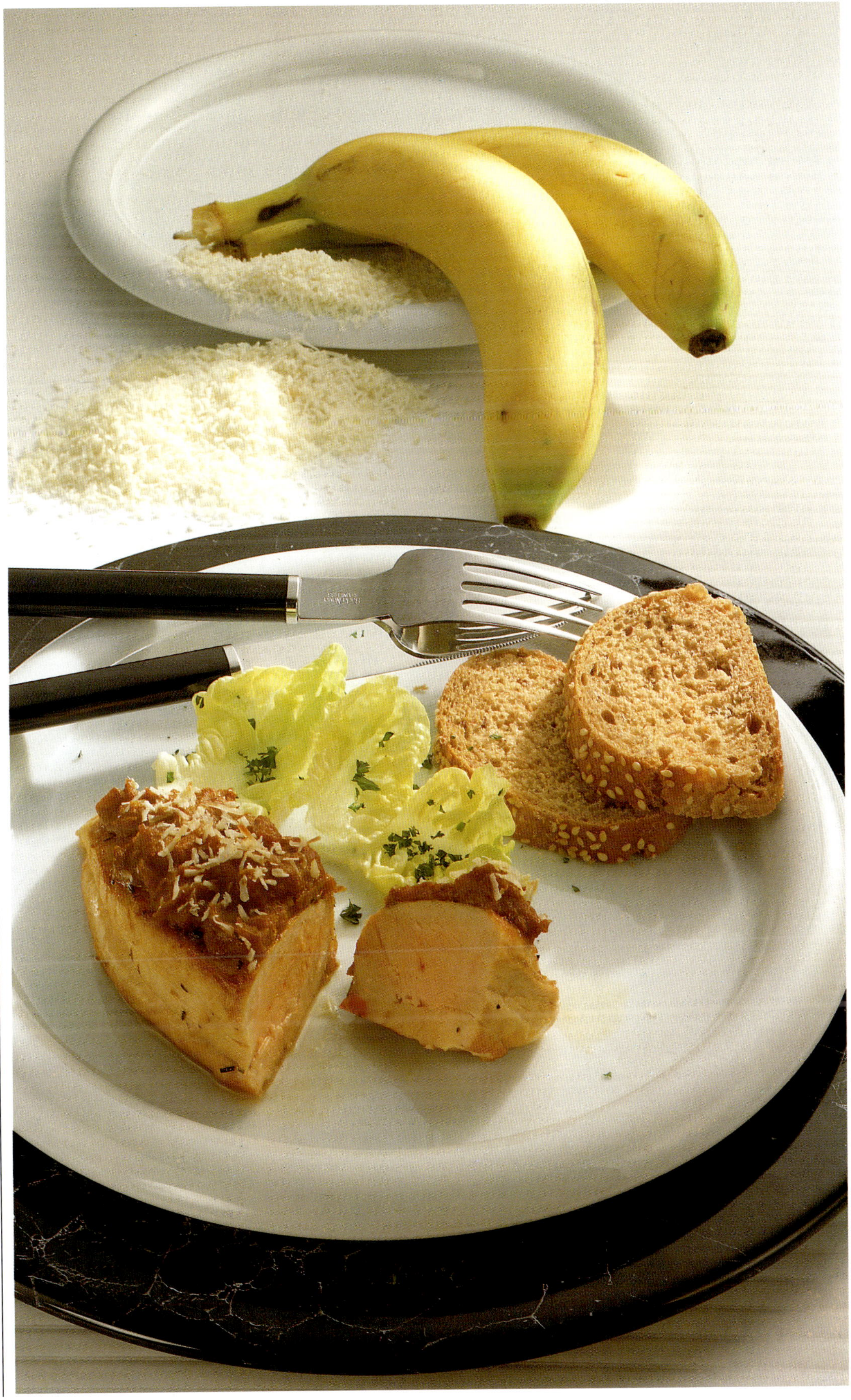

Chinesisches Gemüse mit Hähnchenfleisch

Dazu schmeckt Naturreis oder gekochtes Getreide

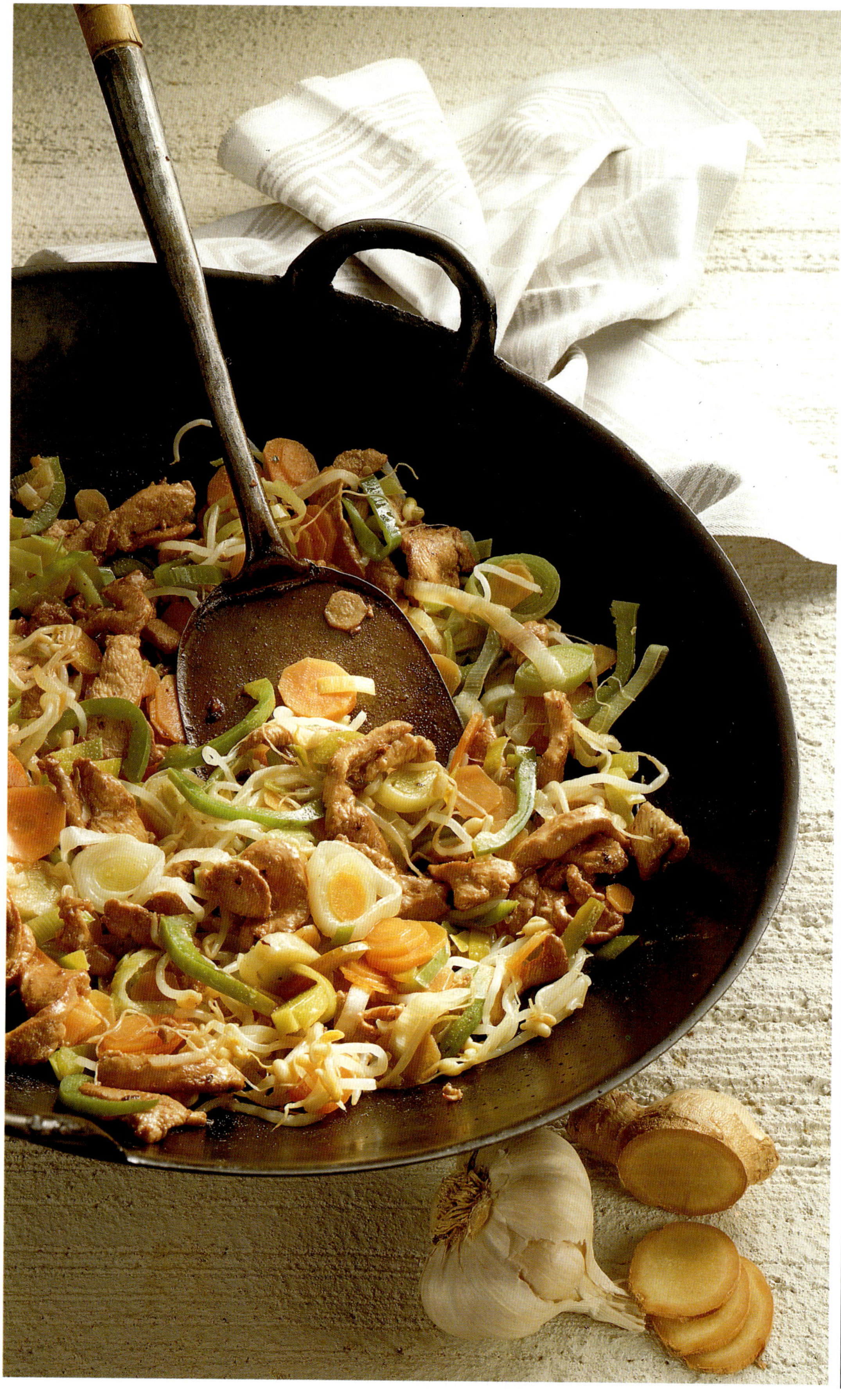

Zutaten für 4 Personen:
400 g Hähnchenbrust
Für die Marinade:
1 unbehandelte Zitrone
2 Knoblauchzehen
20 g frische Ingwerwurzel oder ½ Teel. Ingwerpulver
4 Eßl. Sojasauce · 8 Tropfen Tabasco · 400 g Möhren
200 g grüne Paprikaschoten
150 g Lauch · 100 g frische Sojabohnenkeimlinge
40 g Sesamöl oder hochwertiges Pflanzenöl (4 Eßl.) · ¼ l Gemüsebrühe
4 Eßl. trockener Sherry
2 Meßlöffel Diät-Bindemittel

Pro Person etwa:
1200 kJ/290 kcal
27 g Eiweiß · 12 g Fett · 15 g Kohlenhydrate · 5 g Ballaststoffe · 60 mg Cholesterin

Vorbereitungszeit: 40 Minuten
Zubereitungszeit: 40 Minuten

Das Fleisch in Streifen schneiden. • Die Zitrone waschen und abtrocknen. Die Schale abreiben. Die Zitrone auspressen. Den Knoblauch durch die Presse drücken. Den Ingwer schälen und reiben. Alles mit der Sojasauce und dem Tabasco verrühren. Das Hähnchenfleisch in dieser Marinade zugedeckt etwa 30 Minuten ziehen lassen. • Die Möhren in dünne Scheiben schneiden. Die Paprika vierteln, die Kerne entfernen und in Streifen schneiden. Den Lauch putzen, waschen und in Ringe schneiden. Die Keimlinge verlesen, waschen und abtropfen lassen. • 2 Eßlöffel von dem Öl erhitzen. Die Möhren und den Paprika etwa 6 Minuten darin braten. Den Lauch hinzufügen und kurz mitbraten. In einer zweiten Pfanne das restliche Öl erhitzen und darin das Hähnchenfleisch mit der Marinade etwa 6 Minuten braten. Das Fleisch und die Keimlinge unter das Gemüse mischen. Die Brühe mit dem Sherry und dem Bindemittel verrühren und in die Pfanne gießen. Alles unter Rühren eindicken, aber nicht mehr kochen lassen.

Chili con Carne

Gebackene Bohnen mit Rinderhackfleisch

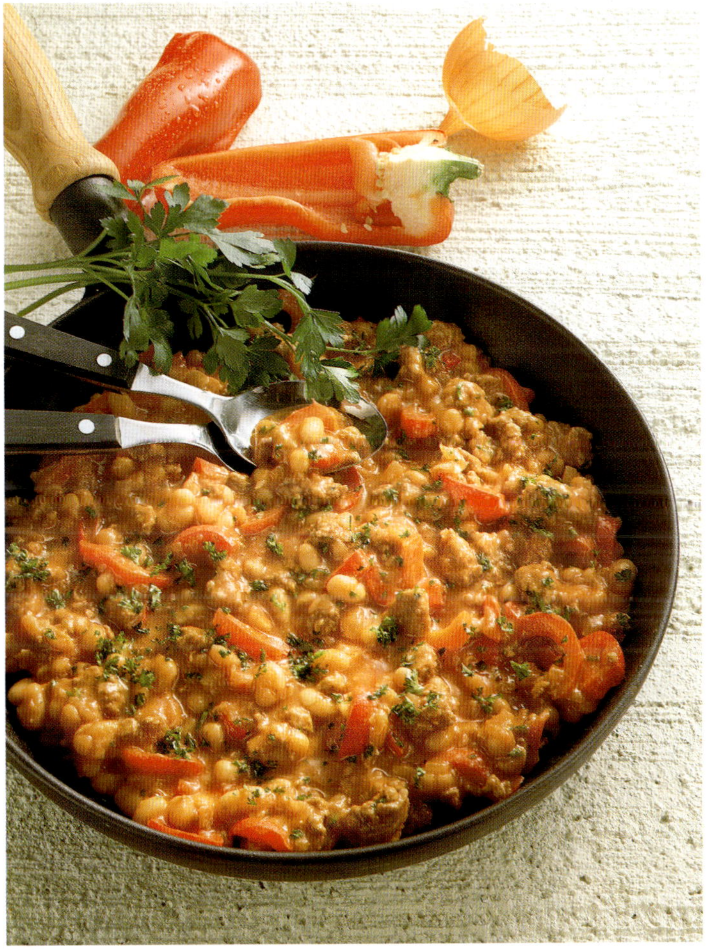

Zutaten für 4 Personen:
100 g Zwiebeln
200 g rote Paprikaschoten
20 g hochwertiges Pflanzenöl (2 Eßl.) · 300 g Tatar (Schabefleisch vom Rind)
¼ l Fleischbrühe · 2 Dosen gebackene Bohnen in Tomatensauce (je etwa 400 g)
¼ Teel. Chilipulver
frisch gemahlener, schwarzer Pfeffer · Salz

Pro Person etwa:
1400 kJ/330 kcal
26 g Eiweiß · 10 g Fett · 34 g Kohlenhydrate · 19 g Ballaststoffe · 53 mg Cholesterin

Zubereitungszeit: 50 Minuten

Die Zwiebeln schälen und fein hacken. Die Paprikaschoten vierteln, die Kerne entfernen, waschen und die Viertel in feine Streifen schneiden. Das Öl in einem Topf erhitzen. Die Zwiebeln darin anbraten, dann die Paprikastreifen dazugeben und kurz mitbraten. Das Fleisch hinzufügen und unter Rühren etwa 5 Minuten mitbraten. Mit der Fleischbrühe aufgießen und etwa 10 Minuten zugedeckt kochen lassen. Die Bohnen mit der Flüssigkeit unterrühren, mit dem Chilipulver würzen und bei schwacher Hitze zugedeckt weitere 10 Minuten kochen lassen. Mit Pfeffer und wenig Salz würzen. Dazu paßt Vollkorn-Stangenbrot.

Mein Tip: Wenn Sie das Gericht lieber etwas flüssiger mögen, nehmen Sie am besten ½ l Fleischbrühe statt ¼ l. Statt Fleisch können Sie 100 g dunkle Sojaeiweiß-Splitter verwenden. Die Sojaeiweiß-Splitter in 200 ccm heißer Fleisch- oder Gemüsebrühe einweichen. Das Gericht ist dann cholesterinfrei und enthält pro Portion etwa 310 kcal.

Gemüse mit Tafelspitz

Tafelspitz ist eine Wiener Spezialität

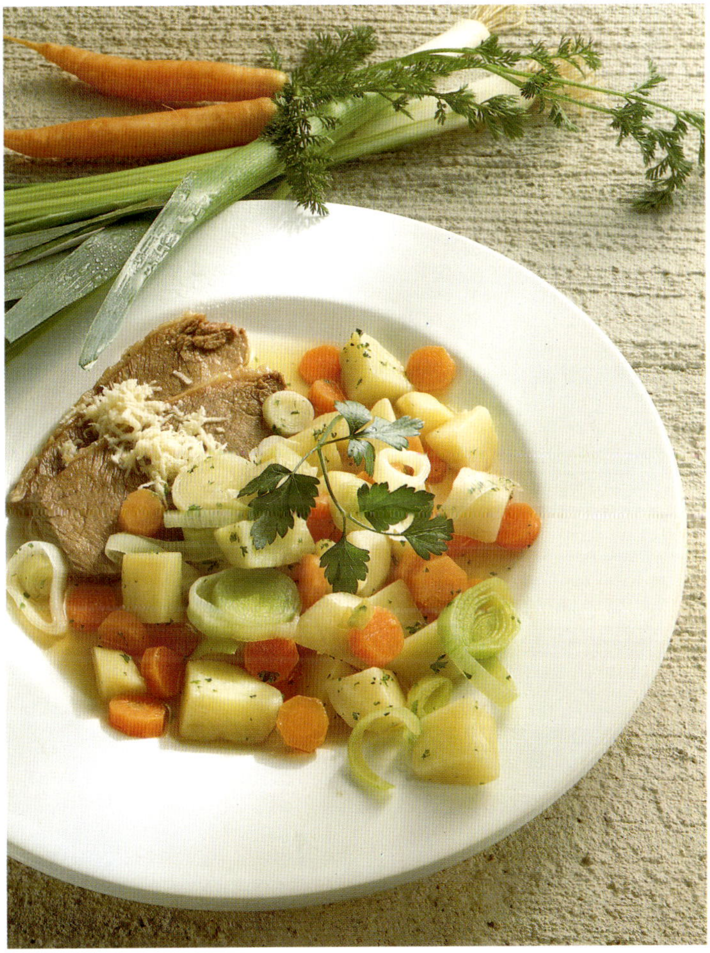

Zutaten für 4 Personen:
¾ l Gemüsebrühe
1 dicke Scheibe Tafelspitz (400 g) · 500 g Kartoffeln
300 g Möhren · 200 g Lauch
frisch gemahlener, schwarzer Pfeffer · Salz
1 Bund glatte Petersilie
4 Eßl. Meerrettich, frisch gerieben

Pro Person etwa:
1300 kJ/310 kcal
27 g Eiweiß · 9 g Fett · 30 g Kohlenhydrate · 7 g Ballaststoffe · 70 mg Cholesterin

Zubereitungszeit: 1 Stunde

Die Brühe zum Kochen bringen. Das Fleisch in der Brühe bei mittlerer Hitze zugedeckt etwa 20 Minuten kochen. • Die Kartoffeln und die Möhren waschen, schälen und in Würfel schneiden. Nach den 20 Minuten zum Fleisch geben und weitere 20 Minuten zugedeckt garen. • Den Lauch putzen, gründlich waschen, in Ringe schneiden und in den letzten 5 Minuten mitgaren. • Die Suppe mit Pfeffer und wenig Salz würzen. • Die Petersilie waschen, trockentupfen und fein hacken. • Den Meerrettich schälen und fein reiben. • Das Fleisch aus der Suppe nehmen und in dünne Scheiben schneiden. Den geriebenen Meerrettich mit 4 Eßlöffeln von der Suppe verrühren und über das Fleisch geben. Das Wurzelgemüse mit der Petersilie bestreuen und mit dem Fleisch servieren. Dazu paßt Bauernbrot.

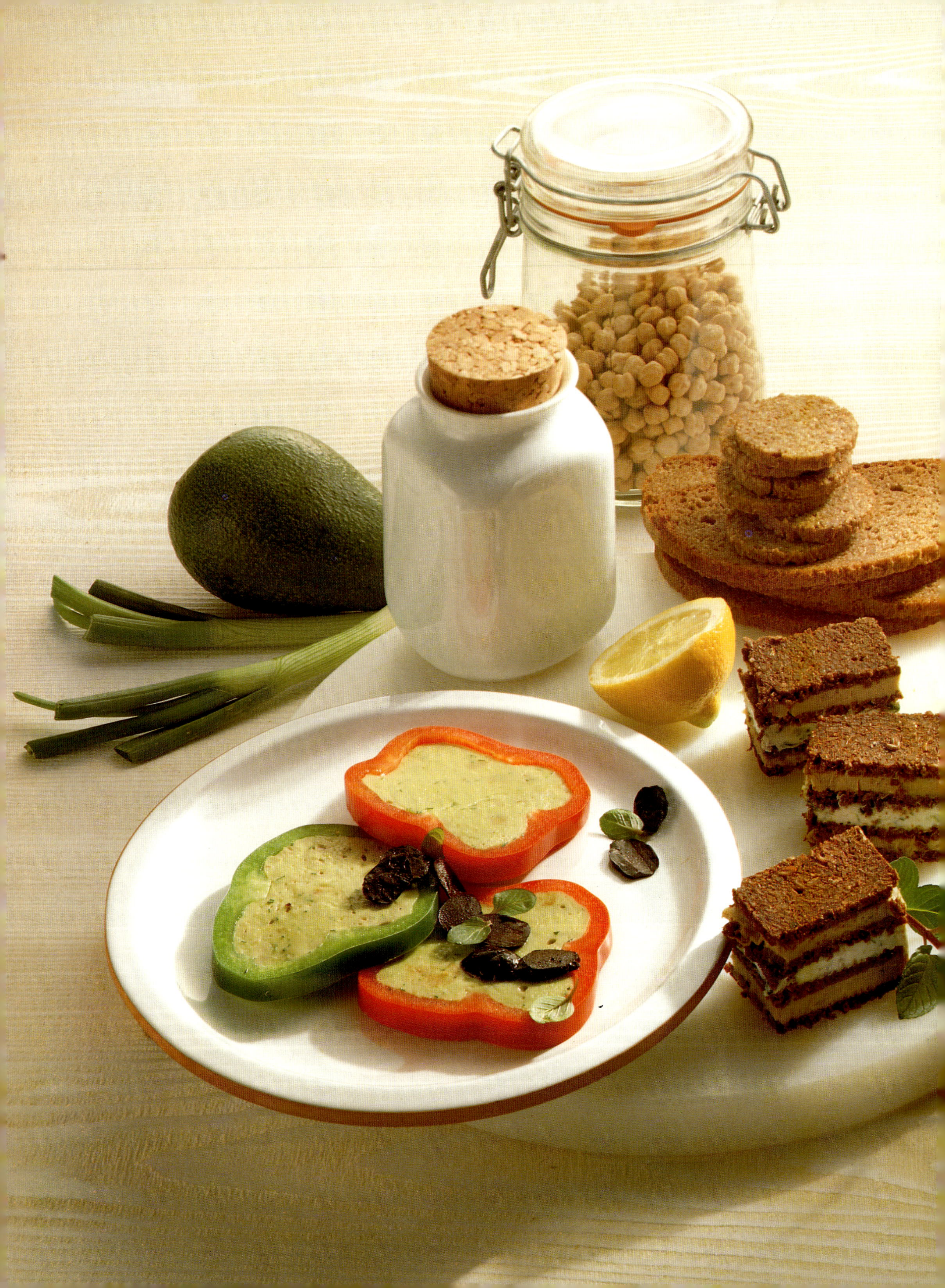

Kleine Gerichte

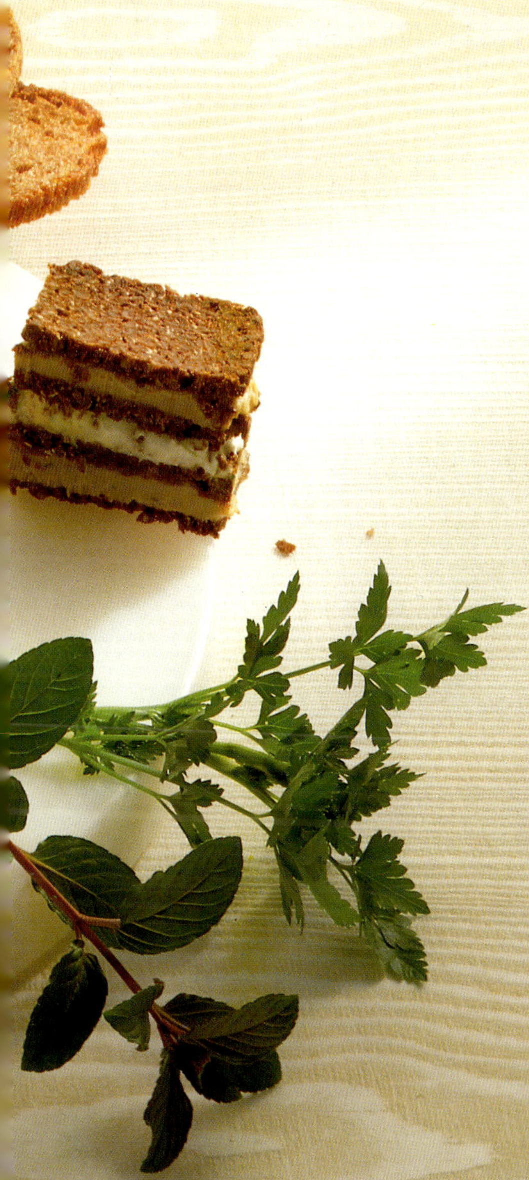

Für den kleinen Hunger zwischendurch oder für einen Imbiß im Büro finden Sie hier raffinierte Köstlichkeiten. Ob Avocadoscheiben im Paprikamantel (Rezept Seite 94) oder Pumpernickel-Domino (Rezept Seite 98) – alles läßt sich gut vorbereiten und ist ideal zum Mitnehmen. Auch der Indische Currysalat oder der Feinschmeckersalat mit Champignons und Ananas schmeckt hervorragend. Beide Salate werden mit Sojaeiweiß-Streifen zubereitet. Dieses Produkt, das sich vielseitig verwenden läßt, bekommen Sie im Reformhaus. Es enthält viel hochwertiges Eiweiß, wichtige Mineralstoffe und B-Vitamine.
Feine Häppchen und pikante Quarkaufstriche runden das Kapitel ab. Probieren Sie auch Brotaufstriche aus ungewöhnlichen Zutaten. Pasten aus Kichererbsen oder mit Sojamehl schmecken Ihnen sicher und sie passen zu Brot und rohem Gemüse.

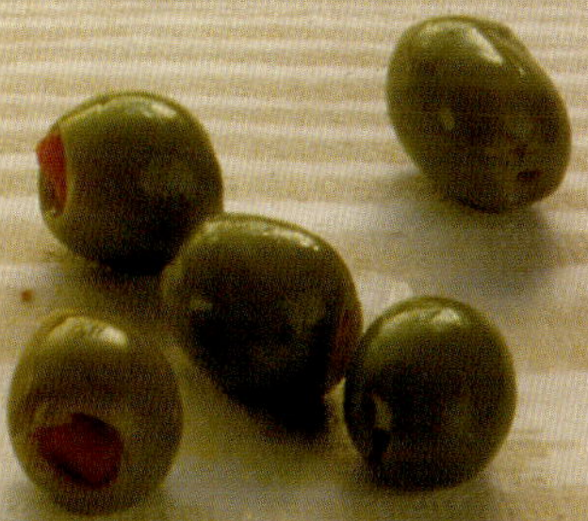

Seezunge in Weißweingelee

Fisch in Aspik – ein feiner Imbiß

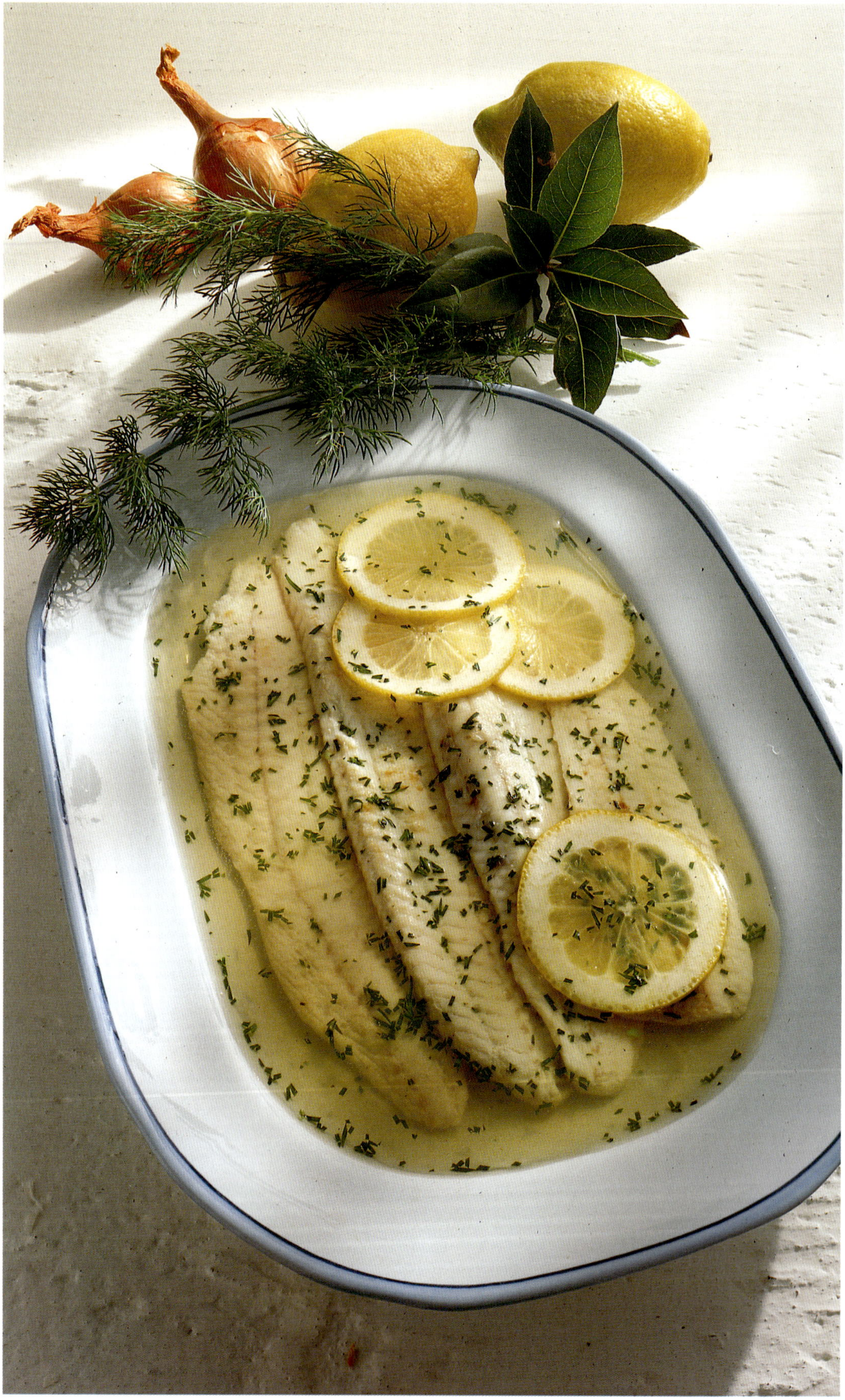

Zutaten für 4 Personen:
1 Schalotte · 1/4 l klare Gemüsebrühe · 5 Eßl. trockener Weißwein · 1 Lorbeerblatt
4 weiße Pfefferkörner
4 Seezungenfilets (je etwa 80 g)
1 Zitrone · 4 Blatt weiße Gelatine · 1 Bund Dill · Salz

Pro Person etwa: 390 kJ/93 kcal
16 g Eiweiß · 1 g Fett · 1 g Kohlenhydrate · 0 g Ballaststoffe · 48 mg Cholesterin

Zubereitungszeit: 50 Minuten
Gelierzeit: 2 Stunden

Die Schalotte schälen. Die Gemüsebrühe mit dem Weißwein, dem Lorbeerblatt, den Pfefferkörnern und der Schalotte zum Kochen bringen und im offenen Topf etwa 5 Minuten sieden lassen. • Den Sud durch ein Sieb gießen und wieder zum Kochen bringen. Die Seezungenfilets hineinlegen und in 3 Minuten ziehen, aber nicht kochen lassen. • Die Fischfilets mit einem Schaumlöffel aus dem Topf nehmen und auskühlen lassen. • Die Zitrone schälen und in dünne Scheiben schneiden, dabei alle Kerne entfernen. • Die Gelatine in kaltem Wasser einweichen. • Den Dill waschen, trockentupfen und in kleine Zweige teilen. • Die Fischfilets mit den Zitronenscheiben und den Dillzweigen in einer flachen Schüssel oder 4 kleinen Schälchen anrichten. • Von dem Fischsud etwa 1/4 l erwärmen. Die Gelatine ausdrücken und darin auflösen, vom Herd nehmen und mit wenig Salz abschmecken. • Den Topf in Wasser mit Eiswürfeln stellen und so lange rühren, bis der Sud zu gelieren beginnt. Die Fischfilets mit dem Gelee übergießen und im Kühlschrank völlig erstarren lassen.

Mein Tip: Statt Seezungenfilets können Sie auch Forellenfilets verwenden.

Carpaccio von Lachs mit Kerbel-Vinaigrette

Eine edle Vorspeise

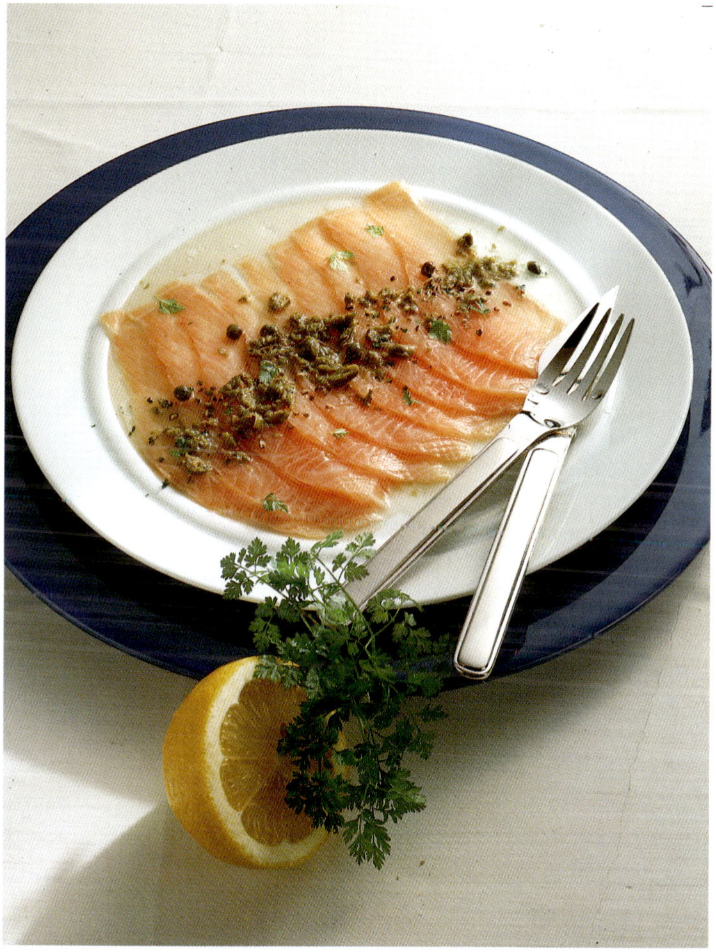

Zutaten für 4 Personen:
200 g frischer Lachs in hauchdünnen Scheiben
1 Eßl. Kapern · ½ Bund Kerbel
grobgemahlener, schwarzer Pfeffer
Für die Vinaigrette:
20 g hochwertiges Pflanzenöl (2 Eßl.) · 1 Eßl. Weißweinessig
1 Eßl. Zitronensaft
2 Eßl. trockener Weißwein
1–2 Tropfen flüssiger Süßstoff
Salz

Pro Person etwa:
620 kJ/150 kcal
10 g Eiweiß · 12 g Fett · 0 g Kohlenhydrate · 0 g Ballaststoffe · 18 mg Cholesterin

Zubereitungszeit: 10 Minuten

Den Lachs auf 4 Tellern anrichten. Die Kapern fein hacken. Den Kerbel waschen, trockentupfen und ebenfalls fein hacken. Die Kapern, den Kerbel und den Pfeffer über den Lachs streuen. • Für die Vinaigrette das Öl mit dem Essig, dem Zitronensaft, dem Weißwein verrühren und mit dem Süßstoff und wenig Salz abschmecken. Die Vinaigrette über die Lachsscheiben träufeln. Mit Vollkorn-Stangenbrot, Vollkorn-Toast oder Brötchen servieren.

Mein Tip: Lassen Sie sich den Lachs am besten gleich bei Ihrem Händler hauchdünn aufschneiden.

Info zum Lachs: Lachs enthält etwas mehr Fett als andere Süßwasserfische. Es ist jedoch sehr wertvoll, da es viel Omega-3-Fettsäuren enthält. Die Omega-3-Fettsäuren verbessern die Fließeigenschaften des Blutes. Bei Seefischen kommen die Omega-3-Fettsäuren insbesondere im Fett von der Makrele und dem Hering reichlich vor.

Makrelenpastete

Das Fett der Makrele ist besonders wertvoll

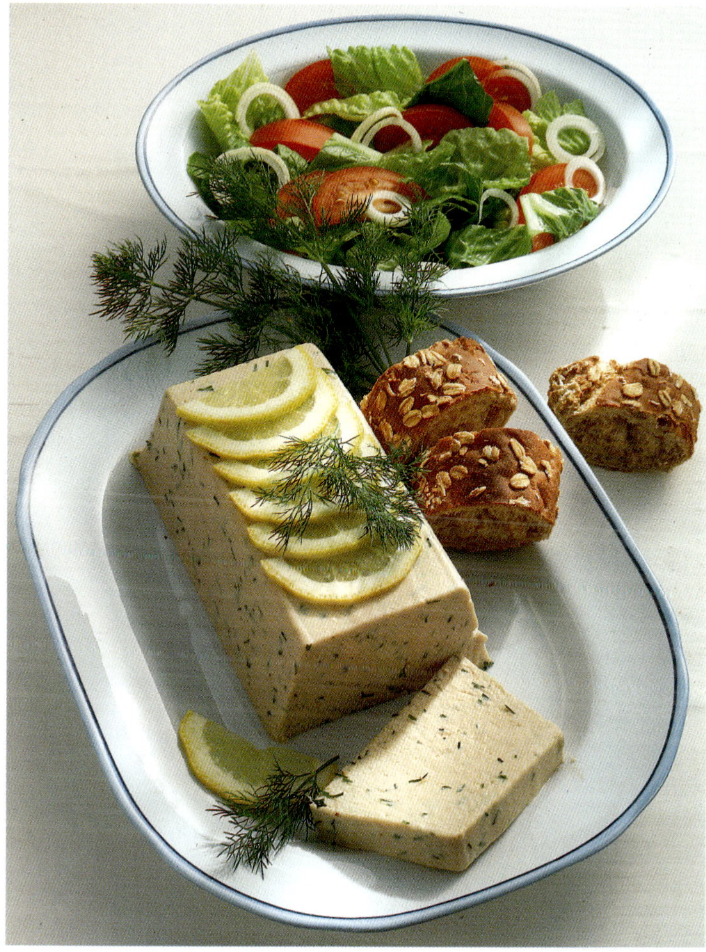

Zutaten für 4 Personen:
450 g geräucherte Makrele (entgrätet und enthäutet etwa 300 g Fleisch) · 100 g Magerquark · 100 g Soja-Creme, neutral (Reformhaus) · 1 Eßl. Zitronensaft · 1 Bund Dill
3 Blatt weiße Gelatine
3 Eßl. Wasser · Paprikapulver, edelsüß · frisch gemahlener, schwarzer Pfeffer · Salz

Pro Person etwa:
860 kJ/200 kcal
21 g Eiweiß · 12 g Fett · 3 g Kohlenhydrate · 0 g Ballaststoffe · 82 mg Cholesterin

Zubereitungszeit: 30 Minuten
Gelierzeit: mindestens 3 Stunden

Die Makrelen häuten, entgräten und das Fischfleisch mit dem Quark, der Soja-Creme und dem Zitronensaft im Mixer pürieren. Den Dill waschen und trockentupfen. Einen Dillzweig beiseite legen. Den restlichen Dill fein hacken. • Die Gelatine in kaltem Wasser etwa 5 Minuten einweichen, ausdrücken und in den 3 Eßlöffeln Wasser unter Erwärmen auflösen. Die Gelatine mit der Fischmasse gut verrühren. Mit dem gehackten Dill, Paprika, Pfeffer und wenig Salz abschmecken. Eine Kastenform mit dem Dillzweig auslegen und die Masse darüber füllen. Die Pastete im Kühlschrank in mindestens 3 Stunden festwerden lassen. Vor dem Servieren die Kastenform kurz in warmes Wasser tauchen oder die Pastete mit einem Messer vom Rand der Form lösen. Die Pastete stürzen, in 8 gleich große Scheiben schneiden und mit Vollkorn-Stangenbrot und Salat servieren.

Mein Tip: Statt Makrele können Sie auch geräucherte Forelle oder geräucherten Lachs verwenden.

Broccoli-Lauchsalat mit Champignons

Dazu paßt Vollkornbrot

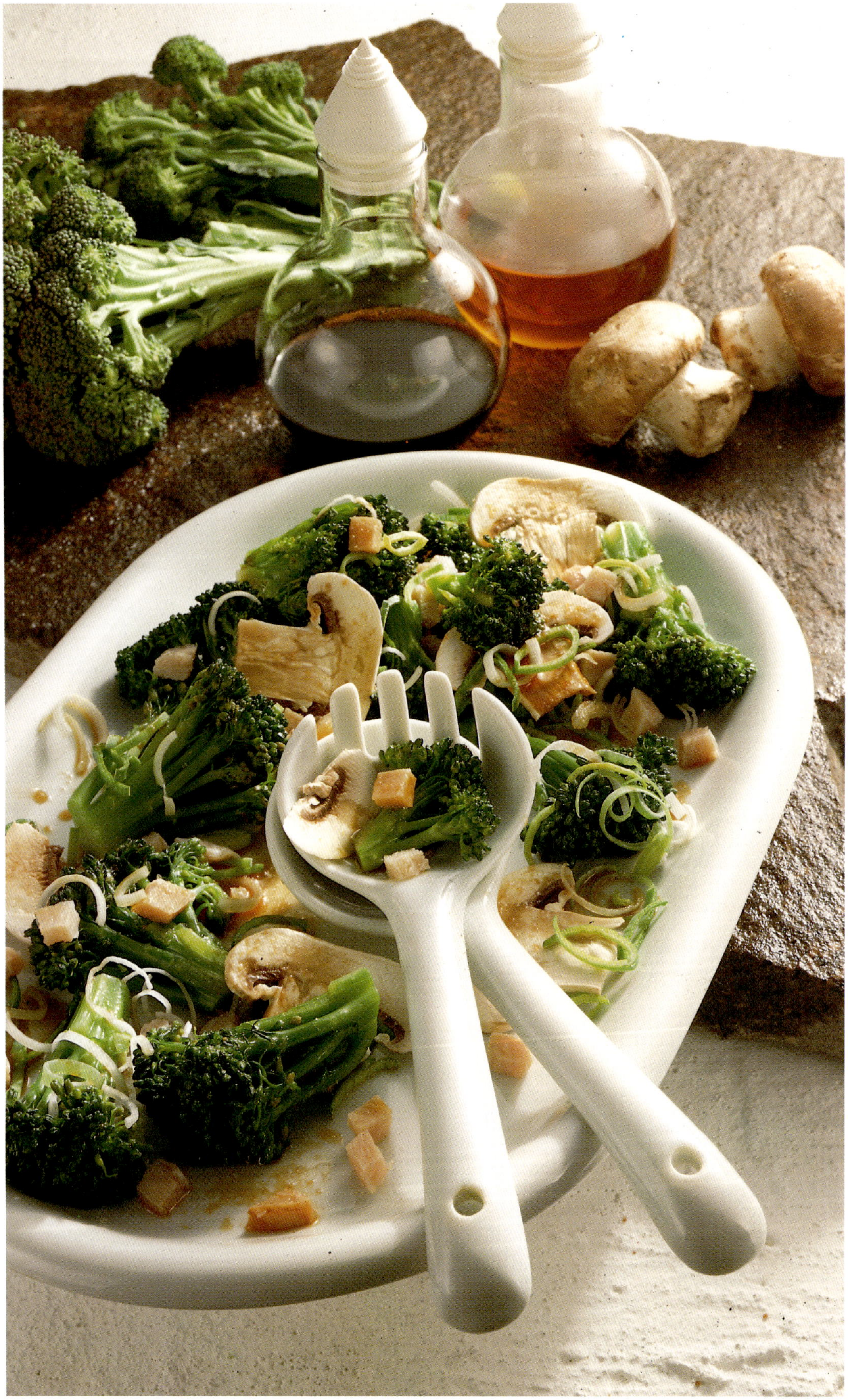

Zutaten für 4 Personen:
800 g Broccoli · 200 g Lauch
200 g Champignons
100 g geräucherte Putenbrust, ohne Haut
Für die Salatsauce:
20 g Sesamöl (2 Eßl.)
2 Eßl. Sojasauce · 4 Eßl. Essig
2 Eßl. Broccoli-Kochwasser
1 Prise Knoblauchpulver
1 Prise Ingwerpulver · Salz

Pro Person etwa:
580 kJ/140 kcal
15 g Eiweiß · 6 g Fett · 6 g Kohlenhydrate · 8 g Ballaststoffe · 15 mg Cholesterin

Zubereitungszeit: 50 Minuten

Den Broccoli putzen und in Röschen teilen. Derbe, grobe Blätter entfernen und zarte Blättchen aufheben. Den Strunk schälen und in feine Stifte schneiden. Die Broccoliröschen und einige zarte Broccoliblätter mit kaltem Wasser abbrausen. • Den Lauch putzen, längs halbieren und unter fließendem Wasser sehr gut waschen. Den Lauch in feine Streifen schneiden. • Die Champignons putzen, die Stiele etwas kürzen, kurz waschen und in feine Blättchen schneiden. • Die Putenbrust klein würfeln. • Den Broccoli in wenig leicht gesalzenem Wasser in 6 Minuten zugedeckt garen. Dann in ein Sieb gießen und abtropfen lassen, dabei etwas Kochwasser auffangen. • Das Sesamöl mit der Sojasauce, dem Essig, dem Broccoli-Kochwasser, dem Knoblauch- und Ingwerpulver und wenig Salz verrühren. • Den abgetropften Broccoli, den Lauch, die Champignons und die Putenbrust in eine Salatschüssel geben. Die Salatsauce darüber gießen, alles vorsichtig vermischen und sofort servieren.

Mein Tip: Den Broccoli können Sie im Siebeinsatz über Wasserdampf sehr schonend garen (Seite 24).

Salate mit Schinken und Hühnerbrust

Schmecken gut mit geröstetem Vollkorntoastbrot

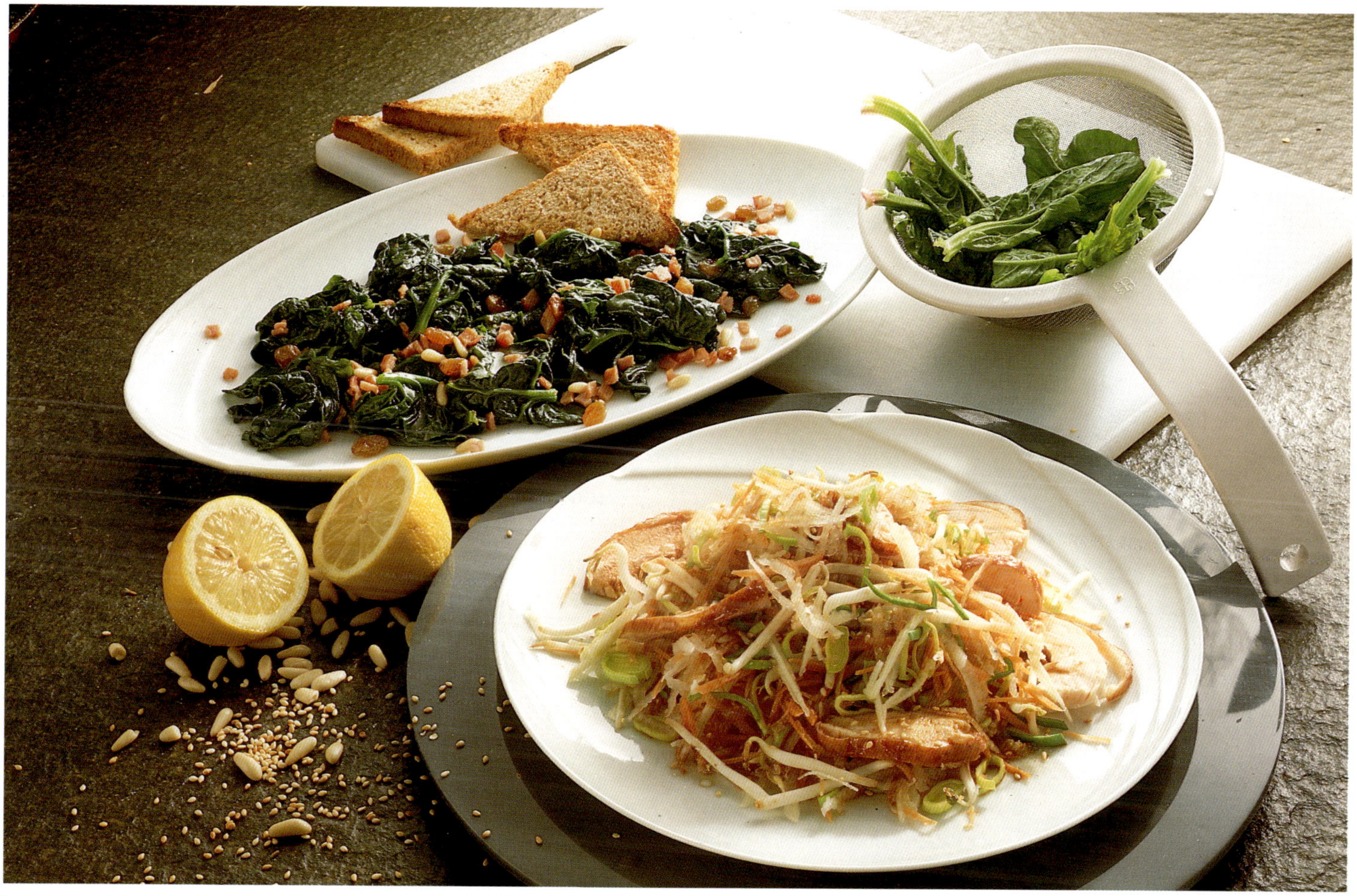

Warmer Spinatsalat mit Schinken und Pinienkernen

im Bild links

Zutaten für 4 Personen:
1 kg frischer Blattspinat
100 g gekochter Schinken ohne Fettrand · 20 g Olivenöl (2 Eßl.)
10 g Rosinen (1 Eßl.)
20 g Pinienkerne (2 Eßl.)
Salatsauce:
20 g Olivenöl (2 Eßl.) · 2 Eßl. Zitronensaft · frisch gemahlener, weißer Pfeffer · Salz

Pro Person etwa:
890 kJ/210 kcal
14 g Eiweiß · 14 g Fett · 5 g Kohlenhydrate · 10 g Ballaststoffe · 17 mg Cholesterin

Zubereitungszeit: 35 Minuten

Den Spinat verlesen, lange Stiele entfernen und waschen. • Einen großen Topf zu zwei Dritteln mit Wasser füllen und zum Kochen bringen. • Inzwischen den Schinken in kleine Würfel schneiden. Für die Salatsauce das Olivenöl mit dem Zitronensaft, Pfeffer und wenig Salz verrühren. • Den Blattspinat in das kochende Wasser geben und 3–5 Minuten kochen lassen, bis die Blätter zusammenfallen. Den Spinat abgießen und abtropfen lassen. Das Olivenöl in einer Pfanne erhitzen. Die Schinkenwürfel, die Rosinen und die Pinienkerne dazugeben und kurz anrösten. Den Spinat in die Pfanne geben und mit dem Schinken, den Rosinen und den Pinienkernen vermischen. Die Salatsauce dazugeben und alles nochmals mischen. Den Spinatsalat warm servieren.

Mein Tip: Sie können den Schinken weglassen und den Spinatsalat als Beilage zu kurzgebratenem Geflügelfleisch oder Fisch servieren.

Apfel-Gemüse-Salat mit geräucherter Hähnchenbrust

im Bild rechts

Zutaten für 4 Personen:
100 g Rettich · 100 g Möhren
100 g Sojabohnensprossen
200 g Lauch · 400 g säuerliche Äpfel (Cox Orange oder Boskop) · 2 Eßl. Apfelessig
20 g Sesamöl oder hochwertiges Pflanzenöl (2 Eßl.) · 1 Eßl. Sojasauce
frisch gemahlener, weißer Pfeffer · Salz · 10 g Sesamsamen (2 Eßl.) · 200 g geräucherte Hähnchenbrust

Pro Person etwa:
800 kJ/190 kcal
15 g Eiweiß · 8 g Fett · 15 g Kohlenhydrate · 5 g Ballaststoffe · 30 mg Cholesterin

Zubereitungszeit: 30 Minuten

Den Rettich und die Möhren schälen. Die Sojabohnensprossen verlesen, in einem Sieb waschen und gut abtropfen lassen. • Den Lauch putzen, gründlich waschen und mit dem hellgrünen Teil in feine Ringe schneiden. Die Äpfel schälen. • Den Essig, das Öl, die Sojasauce, Pfeffer und wenig Salz zu einer Sauce rühren. • Die Möhren, den Rettich und die Äpfel grob raspeln, mit dem Lauch und den Sojabohnensprossen mischen. Die Sauce darüber gießen und mit dem Apfel-Gemüse vermischen. • Die Sesamsamen in einer trockenen Pfanne goldgelb anrösten, bis sie angenehm duften, dann etwas abkühlen lassen. • Die Hähnchenbrust in sehr feine Streifen schneiden und unter den Salat geben. Den Salat auf Tellern anrichten und mit den Sesamsamen bestreuen.

Avocadoscheiben im Paprikamantel

Dazu paßt Vollkorn-Baguette

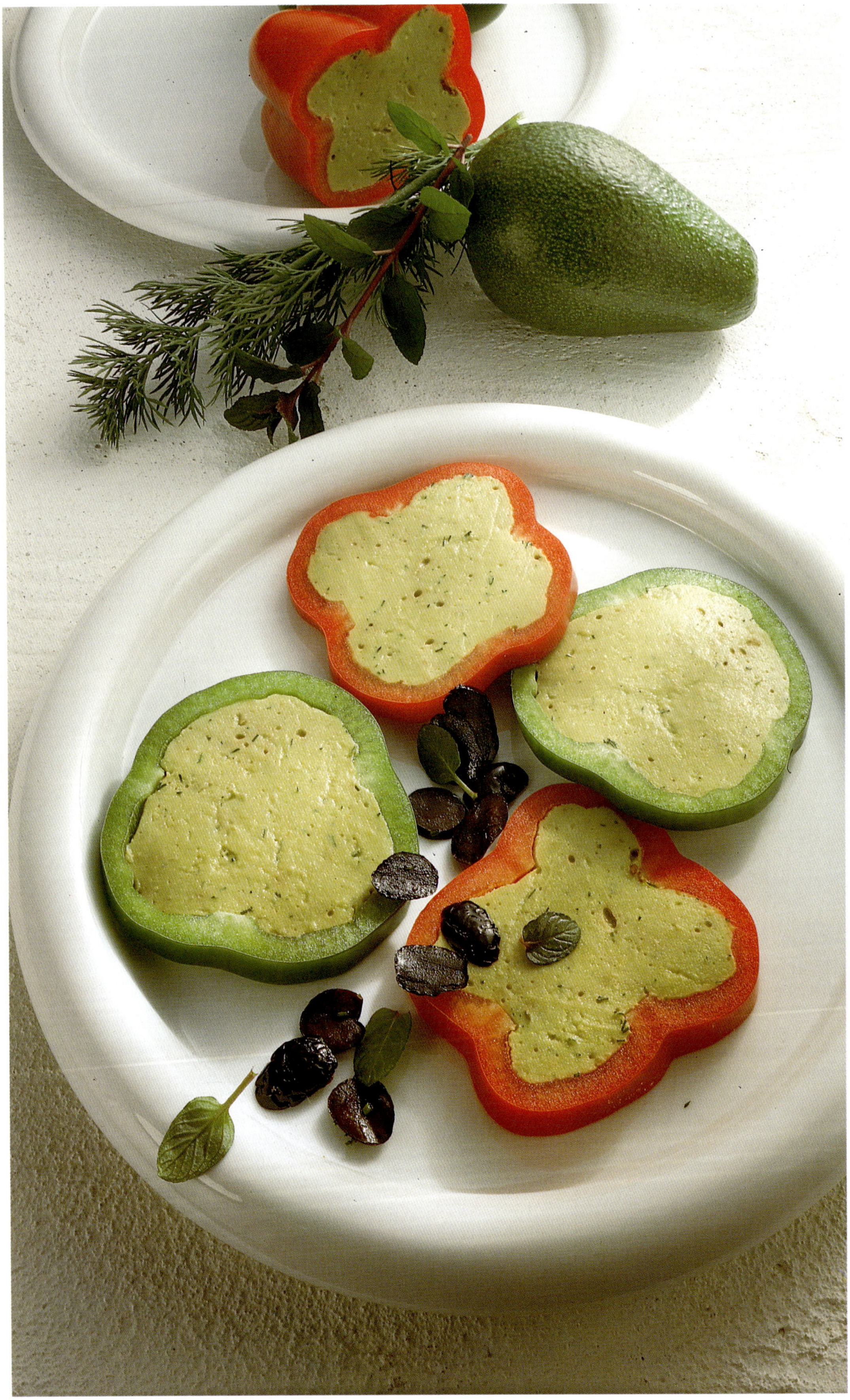

Zutaten für 4 Personen:
Je 1 rote und grüne Paprikaschote (je etwa 200 g) · 1 reife Avocado (etwa 200 g Fruchtfleisch) · 2 Eßl. Zitronensaft · 4 Blatt weiße Gelatine · 2 Knoblauchzehen · 1 Eßl. Sojasauce · 100 ccm heißes Wasser · frisch gemahlener, schwarzer Pfeffer · Salz · 2 Eßl. gehackter Dill · 40 g schwarze Oliven (etwa 4 Stück) · frische Pfefferminzblätter

Pro Person etwa:
650 kJ/155 kcal
2 g Eiweiß · 15 g Fett · 3 g Kohlenhydrate · 3 g Ballaststoffe · 0 mg Cholesterin

Zubereitungszeit: 20 Minuten
Kühlzeit: mindestens 4 Stunden

Von den Paprikaschoten die Stengel deckelförmig abschneiden, die Kerne entfernen, die Schoten waschen und gut abtrocknen. • Die Avocado der Länge nach bis zum Kern ringsum einschneiden. Die Hälften gegeneinanderdrehen, bis sie sich lösen. Den Kern herausnehmen. Das Fruchtfleisch mit einem Teelöffel herauslösen und sofort mit dem Zitronensaft beträufeln. • Die Gelatine in kaltem Wasser etwa 5 Minuten einweichen. Die Knoblauchzehen schälen und durch die Presse zum Avocadofruchtfleisch drücken. Die Sojasauce dazugeben und alles zu einer glatten Creme verrühren. Die Gelatine ausdrücken, in dem heißen Wasser auflösen und zur Avocadocreme geben und mit dem Handrührgerät kräftig durchschlagen. Die Creme mit Pfeffer und wenig Salz würzen. Den Dill unterheben. Die Paprikaschoten mit der Masse füllen, in Klarsichtfolie einwickeln und etwa 4 Stunden in den Kühlschrank stellen. Die Klarsichtfolie entfernen und die Paprikaschoten in etwa 1 cm dicke Scheiben schneiden. Die Scheiben auf Tellern anrichten. • Die Oliven in Scheiben schneiden. Die Pfefferminze waschen und trockentupfen. • Mit den Oliven und der Pfefferminze garnieren.

Gemüse als Salat und in Aspik

Leichte Zwischenmahlzeit oder feine Vorspeise

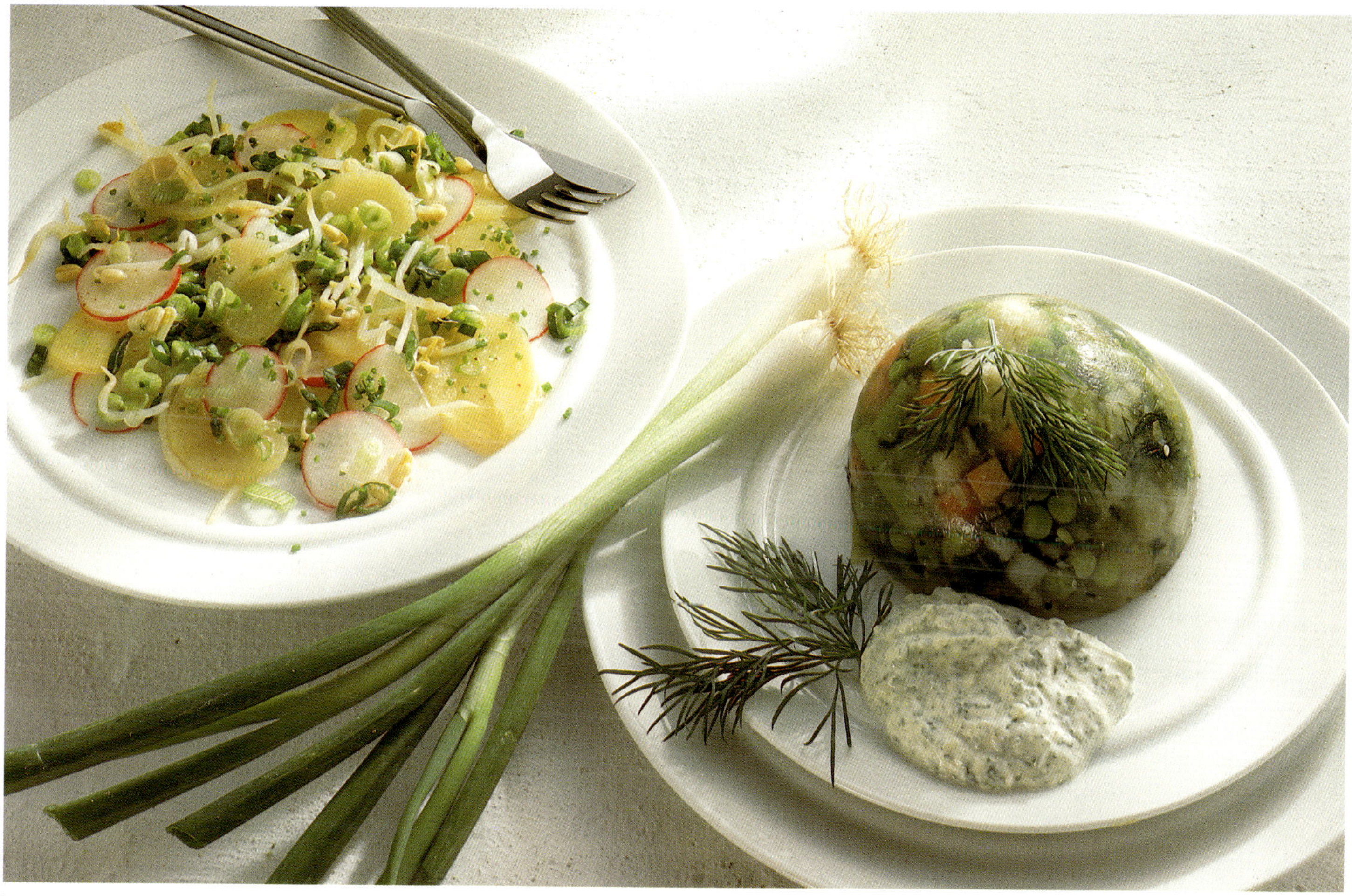

Frühlingssalat mit Sprossen und Radieschen

im Bild links

Zutaten für 4 Personen:
400 g Kartoffeln
200 g Sojabohnensprossen
150 g Frühlingszwiebeln
⅛ l Gemüsebrühe · 4 Eßl. Obstessig · 1 Bund Radieschen
1 Bund Schnittlauch · frisch gemahlener, weißer Pfeffer
Salz · 20 g hochwertiges Pflanzenöl (2 Eßl.)

Pro Person etwa 600 kJ/140 kcal
5 g Eiweiß · 6 g Fett · 18 g Kohlenhydrate · 4 g Ballaststoffe · 0 mg Cholesterin

Zubereitungszeit: 50 Minuten

Die Kartoffeln waschen und mit Schale in leicht gesalzenem Wasser etwa 20 Minuten kochen, dann abgießen und abkühlen lassen. • Inzwischen die Sojabohnensprossen verlesen, in einem Sieb waschen und abtropfen lassen. • Die Frühlingszwiebeln putzen, waschen und in Ringe schneiden. Beides in eine Schüssel geben. • Die Gemüsebrühe aufkochen, mit 2 Eßlöffeln von dem Essig mischen und über die Zwiebeln und Sprossen gießen. Alles kurz durchziehen lassen. • Die Kartoffeln pellen, in Scheiben schneiden, unter das Gemüse mischen und alles etwa 10 Minuten durchziehen lassen. • Die Radieschen waschen, putzen und in Scheiben schneiden. Den Schnittlauch waschen und in Röllchen schneiden. Beides zum Salat geben. • Den restlichen Essig mit Pfeffer und wenig Salz verrühren. Dann das Öl langsam unterrühren. Die Salatsauce über den Salat gießen und alles vorsichtig mischen.

Gemüsetörtchen in Aspik

im Bild rechts

Zutaten für 4 Personen:
400 ccm Wasser · Salz
300 g tiefgefrorenes Suppengemüse · 2 kleine Gewürzgurken · ½ Bund Dill · 4–5 Eßl. Essig · flüssiger Süßstoff
1 gehäufter Teel. Agar-Agar
50 ccm Wasser
Zum Garnieren: 4 Salatblätter

Pro Person etwa 110 kJ/26 kcal
2 g Eiweiß · 0 g Fett · 4 g Kohlenhydrate · 2 g Ballaststoffe · 0 mg Cholesterin

Zubereitungszeit: 40 Minuten
Gelierzeitzeit: 2 Stunden

Das Wasser leicht salzen und zum Kochen bringen. Das Suppengemüse darin in etwa 10 Minuten bißfest kochen. • Das Gemüse abgießen und abtropfen lassen. Das Gemüsekochwasser auffangen und mit Wasser auf ½ l auffüllen. • Die Gewürzgurken fein hacken. • Den Dill waschen, trockentupfen und die Dillspitzen von den Stengeln zupfen. Beides mit dem Gemüse mischen. • Das Kochwasser mit dem Essig, Süßstoff und wenig Salz abschmecken. • Das Agar-Agar-Pulver mit dem Wasser anrühren und in die Gemüse-Essig-Brühe geben. Alles unter Rühren erhitzen und dann etwas abkühlen lassen. Den Boden von 4 Portionsschälchen mit der Flüssigkeit bedecken, abwechselnd die Gemüsemischung dazugeben und die Flüssigkeit darüber gießen, dabei mit der Flüssigkeit abschließen. • Die Gemüsetörtchen abkühlen und dann etwa 2 Stunden im Kühlschrank erstarren lassen. • Vor dem Servieren stürzen und auf den Salatblättern anrichten. Mit einer Kräuter-Quark-Sauce (Rezept Seite 63) und Vollkornbrot servieren.

Feine Salate mit Soja

Sojaeiweiß-Streifen – ein Produkt aus dem Reformhaus oder Naturkostladen

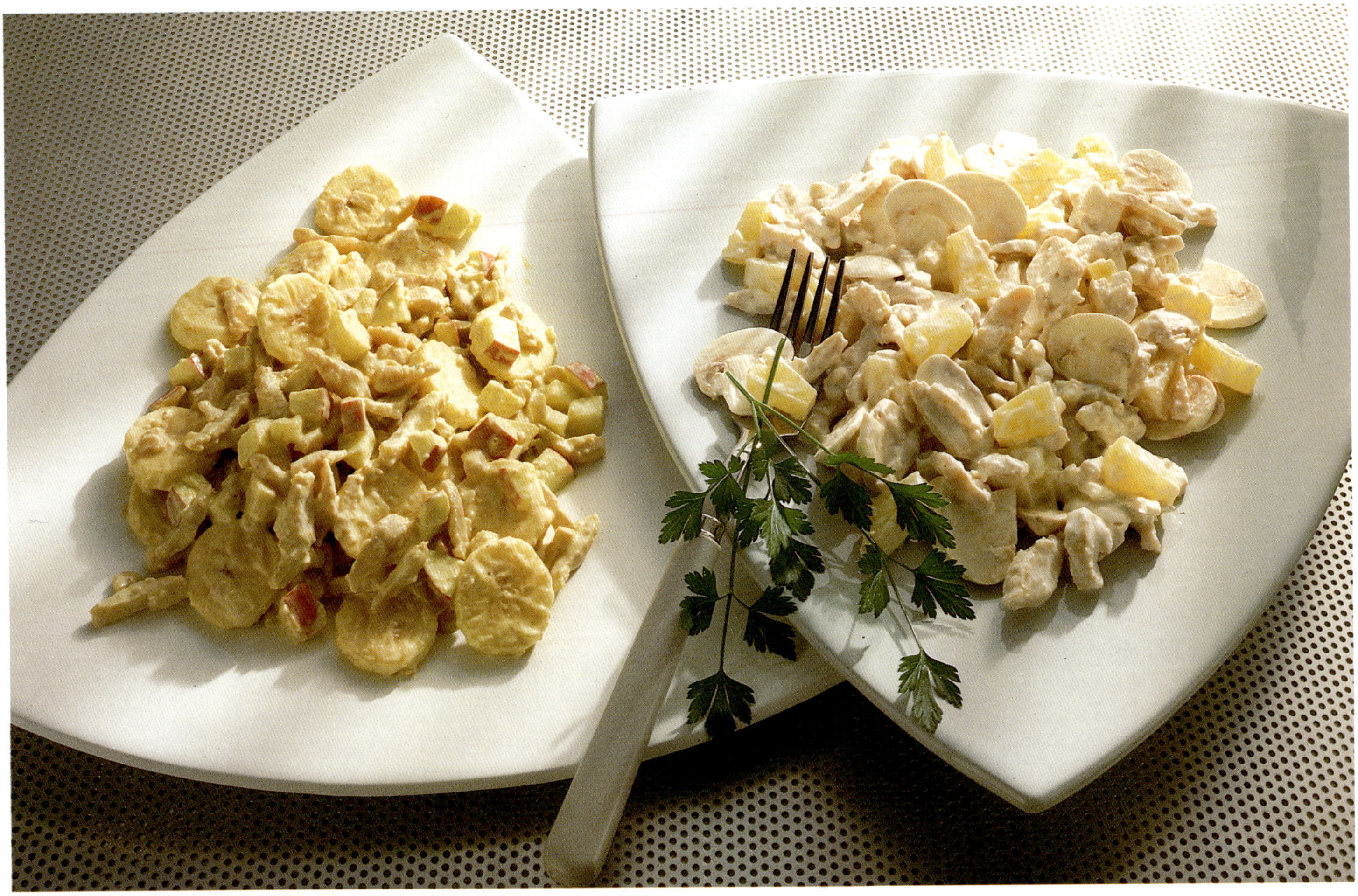

Indischer Currysalat

im Bild links

Zutaten für 4 Personen:
- ½ l Gemüsebrühe
- 80 g Sojaeiweiß-Streifen, dunkel · 150 g Bananen (ohne Schale) · 150 g rote Äpfel
- 2 Eßl. Zitronensaft
- 100 g Joghurt (1,5 % Fett)
- 100 g saure Sahne (10 % Fett)
- 1 Teel. Currypulver
- 1 Messerspitze frisch gemahlener, weißer Pfeffer
- Salz · flüssiger Süßstoff

Pro Person etwa:
640 kJ/150 kcal
16 g Eiweiß · 4 g Fett · 14 g Kohlenhydrate · 6 g Ballaststoffe · 10 mg Cholesterin

Einweichzeit: 15 Minuten
Garzeit: 15 Minuten
Fertigstellung: 5 Minuten
Marinierzeit: 30 Minuten

Die Gemüsebrühe aufkochen. Die Sojaeiweiß-Streifen in die heiße Brühe geben. Die Brühe von der Herdplatte nehmen und die Sojaeiweiß-Streifen etwa 15 Minuten einweichen. • Die Sojaeiweiß-Streifen (sie quellen bis zum 3fachen Volumen) mit der Einweichflüssigkeit zum Kochen bringen. Bei schwacher Hitze zugedeckt etwa 15 Minuten garen. • Inzwischen die Bananen schälen und in Scheiben schneiden. Die Äpfel lauwarm waschen, achteln und ohne Kerngehäuse würfeln. Die Bananen mit den Äpfeln und dem Zitronensaft mischen.
• Den Joghurt, die saure Sahne und den Curry cremig rühren, mit dem Pfeffer, wenig Salz und Süßstoff abschmecken. • Die Sojaeiweiß-Streifen in ein Sieb schütten, mit kaltem Wasser abspülen und gut abtropfen lassen. Dann mit den Früchten und der Joghurt-Sahne-Creme vermengen. Den Salat mindestens 30 Minuten ziehen lassen.

Feinschmeckersalat mit Champignons und Ananas

im Bild rechts

Zutaten für 4 Personen:
- 400 ccm Gemüsebrühe
- 80 g Sojaeiweiß-Streifen, hell
- 200 g frische Champignons
- 100 g frische Ananas, ersatzweise ungezuckerte aus der Dose · 2 Eßl. Zitronensaft
- 150 g Joghurt (1,5 % Fett)
- 50 g saure Sahne (24 % Fett)
- 5 Spritzer Worcestersauce
- 1 Messerspitze weißer Pfeffer
- flüssiger Süßstoff · Salz

Pro Person etwa:
490 kJ/120 kcal
17 g Eiweiß · 3 g Fett
7 g Kohlenhydrate · 5 g Ballaststoffe · 20 mg Cholesterin

Einweichzeit: 15 Minuten
Garzeit: 15 Minuten
Fertigstellung: 5 Minuten
Marinierzeit: 30 Minuten

Die Gemüsebrühe aufkochen. Die Sojaeiweiß-Streifen in die heiße Brühe geben. Die Streifen von der Herdplatte nehmen und etwa 15 Minuten einweichen. • Die Sojaeiweiß-Streifen in der Einweichflüssigkeit zum Kochen bringen, dann bei schwacher Hitze zugedeckt etwa 15 Minuten garen.
• Inzwischen die Champignons putzen, wenn nötig waschen, abtrocknen, und in dünne Scheiben schneiden. • Die Ananas in Würfel schneiden. Die Champignons, die Ananaswürfel und den Zitronensaft miteinander vermischen. • Den Joghurt mit der sauren Sahne cremig rühren. Mit der Worcestersauce, dem Pfeffer, Süßstoff und wenig Salz würzen. • Die Sojaeiweiß-Streifen kalt abspülen und abtropfen lassen. Dann mit der Champignon-Ananas-Mischung und der Joghurt-Sahne-Creme vermengen.
• Den Salat mindestens 30 Minuten ziehen lassen.

Tomaten mit Haferkleiefüllung

Eine ballaststoffreiche Zwischenmahlzeit

Zutaten für 4 Personen:
100 g Haferkleie mit Keim
200 ccm Wasser · 1 kg feste
Fleischtomaten (etwa 4 Stück,
gleich groß) · Salz
100 g Frühlingszwiebeln
1 Bund glatte Petersilie
2 Stengel frische Minze
20 g Olivenöl (2 Eßl.)
2 Eßl. Zitronensaft
frisch gemahlener, schwarzer
Pfeffer
20 g Kresse (1 Kästchen)

Pro Person etwa:
840 kJ/200 kcal
7 g Eiweiß · 8 g Fett · 26 g Kohlenhydrate · 10 g Ballaststoffe · 0 mg Cholesterin

Zubereitungszeit: 30 Minuten
Kühlzeit: 1 Stunde

Die Haferkleie etwa 15 Minuten in dem Wasser quellen lassen. • Die Tomaten waschen und abtrocknen. Von jeder Tomate einen Deckel abschneiden und das Innere mit einem Teelöffel vorsichtig herauslösen. Die Tomaten innen mit wenig Salz würzen und ziehen lassen. • Das Fruchtfleisch zerkleinern. Die Frühlingszwiebeln putzen, waschen und abtrocknen. Die grünen Teile in Röllchen schneiden. Die Zwiebeln fein hacken. Die Petersilie und die Minze waschen, abtrocknen und fein hacken. • Die Haferkleie mit dem Tomatenfruchtfleisch, den Zwiebeln, der Petersilie und der Minze vermengen. Das Öl und den Zitronensaft unterrühren. Die Masse mit Pfeffer und wenig Salz würzen. Die Tomaten damit füllen. Die Deckel aufsetzen und die Tomaten mindestens 1 Stunde in den Kühlschrank stellen. Die Tomaten auf einem Kressebeet anrichten und servieren.

Mein Tip: Statt Haferkleie mit Keim können Sie auch grobgemahlene Vollkorn-Haferflocken nehmen.

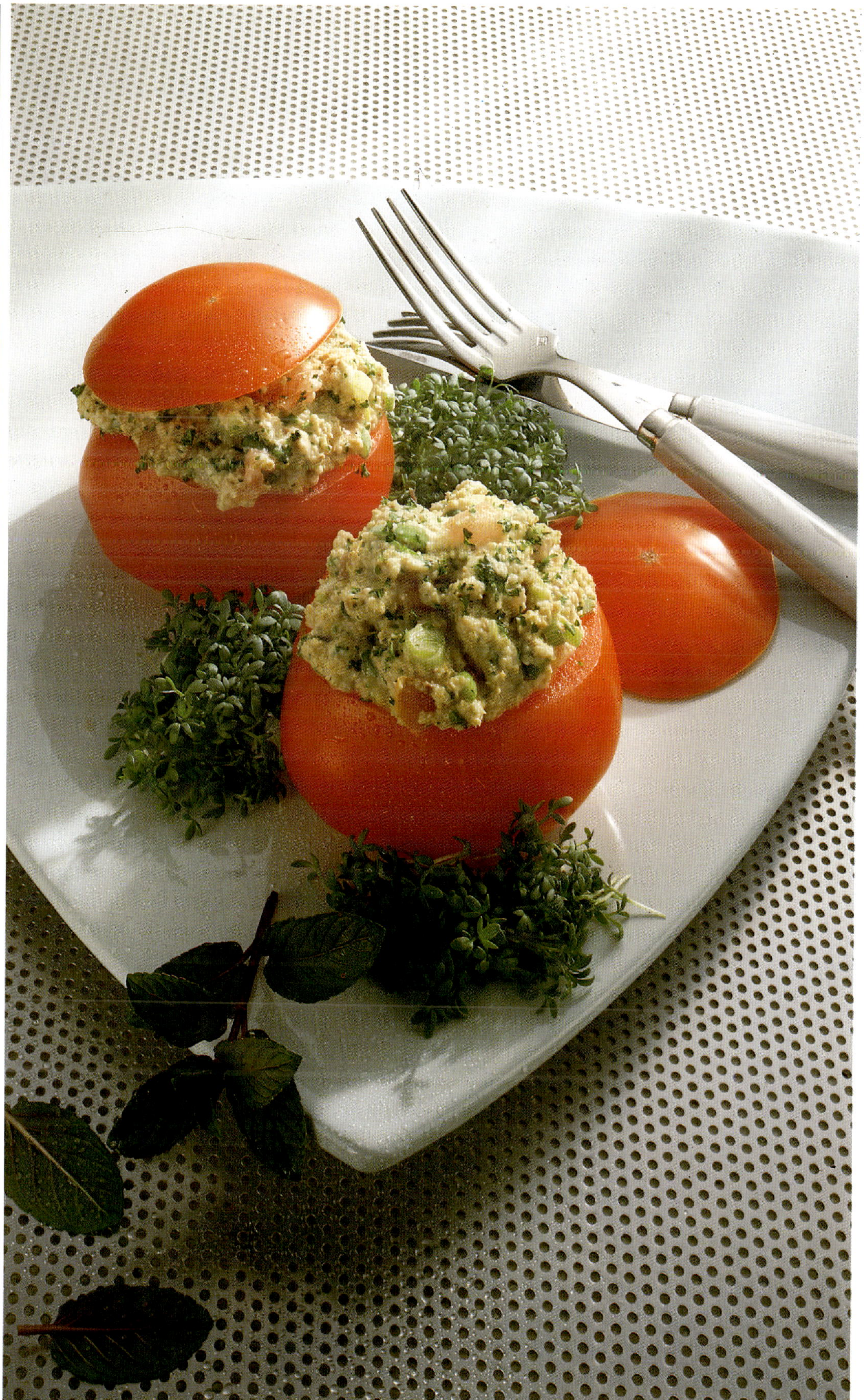

Feine Häppchen mit Pastetencreme

Pflanzliche Pasteten sind Fertigprodukte aus dem Reformhaus

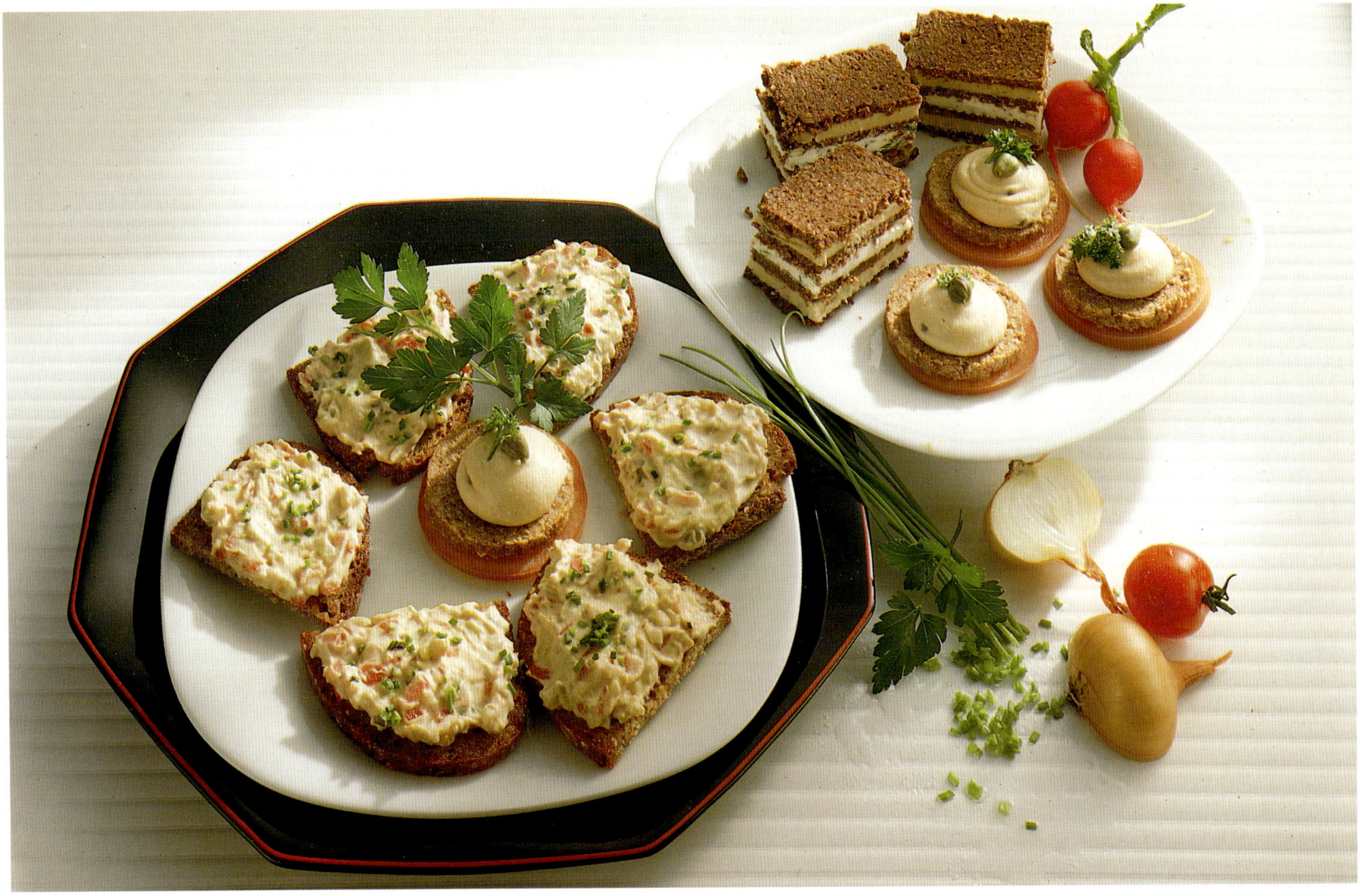

Roggenschnitten mit Paprikacreme

im Bild links

Zutaten für 4 Personen:
125 g pflanzliche Pastete, ungarische Art (Reformhaus)
100 g Magerquark
30 g Zwiebel · 100 g rote Paprikaschote · 20 g Gewürzgurke · Pfeffer · Paprika, edelsüß · Salz
200 g Roggen-Vollkornbrot
2 Eßl. Schnittlauchröllchen

Bei 8 Stück pro Stück etwa:
410 kJ/98 kcal
4 g Eiweiß · 3 g Fett · 13 g Kohlenhydrate · 2 g Ballaststoffe · 0 mg Cholesterin

Zubereitungszeit: 15 Minuten

Die Pastete mit dem Quark verrühren. • Die Zwiebel hacken. Den Paprika halbieren, entkernen und würfeln. Die Gurke würfeln und mit den Zwiebeln und dem Paprika unter die Creme rühren. Mit Pfeffer, Paprika und wenig Salz würzen. • Das Brot damit bestreichen, halbieren und mit den Schnittlauchröllchen bestreuen.

Pumpernickel-Domino

im Bild Mitte

Zutaten für 4 Personen:
180 g Pumpernickel (4 Scheiben) · 125 g pflanzliche Kräuter-Pastete (Reformhaus)
100 g Frischkäse »leicht«
1 Knoblauchzehe · ½ Kästchen Kresse · weißer Pfeffer
1 Bund Radieschen

Bei 8 Stück pro Stück etwa:
450 kJ/110 kcal
4 g Eiweiß · 5 g Fett · 12 g Kohlenhydrate · 2 g Ballaststoffe · 11 mg Cholesterin

Zubereitungszeit: 15 Minuten
Kühlzeit: 1 Stunde

Die Pumpernickelscheiben voneinander trennen. • Die Kräuter-Pastete mit einem Viertel des Frischkäses verrühren. Den Knoblauch schälen. Die Kresse abschneiden, kalt abspülen und trockentupfen. • Den Knoblauch durch die Presse zu dem restlichen Frischkäse drükken, mit der Kresse verrühren. Die Creme mit Pfeffer würzen. Eine Pumpernickelscheibe mit der Hälfte der Kräuter-Pastetencreme, die zweite mit der Kresse-Creme bestreichen und auf die erste legen. Die dritte Scheibe mit der restlichen Kräuter-Pastetencreme bestreichen und auf die zweite legen. Die vierte Scheibe obendrauf legen. • In Folie einwickeln und etwa 1 Stunde kühl stellen. • Das Brot längs halbieren. Jede Hälfte vierteln (8 Stück). Die Radieschen putzen, waschen und mit den Dominos servieren.

Vollkornbrot-Taler

im Bild rechts

Zutaten für 4 Personen:
16 runde Scheiben Vollkornbrot
125 g pflanzliche Delikateß-Pastete · 100 g Seidentofu
1 Teel. Sardellenpaste (5 g)
2 Teel. Kapern · ½ Teel. Paprika
Pfeffer · 300 g Tomaten

Bei 16 Stück pro Stück etwa:
230 kJ/55 kcal
2 g Eiweiß · 2 g Fett · 6 g Kohlenhydrate · 1 g Ballaststoffe · 15 mg Cholesterin

Zubereitungszeit: 15 Minuten

Die Brotscheiben voneinander trennen. • Die Pastete mit dem Tofu, der Sardellenpaste und der Hälfte der Kapern pürieren. Mit dem Paprika und Pfeffer würzen. Auf das Brot spritzen. • Mit den restlichen Kapern garnieren. • Die Tomaten in Scheiben schneiden und die Taler darauf setzen.

Pikante Quarkaufstriche

Eiweißreich und fettarm

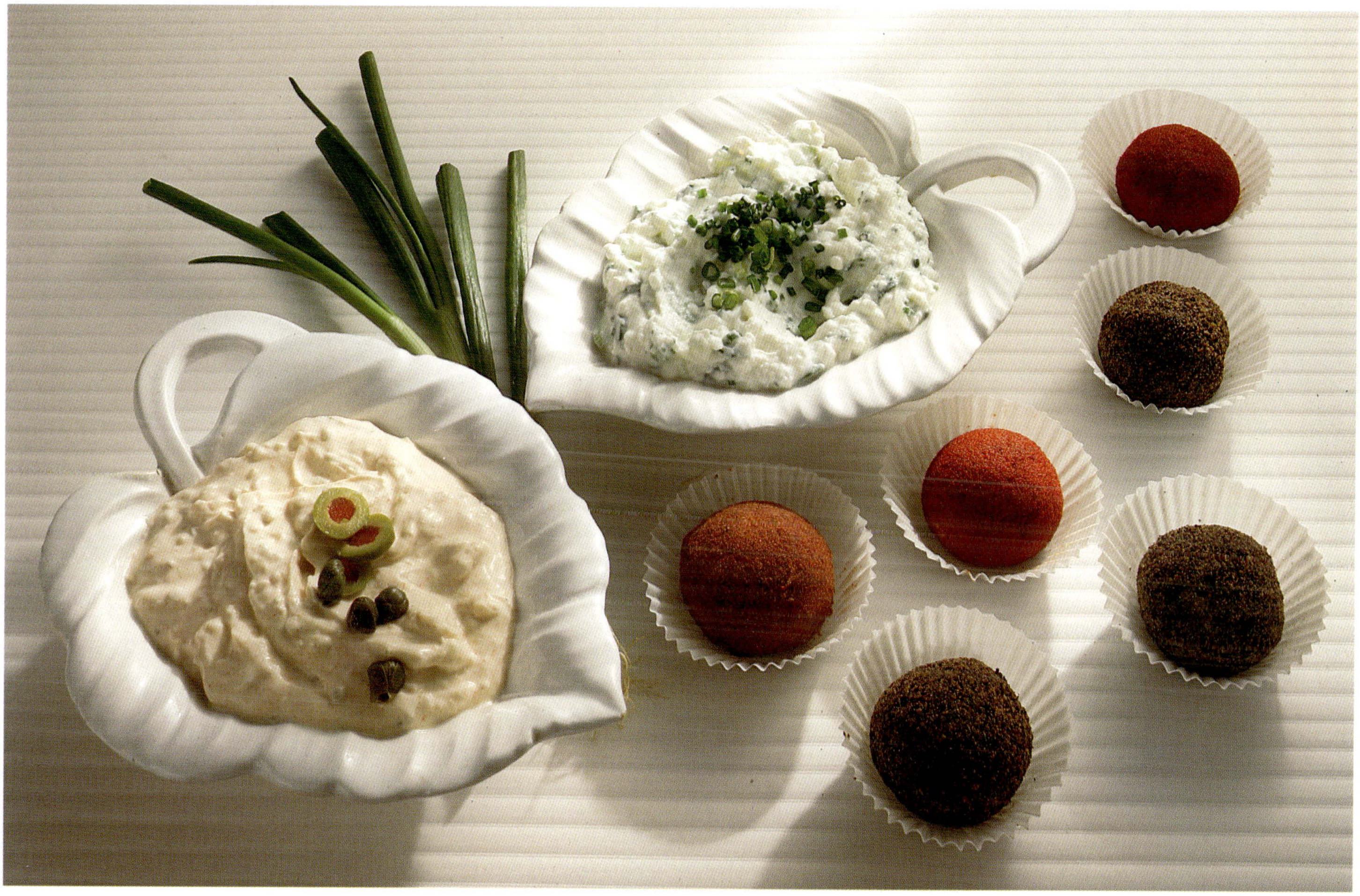

Quark mit Kapern und Oliven

im Bild links

Zutaten für 4 Personen:
- 500 g Magerquark
- 5 Eßl. helles Bier
- 2 Teel. mittelscharfer Senf
- 1 Teel. Paprika, edelsüß
- ½ Teel. gemahlener Kümmel
- Cayennepfeffer · 80 g Zwiebel
- 2 Teel. Kapern · 20 g grüne Oliven (ohne Stein) · Salz

Pro Person etwa:
460 kJ/110 kcal
7 g Eiweiß · 1 g Fett
6 g Kohlenhydrate · 1 g Ballaststoffe · 1 mg Cholesterin

Zubereitungszeit: 15 Minuten
Kühlzeit: 12 Stunden

Den Quark mit dem Bier, dem Senf, dem Paprika, dem Kümmel und Cayennepfeffer verrühren. • Die Zwiebel, die Kapern und die Oliven hacken und unter den Quark rühren. Mit wenig Salz würzen. Den Quark im Kühlschrank über Nacht ziehen lassen.

Bibeleskas – Fränkischer Zwiebelkäse

im Bild hinten

Zutaten für 4 Personen:
- 250 g Schichtkäse (10 % Fett)
- 200 g körniger Frischkäse (20 % Fett)
- 150 g Frühlingszwiebeln
- 1 Bund Schnittlauch
- frisch gemahlener, weißer Pfeffer · Salz

Pro Person etwa:
480 kJ/110 kcal
15 g Eiweiß · 4 g Fett
5 g Kohlenhydrate · 2 g Ballaststoffe · 13 mg Cholesterin

Zubereitungszeit: 15 Minuten
Kühlzeit: 12 Stunden

Den Schichtkäse mit dem Frischkäse verrühren. • Die Frühlingszwiebeln in Ringe, den Schnittlauch in Röllchen schneiden. • Den Käse mit den Frühlingszwiebeln, dem Schnittlauch, Pfeffer und wenig Salz verrühren. Den Bibeleskas im Kühlschrank über Nacht ziehen lassen.

Schweizer Käsebällchen

im Bild rechts

Zutaten für 4 Personen:
- 250 g Magerquark
- 200 g Frischkäse »leicht«
- 10 g Schweizer Kräuterkäse, gemahlen (4 Teel.) · Klarsichtfolie
- Pfeffer und Paprika, edelsüß
- Zum Anrichten:
- 4 Alufolie- oder Papierrosetten

Pro Person etwa:
610 kJ/150 kcal
14 g Eiweiß · 8 g Fett
5 g Kohlenhydrate · 0 g Ballaststoffe · 26 mg Cholesterin

Zubereitungszeit: 5 Minuten
Kühlzeit: 1 Stunde
Fertigstellung: 10 Minuten

Den Quark mit dem Frisch- und dem Kräuterkäse verrühren. • Die Käsemasse etwa 1 Stunde kühl stellen. • Die Klarsichtfolie in 4 Quadrate von 20×20 cm Größe zuschneiden und jeweils mit Pfeffer und Paprika bestreuen. • Die Käsemasse in 4 gleich große Portionen teilen und jede Portion einzeln in Klarsichtfolie einwickeln. Die Ecken der Folie eng zusammenhalten, dabei aus der Masse Bällchen formen. Die Käsebällchen sollten rundherum mit Pfeffer und Paprika bedeckt sein. • Die Klarsichtfolie entfernen und die Bällchen in Alufolie- oder Papierrosetten servieren.

Mein Tip: Schweizer Kräuterkäse ist ein pikanter Hartkäse, der gemahlen oder als Hütchen abgepackt im Handel ist.

Brotaufstriche aus Kichererbsen

Kichererbsen sind gelbe bis hellrote Samen und schmecken nussig

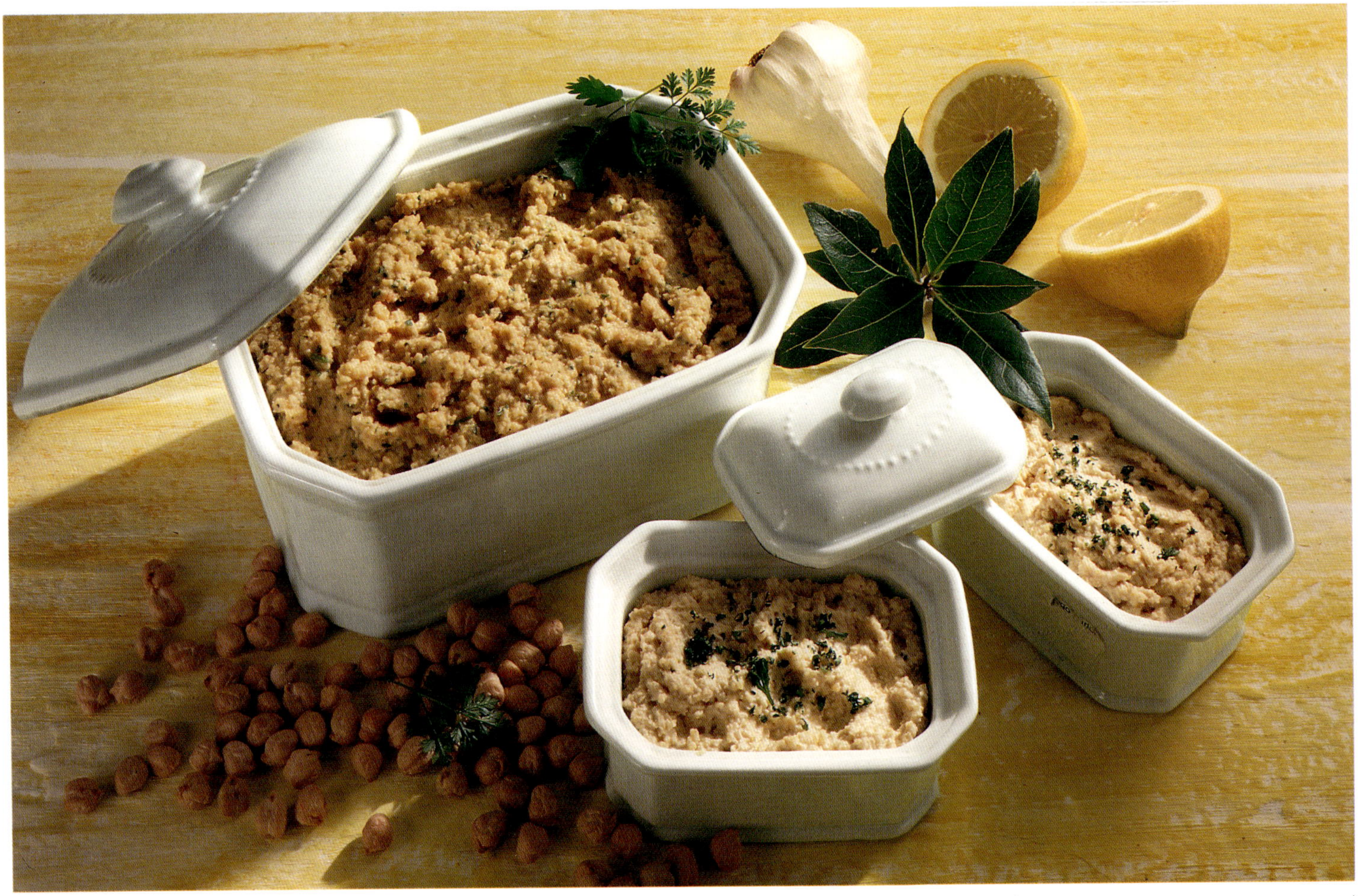

Hummus – Kichererbsenpaste mit Sesam

im Bild links

Zutaten für 4 Portionen:
- 100 g Kichererbsen
- 3/8 l Wasser · 1 Lorbeerblatt
- 2 Eßl. Zitronensaft
- 1 große Knoblauchzehe
- 30 g Sesammus (2 Eßl.)
- 10 g Olivenöl (1 Eßl.) · Salz
- 1 Bund glatte Petersilie

Pro Person etwa:
640 kJ/150 kcal
7 g Eiweiß · 7 g Fett · 15 g Kohlenhydrate · 3 g Ballaststoffe · 0 mg Cholesterin

Einweichzeit: 12 Stunden
Garzeit: 45 Minuten
Fertigstellung: 10 Minuten

Die Kichererbsen in dem Wasser über Nacht einweichen. Mit dem Einweichwasser und dem Lorbeerblatt in 45 Minuten weich kochen. Die Kichererbsen in ein Sieb schütten, dabei die Kochflüssigkeit auffangen. Die Kichererbsen mit 5 Eßlöffeln Kochflüssigkeit und dem Zitronensaft pürieren. • Den Knoblauch schälen und durch die Presse dazu drücken. • Das Sesammus und das Olivenöl hinzufügen und alles verrühren. Die Kichererbsenpaste sollte streichfähig sein. Wenn sie zu fest ist, noch löffelweise etwas Kochflüssigkeit unterrühren. Mit Salz abschmecken und in eine Schale geben. • Die Petersilie waschen, trockentupfen, fein hacken und über die Paste streuen.

Mein Tip: Die Kichererbsenpasten sind einige Tage im Kühlschrank haltbar.

Kichererbsenpaste mit Kräutern

im Bild rechts

Zutaten für 4 Personen:
- 100 g Kichererbsen · 3/8 l Wasser
- 1 Lorbeerblatt · 1 Teel. Weißweinessig · 10 g Kürbiskernöl, ersatzweise hochwertiges Pflanzenöl (1 Eßl.) · 1/4 Teel. Chilipulver · 1/4 Teel. gemahlener Koriander · 1 gehäufter Teel. Instant-Gemüsebrühe · 2 Eßl. gemischte Kräuter, frisch gehackt (Petersilie, Schnittlauch, Dill, Kresse, Kerbel, Sauerampfer, Pimpinelle)

Pro Person:
etwa 420 kJ/100 kcal
5 g Eiweiß · 3 g Fett · 12 g Kohlenhydrate · 3 g Ballaststoffe · 0 mg Cholesterin

Einweichzeit: 12 Stunden
Garzeit: 45 Minuten
Fertigstellung: 10 Minuten
Kühlzeit: 1 Stunde

Die Kichererbsen in dem Wasser über Nacht einweichen. Mit dem Einweichwasser und dem Lorbeerblatt in 45 Minuten weich kochen. Die Kichererbsen in ein Sieb schütten, dabei die Kochflüssigkeit auffangen. Die Kichererbsen mit 5 Eßlöffeln Kochflüssigkeit, dem Weißweinessig und dem Kürbiskernöl pürieren. Das Püree mit dem Chilipulver, dem Koriander, der Brühe und den Kräutern vermengen. In einem Schälchen im Kühlschrank zugedeckt 1 oder mehrere Stunden ziehen lassen. Dazu paßt Fladenbrot oder Weizen-Roggen-Mischbrot.

Mein Tip: Die Kichererbsenpasten schmecken zu Brot und rohem Gemüse. Kombiniert mit Frühlingszwiebeln, Staudensellerie, Möhren- und Paprika-Streifen sowie Radieschen ist die Kichererbsenpaste eine leichte Hauptmahlzeit.

Pflanzliche Pasten mit Sojamehl

Entfettetes Sojamehl ist eiweiß- und ballaststoffreich

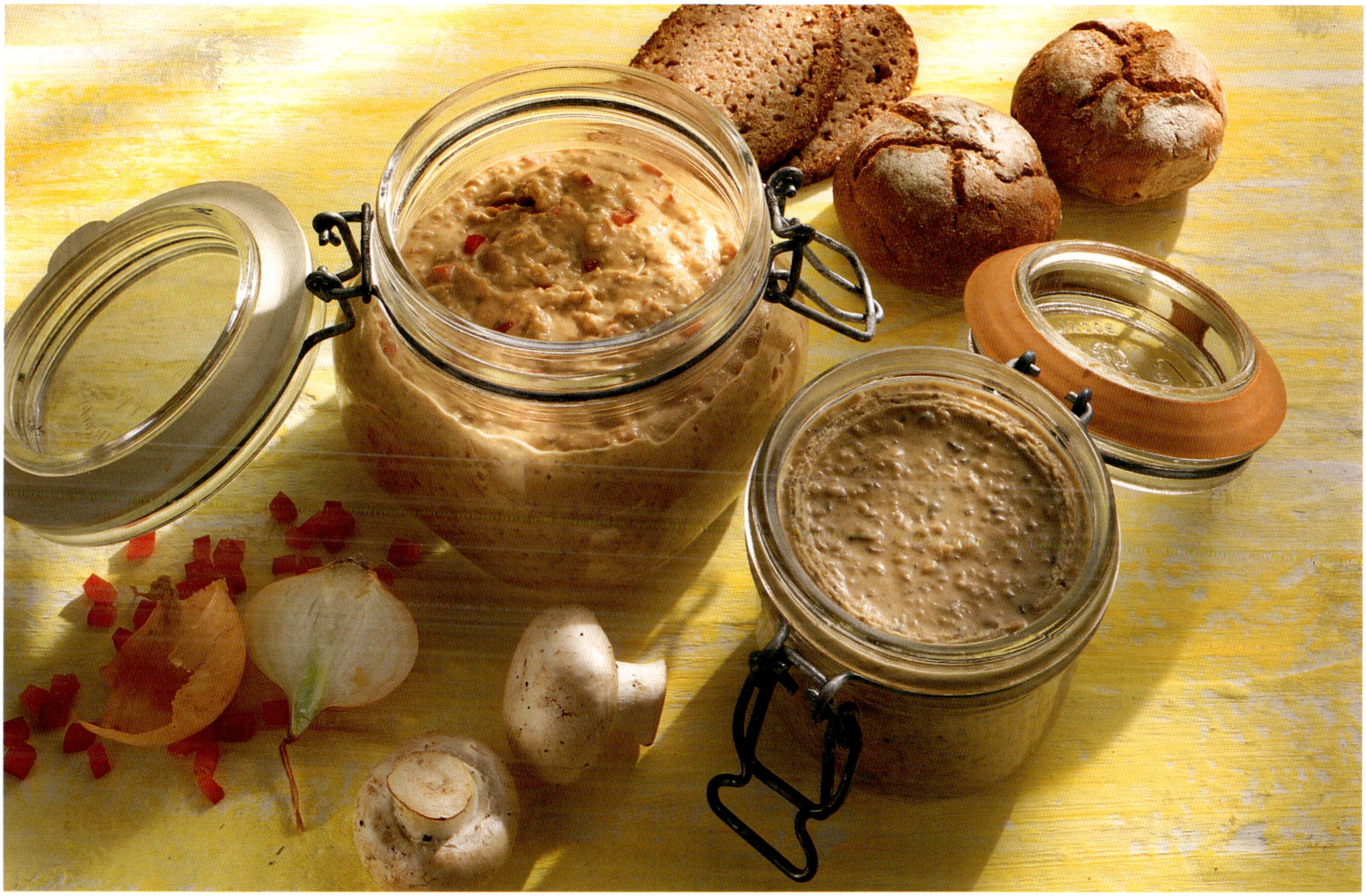

Paprika-Zwiebel-Paste

im Bild links

Zutaten für 4 Personen:
50 g rote Paprikaschote
50 g Zwiebeln · 10 g Olivenöl (1 Eßl.) · 25 g Grünkernschrot
50 g entfettetes Sojamehl
½ Teel. Paprika, edelsüß
¼ Teel. frisch gemahlener, schwarzer Pfeffer · ⅛ l Wasser
1 Eßl. Sojasauce · 40 g hochwertige Pflanzenmargarine (4 Eßl.) · 10 g Edelhefe-Flocken (1 Eßl.) · 10 g Weizenkeim-Flocken (1 Eßl.) · 1 Glas mit Schraubverschluß (twist-off) für 450 ccm Inhalt

Pro Person etwa:
700 kJ/170 kcal
10 g Eiweiß · 11 g Fett · 8 g Kohlenhydrate · 5 g Ballaststoffe · 0 mg Cholesterin

Vorbereitungszeit: 25 Minuten
Garzeit: 30 Minuten

Den Paprika 4 Minuten blanchieren, herausnehmen und abtropfen lassen. Die Zwiebel schälen und fein hacken. • Das Öl erhitzen und die Zwiebeln darin glasig dünsten. Den Grünkernschrot dazugeben und unter Rühren etwa 2 Minuten mitbraten. Das Sojamehl mit dem Paprika und dem Pfeffer mischen, unter Rühren hinzufügen und ebenfalls kurz mitrösten. • Das Wasser und die Sojasauce dazugießen und gründlich verrühren. Die Pfanne von der Herdplatte nehmen. Die Margarine, die Edelhefe-Flocken und die Weizenkeim-Flocken dazugeben und alles sehr gut miteinander verrühren. • Die Paprikaschote in feine Würfel schneiden und unterheben. Die Paste in das Glas füllen und verschließen. Im Wasserbad 30 Minuten kochen. Die Paste abkühlen lassen und im Kühlschrank aufbewahren. Dazu paßt Vollkornbrot und Rohkostsalat.

Champignonpaste

im Bild rechts

Zutaten für 4 Portionen:
100 g Champignons · 2 Knoblauchzehen · 10 g Olivenöl (1 Eßl.) · 25 g Grünkernschrot
½ Teel. gemahlener Kümmel
50 g entfettetes Sojamehl
½ Teel. Pilzpulver · ¼ Teel. frisch gemahlener, weißer Pfeffer · ⅛ l Wasser · 1 Eßl. Sojasauce · 40 g hochwertige Pflanzenmargarine (4 Eßl.)
10 g Edelhefe-Flocken (1 Eßl.)
1 Glas mit Schraubverschluß (twist-off) für 450 ccm Inhalt

Pro Person etwa:
670 kJ/160 kcal
9 g Eiweiß · 11 g Fett · 6 g Kohlenhydrate · 4 g Ballaststoffe · 0 mg Cholesterin

Vorbereitungszeit: 25 Minuten
Garzeit: 30 Minuten

Die Champignons putzen, wenn nötig kurz überbrausen und sehr klein würfeln. Die Knoblauchzehen schälen. • Das Öl erhitzen, den Knoblauch durch die Presse in die Pfanne drücken und glasig dünsten. Die Champignons dazugeben und 3–4 Minuten mitdünsten. • Den Grünkernschrot und den Kümmel unter Rühren etwa 2 Minuten mitbraten. Das Sojamehl, das Pilzpulver und den Pfeffer mischen, hinzufügen und kurz mitrösten. • Das Wasser und die Sojasauce dazugießen und verrühren. • Die Pfanne von der Herdplatte nehmen. Die Margarine und die Edelhefe-Flocken dazugeben und alles gut miteinander verrühren. Die Paste in das Glas füllen und verschließen. Im Wasserbad 30 Minuten kochen. Die Paste abkühlen lassen und kühl aufbewahren. Ein angebrochenes Glas sollte innerhalb einer Woche verbraucht werden.

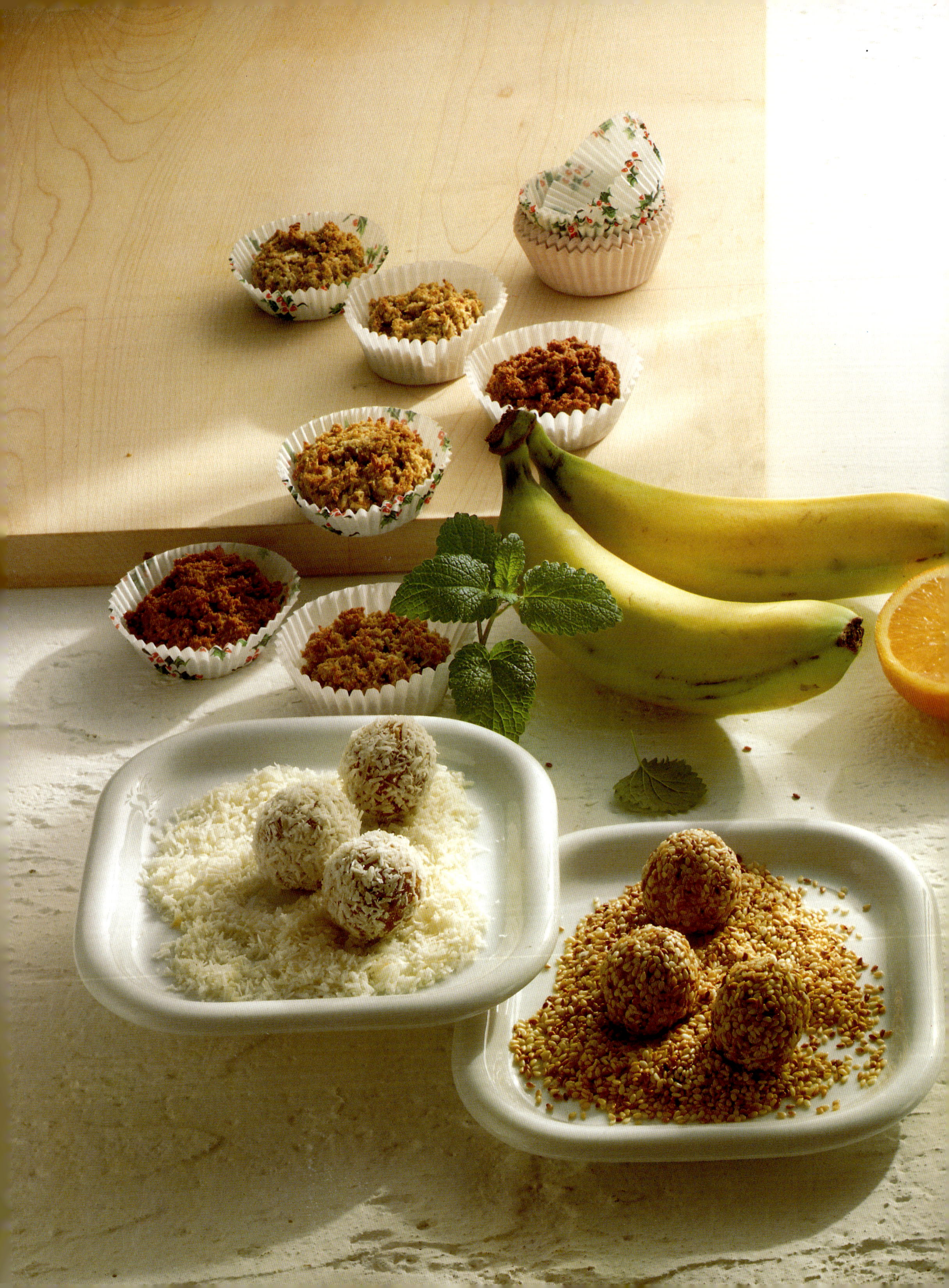

Desserts und Gebäck mit Früchten

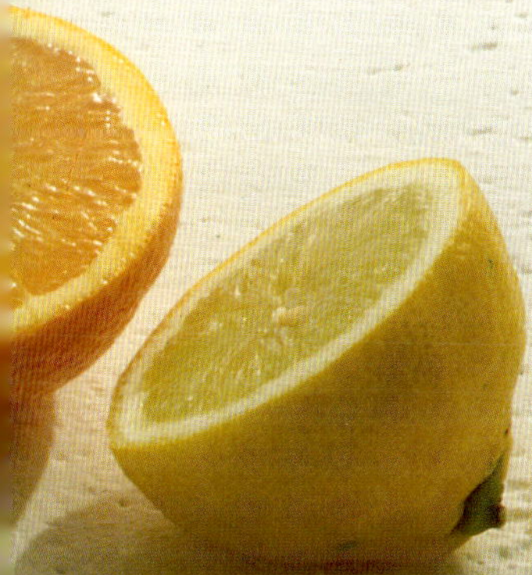

Auch für den süßen Abschluß wird reichlich gesorgt. Fruchtige Desserts wie Apfelgrütze mit Himbeerpüree, Zwetschgengrütze mit Vanillesahne oder Bananen-Tofu-Creme runden ein gutes und vollwertiges Essen ab. Das Kapitel bietet Ihnen außerdem Süßigkeiten wie sie hier abgebildet sind – Kichererbsen-Feigen-Konfekt (Rezept Seite 106), Apfel-Walnuß-Törtchen oder Bananen-Kokostörtchen (Rezepte Seite 108).
Ich zeige Ihnen auch, wie Sie köstliche Kuchen und Törtchen ohne Ei backen können. Das ist ja besonders wichtig bei einer cholesterinarmen Ernährung. Wenn Sie Hunger auf etwas Süßes haben: Probieren Sie einmal Dattel-Kastanienpüree-Canapées oder Haferflocken-Dörrobst-Makronen.

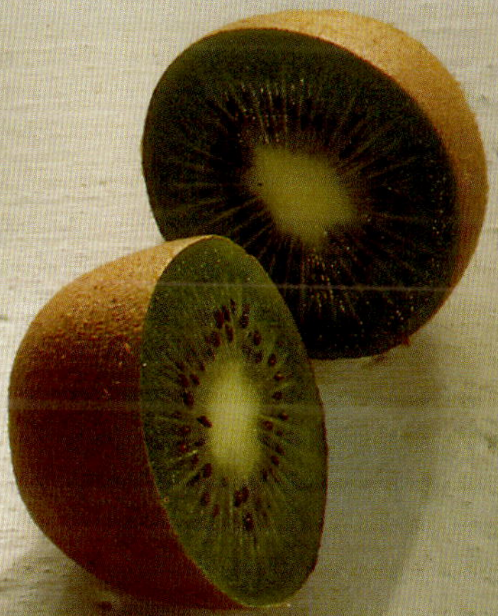

Feine Fruchtgrützen

Erfrischend und kalorienarm

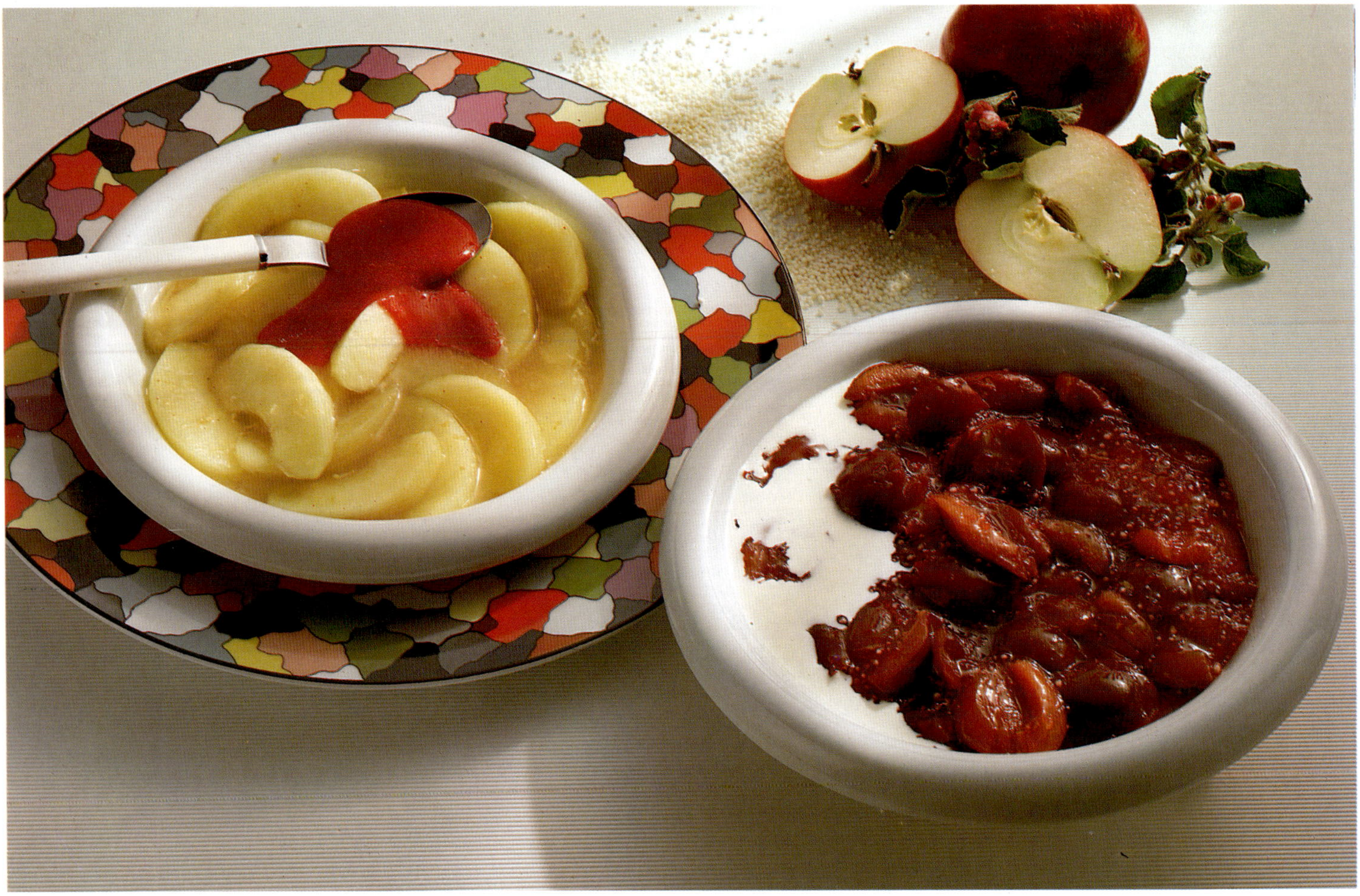

Apfelgrütze mit Himbeerpüree

im Bild links

Zutaten für 4 Personen:
- 400 g säuerliche Äpfel (Boskop)
- 4 Eßl. trockener Weißwein, ersatzweise Wasser
- abgeriebene Schale von 1 unbehandelten Zitrone
- 4 Eßl. Zitronensaft
- 1 Prise Nelkenpulver
- 1 Teel. flüssiger Süßstoff
- 1 Meßlöffel pflanzliches Bindemittel (Nestargel, Biobin)
- 200 g frische oder ungesüßte, tiefgefrorene Himbeeren
- flüssiger Süßstoff

Pro Person etwa: 320 kJ/76 kcal
1 g Eiweiß · 1 g Fett · 15 g Kohlenhydrate · 5 g Ballaststoffe · 0 mg Cholesterin

Zubereitungszeit: 30 Minuten
Kühlzeit: 2 Stunden

Die Äpfel schälen, vierteln und das Kerngehäuse entfernen. Dann in dicke Spalten schneiden. • Den Weißwein oder das Wasser, die Zitronenschale, den Zitronensaft, das Nelkenpulver, den Süßstoff und die Apfelspalten bei schwacher Hitze etwa 5 Minuten halbweich dünsten. • Die Apfelspalten mit einem Schaumlöffel vorsichtig herausnehmen. • Das Bindemittel in die Flüssigkeit einstreuen und unter Rühren andicken, aber nicht mehr kochen lassen. • Die Äpfel mit der angedickten Flüssigkeit vorsichtig vermischen und in 4 Schälchen füllen. Erst abkühlen und dann im Kühlschrank fest werden lassen. • Die Himbeeren waschen oder auftauen und im Mixer pürieren. Mit dem Süßstoff süßen. Das Himbeerpüree über die Apfelgrütze gießen und servieren.

Zwetschgengrütze mit Vanillesahne

im Bild rechts

Zutaten für 4 Personen:
- 250 ccm Kur-Pflaumensaft
- 50 ccm trockener Rotwein, ersatzweise Wasser
- abgeriebene Schale von 1 unbehandelten Zitrone
- 2 Messerspitzen Zimt
- 20 g Sago
- 350 g Zwetschgen (entsteint etwa 300 g) · ½ Teel. flüssiger Süßstoff · 4 Eßl. Sahne (Kaffeerahm, 10 % Fett)
- 4 Messerspitzen Vanillinzucker

Pro Person etwa:
450 kJ/110 kcal
1 g Eiweiß · 1 g Fett · 21 g Kohlenhydrate · 2 g Ballaststoffe · 3 mg Cholesterin

Zubereitungszeit: 40 Minuten
Kühlzeit: 2 Stunden

Den Pflaumensaft, den Rotwein oder das Wasser, die Zitronenschale und den Zimt zum Kochen bringen. • Den Sago einstreuen und unter häufigem Rühren in etwa 15 Minuten bei schwacher Hitze ausquellen lassen. • Die Zwetschgen waschen, entsteinen und mit dem Süßstoff in die Sago-Flüssigkeit geben. Bei schwacher Hitze etwa 15 Minuten ziehen lassen, bis die Zwetschgen gar sind und der Sago völlig ausgequollen ist. • Die Grütze in 4 Schälchen füllen, im Kühlschrank abkühlen und erstarren lassen. • Die Sahne mit dem Vanillinzucker verrühren und über die Zwetschgengrütze gießen.

Mein Tip: Feine Fruchtgrützen lassen sich aus allen Obstarten zubereiten. An Stelle von Stärke können Grützen mit pflanzlichen Bindemitteln oder Sago (gekörntes Kassavemehl) cremig gebunden werden.

Bananen-Tofu-Creme

Cholesterinfrei und kalorienarm

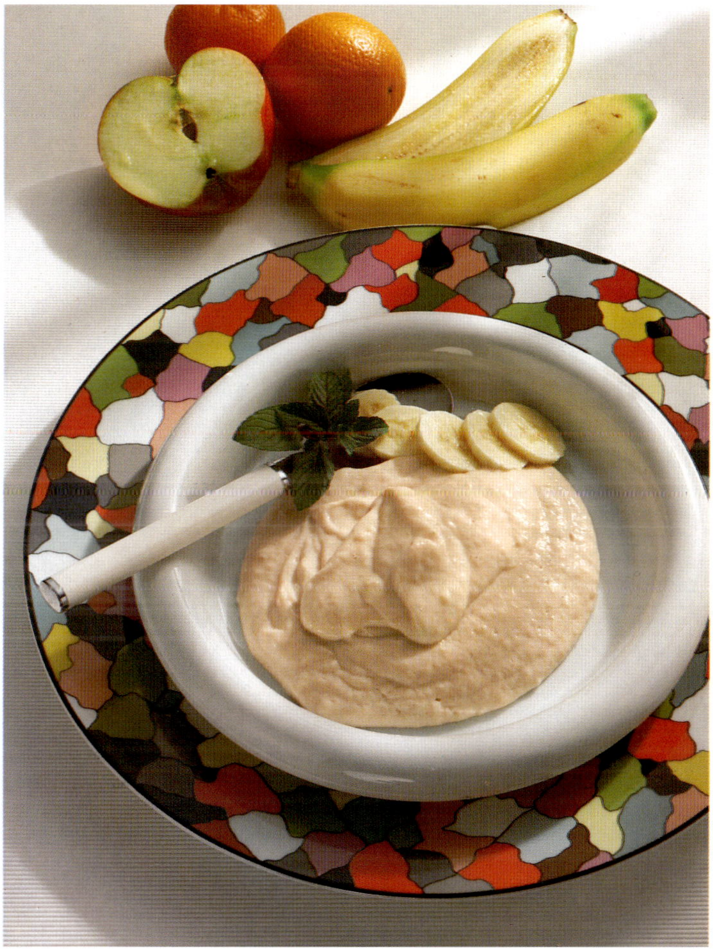

Zutaten für 4 Portionen:
250 g Seidentofu (aus dem Reformhaus) · 200 g Bananen
1 Limette oder Zitrone
flüssiger Süßstoff

Pro Person etwa: 320 kJ/76 kcal
4 g Eiweiß · 2 g Fett · 11 g Kohlenhydrate · 1 g Ballaststoffe · 0 mg Cholesterin

Zubereitungszeit: 10 Minuten
Kühlzeit: 1–2 Stunden

Den Tofu in einen Rührbecher geben. • Die Bananen schälen und in Scheiben schneiden. Die Limette oder die Zitrone heiß waschen, trockentupfen, die Schale abreiben und die Limette oder die Zitrone auspressen. • Die Bananenscheiben, ½ Teelöffel von der Limettenschale und den Limettensaft zum Tofu in den Rührbecher geben und alles mit einem Pürierstab oder im Mixer pürieren. Die Creme mit Süßstoff abschmecken, in 4 Glasschälchen füllen und im Kühlschrank 1–2 Stunden auskühlen lassen. Mit der restlichen Limettenschale bestreuen und servieren.

Mein Tip: Bananen können Sie je nach Saison gegen Birnen, Aprikosen, Pfirsiche, Zwetschgen oder Dörrobst austauschen. Wenn Sie normalgewichtig sind, können Sie den Süßstoff durch Honig, Apfel- oder Birnendicksaft ersetzen. Der Seidentofu unterscheidet sich vom schnittfesten Tofu durch seine cremig-zarte Konsistenz. Auch den schnittfesten Tofu können Sie mit etwas Wasser oder Fruchtsaft im Mixer cremig pürieren. Den Seidentofu können Sie durch Magerquark ersetzen. Auch dann bleibt die Creme cholesterinfrei und kalorienarm.

Kiwis mit Sanddorncreme

Reich an Vitamin C

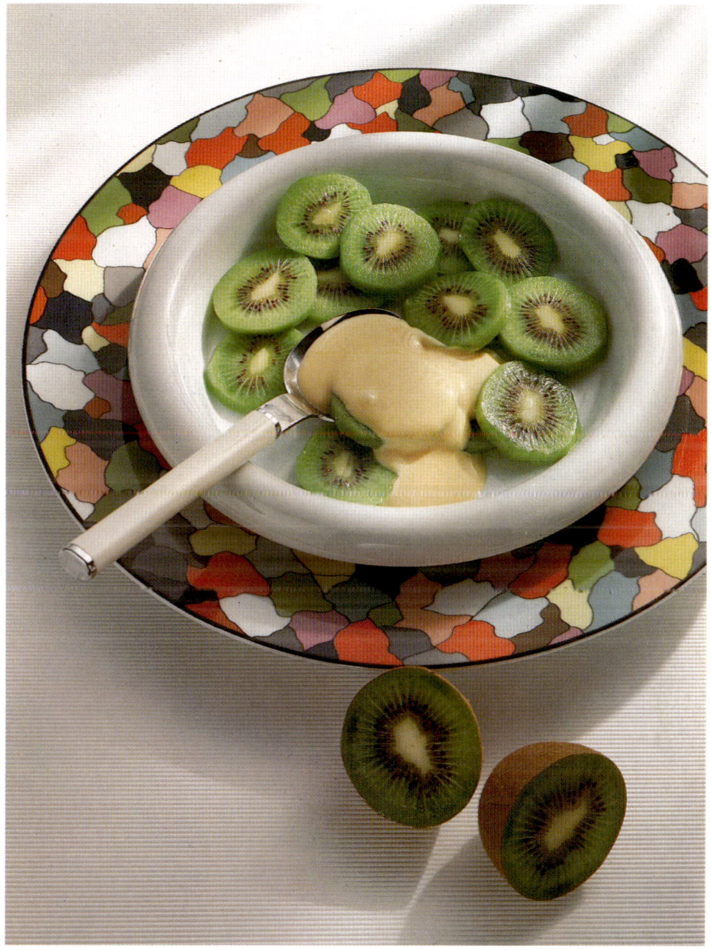

Zutaten für 4 Personen:
4 Kiwis (je etwa 80 g)
250 g Magerquark
4 Eßl. Diät-Orangen-Fruchtsaftgetränk mit Kohlensäure (ersatzweise 2 Eßl. Orangensaft und 2 Eßl. Mineralwasser mit Kohlensäure) · 2 Eßl. Sanddornsaft, ungesüßt · flüssiger Süßstoff

Pro Person: etwa 380 kJ/90 kcal
9 g Eiweiß · 1 g Fett · 12 g Kohlenhydrate · 3 g Ballaststoffe · 0 mg Cholesterin

Zubereitungszeit: 10 Minuten

Die Kiwis dünn schälen und in Scheiben schneiden. • Den Quark mit dem Orangen-Fruchtsaftgetränk und dem Sanddornsaft schaumig rühren. Die Creme mit Süßstoff abschmecken. • Die Kiwischeiben auf 4 Desserttellern anrichten und die Sanddorncreme darauf verteilen.

Mein Tip: Statt Kiwis können Sie auch Orangen-, Mandarinen- oder Grapefruit-Filets sowie frisches Beerenobst verwenden.

Info zur Kiwi: Kiwifrüchte enthalten das eiweißspaltende Enzym Actinidin. Wenn Sie Kiwis mit Quark oder Joghurt kombinieren, werden sie schnell bitter. Das können Sie vermeiden, wenn Sie Desserts mit Kiwi und Milchprodukten sofort verzehren oder die Früchte vorher blanchieren.
Rohe Kiwis verhindern, daß Gelatine steif wird. Verwenden Sie deshalb statt Gelatine pflanzliche Dickungsmittel wie Agar-Agar, Sago oder pflanzliche Bindemittel wie Nestargel oder Biobin.

Kichererbsen-Feigen-Konfekt

Raffiniertes für den Hunger auf Süßes

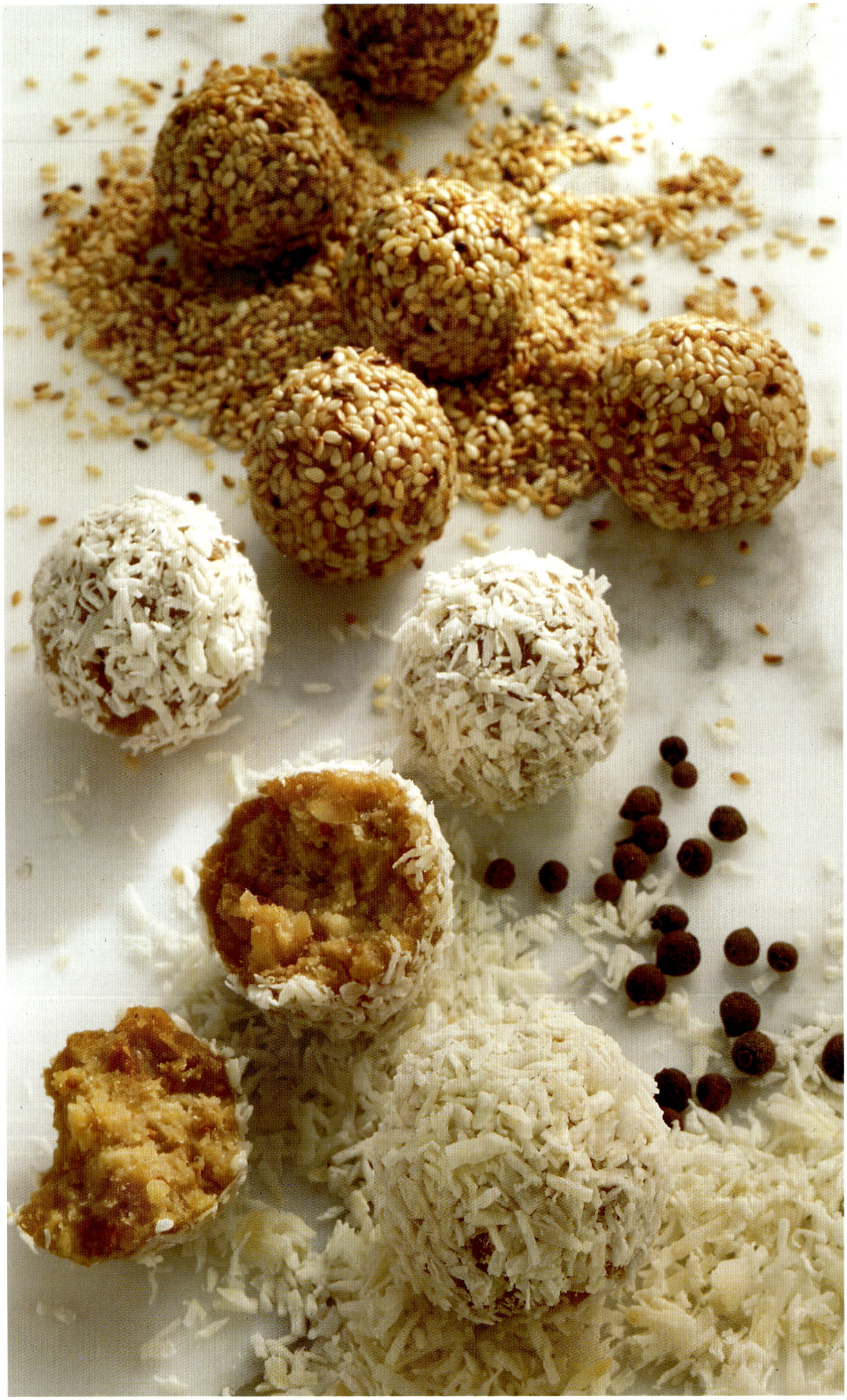

Zutaten für 16 Stück:
100 g Kichererbsen
¼ l Wasser · 30 ccm heiße Milch (1,5 % Fett)
15 g Birnendicksaft (1 Teel.)
½ Teel. Delikata (Gewürzmischung aus dem Reformhaus)
1 Prise gemahlener Ingwer
1 Prise Piment oder Zimt
20 g getrocknete Feigen
10 g Kokosraspel (1 Eßl.)
5 g Sesamsamen (1 Eßl.)

Pro Stück etwa: 500 kJ/120 kcal
6 g Eiweiß · 2 g Fett · 20 g Kohlenhydrate · 3 g Ballaststoffe · 0 mg Cholesterin

Einweichzeit: 12 Stunden
Garzeit: 45 Minuten
Fertigstellung: 25–30 Minuten
Trockenzeit: 24 Stunden

Die Kichererbsen in dem Wasser 12 Stunden oder über Nacht einweichen. Dann mit der Einweichflüssigkeit zum Kochen bringen und etwa 45 Minuten bei schwacher Hitze zugedeckt garen. • Die Kichererbsen in ein Sieb schütten und abtropfen lassen. Dann in einen Rührbecher geben, die heiße Milch und den Birnendicksaft hinzufügen und alles pürieren. • Das Püree mit dem Delikata, dem Ingwer und dem Piment würzen. • Die Feigen in sehr feine Würfelchen schneiden, zum Püree geben und mit dem Püree mischen. • Aus dem festen Püree mit nassen Händen eine Rolle formen. Die Rolle in 16 gleich große Scheiben schneiden. Jede Scheibe mit nassen Händen zu einer Kugel formen. • Die Hälfte (8 Stück) in den Kokosraspeln, die andere Hälfte in den Sesamsamen wälzen. • Das Konfekt auf einer Platte im kalten Backofen etwa 24 Stunden trocknen lassen.

Mein Tip: Statt Feigen können Sie auch andere Trockenfrüchte verwenden wie beispielsweise Pflaumen oder Datteln.

Feines Gebäck mit Trockenfrüchten und Eßkastanien

Schmeckt frisch am besten

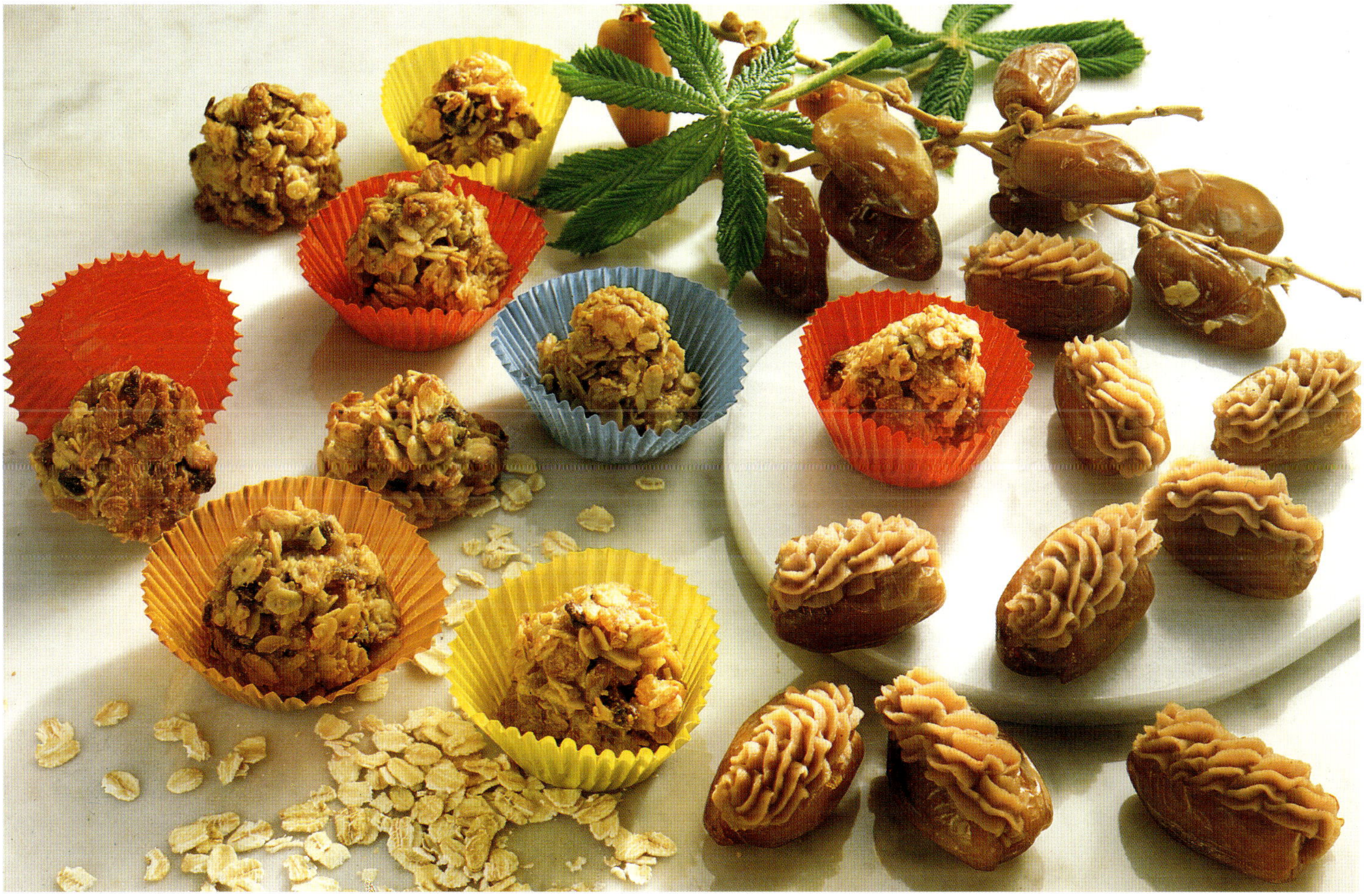

Haferflocken-Dörrobst-Makronen

im Bild links

Zutaten für 32 Stück:
40 g hochwertige Pflanzenmargarine (4 Eßl.)
100 g kernige Vollkorn-Hafer-Flocken · 80 g gemischtes Trockenobst (Aprikosen, Pfirsiche, Pflaumen)
2 Meßlöffel Diät-Dotterfrei
2 Meßlöffel Wasser
1 Teel. flüssiger Süßstoff
Backpapier · 32 bunte Papierrosetten

Pro Stück etwa: 110 kJ/26 kcal
1 g Eiweiß · 1 g Fett · 3 g Kohlenhydrate · 0,4 g Ballaststoffe · 0 mg Cholesterin

Zubereitungszeit: 30 Minuten
Backzeit: 10 Minuten

Die Pflanzenmargarine in einem Pfännchen zerlassen. Die Haferflocken unterrühren, dabei saugen sie die Margarine auf. Dann abkühlen lassen. Das Trockenobst fein würfeln. • Das Dotterfrei mit dem Wasser und dem Süßstoff verrühren. Etwa 5 Minuten quellen lassen. • Die Haferflocken mit dem Trockenobst mischen, das Dotterfrei unterziehen und alles etwa 5 Minuten ruhen lassen. • Den Backofen auf 180° (Gas Stufe 3) vorheizen. • Das Backblech mit dem Backpapier auslegen. • Aus der Haferflockenmasse mit 2 Teelöffeln kleine Häufchen formen und auf das Blech setzen. Die Makronen im Backofen (Mitte) etwa 10 Minuten backen. • Die Makronen auskühlen lassen und in die bunten Papierrosetten setzen.

Dattel-Kastanienpüree-Canapées

im Bild rechts

Zutaten für 12 Stück:
200 g Eßkastanien (geschält etwa 150 g) · 150 ccm Milch (1,5 % Fett) · ½ Teel. Naturvanille, gemahlen · 2 Teel. flüssiger Süßstoff · 2 Eßl. Rum (2 cl), ersatzweise 1–2 Teel. Rumessenz · 12 frische Datteln (200 g entsteint)

Pro Stück etwa: 310 kJ/74 kcal
1 g Eiweiß · 0 g Fett · 17 g Kohlenhydrate · 1 g Ballaststoffe · 0 mg Cholesterin

Zubereitungszeit: 35 Minuten
Backzeit: 15 Minuten
Garzeit: 15 Minuten

Den Backofen auf 220° (Gas Stufe 4) vorheizen. • Die Schale der Kastanien auf der flachen Seite mit einem kleinen spitzen Messer kreuzweise einschneiden. Die Kastanien auf ein Backblech geben, ein feuerfestes Schälchen mit etwas Wasser gefüllt dazustellen und im Backofen (Mitte) etwa 15 Minuten backen. • Die noch heißen Kastanien schälen, dabei auch die innere braune Haut entfernen. • Die Milch, die Vanille und den Süßstoff in einen Topf geben. Die Kastanien darin etwa 15 Minuten bei schwacher Hitze zugedeckt kochen. • Die Kastanien mit der restlichen Vanillemilch noch warm pürieren. Den Rum hinzufügen und mit dem Püree vermischen. Wenn das Püree zu fest ist, noch etwas Milch dazugeben. Das Püree sollte cremig, aber nicht zu weich sein. Eventuell mit Süßstoff nachsüßen. • Die Datteln längs aufschneiden, den Kern herausnehmen und die Fruchthälften etwas auseinanderbiegen. • Das Püree in einen Spritzbeutel füllen und in die Datteln spritzen.

Gebäck aus Haferkleie

Gelingt auch mit gemahlenen Vollkorn-Haferflocken

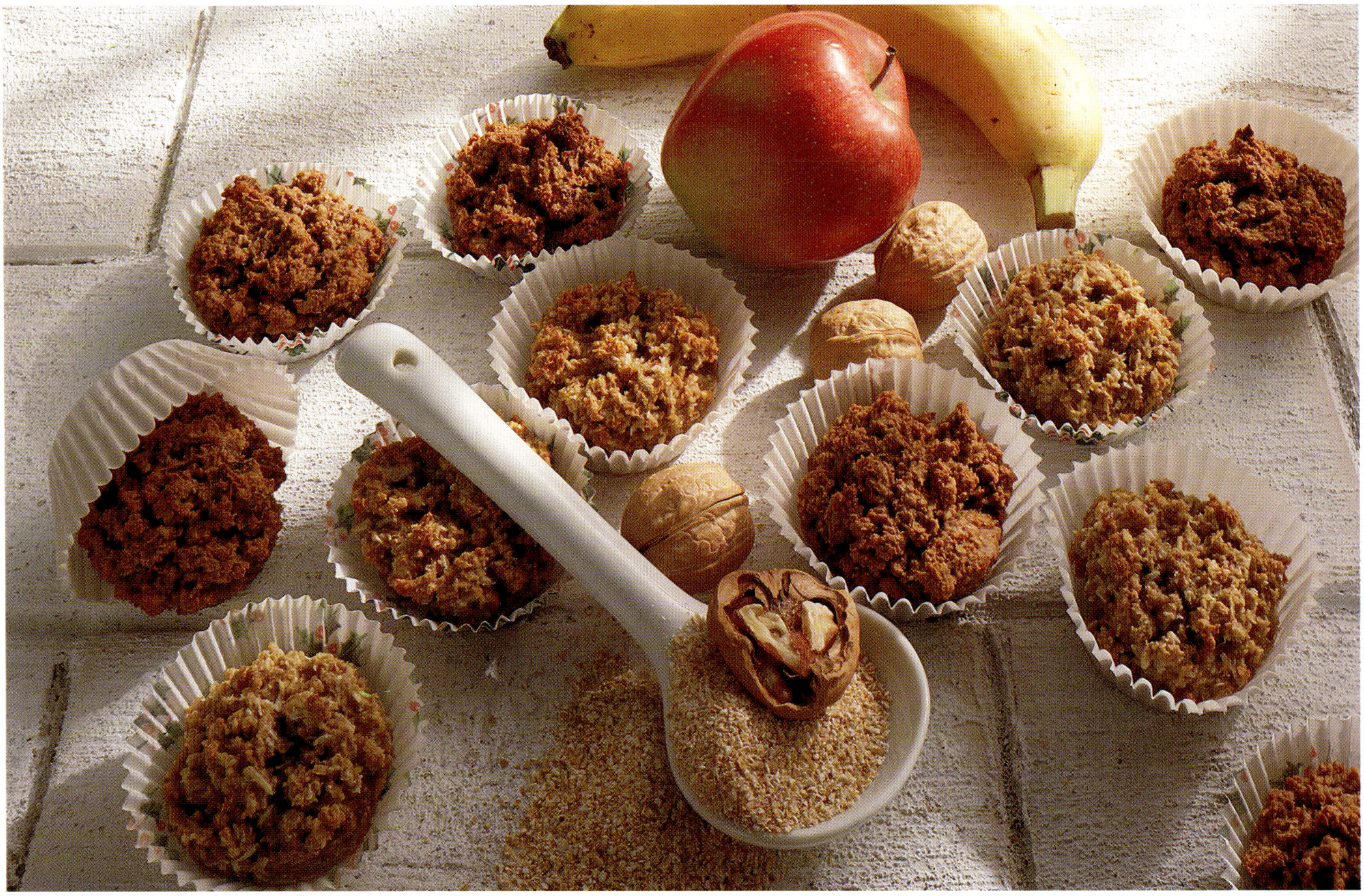

Apfel-Walnuß-Törtchen

im Bild dunkle Törtchen

Zutaten für 12 Stück:
200 g Haferkleie mit Keim
1 Teel. Zimt · 2 Teel. Backpulver
1 Meßlöffel Diät-Dotterfrei
1 Meßlöffel Wasser
40 g Walnußkerne (2 Eßl.)
150 g Äpfel · 10 g Rosinen (1 Eßl.) · 150 ccm Milch (1,5% Fett) · 1½ Teel. flüssiger Süßstoff · 50 g Apfeldicksaft (2 Eßl.) · 20 g Diät-Pflanzencreme (2 Eßl.)
12 Papier-Backförmchen

Pro Stück etwa: 500 kJ/120 kcal
4 g Eiweiß · 5 g Fett · 16 g Kohlenhydrate · 4 g Ballaststoffe · 0 mg Cholesterin

Zubereitungszeit: 30 Minuten
Backzeit: 15–19 Minuten

Die Haferkleie, den Zimt und das Backpulver in eine Rührschüssel geben und mischen. • Das Dotterfrei mit dem Wasser verrühren und quellen lassen. • Die Walnüsse fein hacken oder grob mahlen. • Die Äpfel schälen und fein raspeln. • Die Rosinen waschen und abtropfen lassen. • Die Milch mit dem Süßstoff und dem Apfeldicksaft verquirlen. • Das Dotterfrei, die Äpfel, die Rosinen, die Milch und die Pflanzencreme zu der Haferkleie geben und mit den Knethaken des Handrührgerätes zu einer lockeren Teigmasse verkneten. • Den Backofen auf 220° (Gas Stufe 4) vorheizen. • Den Teig in die 12 Papier-Backförmchen füllen. Die Förmchen auf dem Blech in den Backofen (Mitte) schieben und etwa 15 Minuten backen. Mit einem Holzspießchen die Garprobe machen. Das Holzspießchen in ein Törtchen stecken und wieder herausziehen. Es sollte trocken sein. Wenn das Holzspießchen noch feucht ist, noch weitere 2–4 Minuten backen.

Bananen-Kokos-Törtchen

im Bild helle Törtchen

Zutaten für 12 Stück:
200 g Haferkleie mit Keim
¼ Teel. Naturvanille, gemahlen
2 Teel. Backpulver · 1 Meßlöffel Diät-Dotterfrei · 1 Meßlöffel Wasser · 150 g sehr reife Bananen (ohne Schale)
150 ccm Milch (1,5% Fett)
2 Teel. flüssiger Süßstoff · 40 g Kokosraspel (4 Eßl.) · 20 g Diät-Pflanzencreme (2 Eßl.)
12 Papier-Backförmchen

Pro Stück etwa: 440 kJ/100 kcal
3 g Eiweiß · 4 g Fett · 16 g Kohlenhydrate · 3 g Ballaststoffe · 0 mg Cholesterin

Zubereitungszeit: 20 Minuten
Backzeit: 17–20 Minuten

Die Haferkleie, die Naturvanille und das Backpulver mischen. • Das Dotterfrei mit dem Wasser verrühren und quellen lassen. Die Bananen zerdrücken. • Die Milch mit dem Süßstoff verrühren. Das Dotterfrei, die Bananen und die Milch zur Haferkleie geben. Die Kokosraspel und die Pflanzencreme hinzufügen und alles verkneten. • Den Backofen auf 220° (Gas Stufe 4) vorheizen. • Den Teig in die 12 Papier-Backförmchen füllen. Die Förmchen auf dem Blech in den Backofen (Mitte) schieben und etwa 17 Minuten backen. Mit einem Holzspießchen die Garprobe machen. Das Holzspießchen in ein Törtchen stecken und wieder herausziehen. Wenn es noch feucht ist, weitere 2–3 Minuten backen.

Mein Tip: Statt Diät-Dotterfrei, das nur in Apotheken erhältlich ist, können Sie Eiweiß von 2 Hühnereiern nehmen.

Ananas-Mandelkuchen

Schmeckt am besten frisch

Zutaten für eine Springform von 24 cm ∅:
200 g Haferkleie mit Keim
2 Teel. Backpulver · 1 Meßlöffel Diät-Dotterfrei · 1 Meßlöffel Wasser · 40 g geschälte Mandeln (2 Eßl.) · 1 kleine Dose ungezuckerte Ananasscheiben (Einwaage 230 g)
75 ccm Milch (1,5% Fett)
40 ccm Sahne (Kaffeerahm 10 % Fett) · 2 Teel. flüssiger Süßstoff · 20 g Diät-Pflanzencreme (2 Eßl.)
Backpapier

Bei 12 Stück pro Stück etwa:
470 kJ/110 kcal
4 g Eiweiß · 5 g Fett · 15 g Kohlenhydrate · 3 g Ballaststoffe · 5 mg Cholesterin

Zubereitungszeit: 20 Minuten
Backzeit: 17–20 Minuten

Die Haferkleie fein mahlen (geht auch in der Kaffeemühle), mit dem Backpulver in eine Rührschüssel geben und mischen. Das Dotterfrei mit dem Wasser verrühren und quellen lassen. • Die Mandeln grob mahlen. • Die Ananasscheiben abtropfen lassen, den Ananassaft dabei auffangen. • Den Ananassaft mit der Milch, der Sahne und dem Süßstoff verrühren. • Das Dotterfrei, die Mandeln, die Milchmischung und die Pflanzencreme zur Haferkleie geben und mit dem Knethaken zu einem lockeren Teig verrühren. • Den Backofen auf 220° (Gas Stufe 4) vorheizen. • Die Springform mit dem Backpapier auslegen. Die Ananasscheiben auf den Boden der Springform legen und die Teigmasse darauf gleichmäßig verteilen. • Den Kuchen im Backofen (Mitte) etwa 17 Minuten backen. Mit einem Holzspießchen die Garprobe machen: In die dickste Stelle stechen und wieder herausziehen. Ist das Spießchen noch naß, dann weitere 2–3 Minuten backen. • Den Kuchen auskühlen lassen und stürzen. Das Backpapier entfernen und den Kuchen in 12 Stücke teilen.

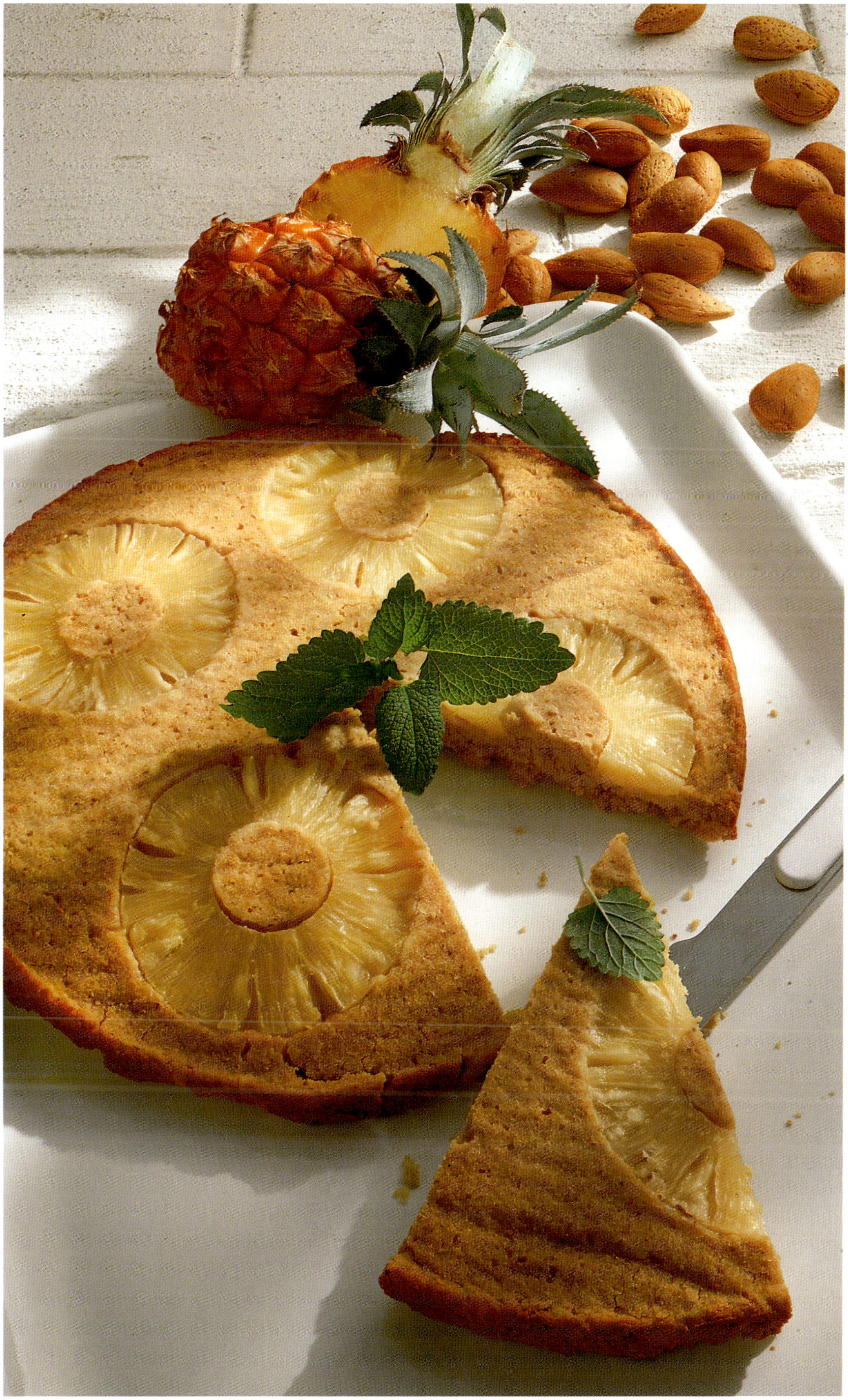

Tagespläne für 1000 kcal

Mit den Beispielen für **1000 kcal** pro Tag zeige ich Ihnen, wie Sie sich eine abwechslungsreiche und vor allem ausgewogene Reduktionskost zusammenstellen können, wenn Sie gesund abnehmen wollen. Insbesondere dann, wenn Sie längere Zeit brauchen, um Ihr Normalgewicht zu erreichen, sollten Sie folgende Ratschläge beherzigen: Achten Sie darauf, daß in Ihrem Tagesplan nicht mehr als 35 Gramm Fett, davon mindestens 7 Gramm MUF (Linolsäure = 1 Eßlöffel hochwertiges Pflanzenöl und 1 Teelöffel hochwertige Pflanzenmargarine) enthalten sind. Trinken Sie täglich 1 Glas magere Trink- oder Buttermilch, damit Sie mit der Reduktionskost sicher auch genügend Calcium und Vitamin B2 erhalten. Während der Gewichtsabnahme sollten Sie unbedingt 1,5 bis 2 Liter pro Tag trinken. Bevorzugen Sie Mineralwässer und mit ihnen hergestellte kalorienarme Erfrischungsgetränke mit Vitaminzusatz, die Ihre Versorgung mit Mineralstoffen und Vitaminen zusätzlich absichern. Auf Tee oder Filterkaffee ohne Zucker (eventuell mit Süßstoff) brauchen Sie nicht zu verzichten. Alkoholische Getränke sollten Sie jedoch unbedingt meiden!

Mit den Beispielen für **2000 kcal** pro Tag zeige ich Ihnen, wie Sie sich auf eine fettmodifizierte, cholesterinsenkende Ernährung umstellen können. Ob dies für Sie die richtige Kalorienmenge ist, stellen Sie durch die Kontrolle Ihres Körpergewichtes fest. Mit etwas weniger oder mehr Kalorien tasten Sie sich an Ihren persönlichen Energiebedarf heran, bei dem Ihr Körpergewicht konstant bleibt. Bei der Ernährungsumstellung steht an erster Stelle die Einschränkung des Fettanteils auf 30% der täglichen Energiezufuhr, wobei der Anteil an gesättigten Fettsäuren nur 7–10% betragen sollte. Dies ist nur durch Einschränkung von tierischen Lebensmitteln erreichbar! Dabei wird ganz automatisch auch die Zufuhr von Cholesterin stark vermindert. Im Vordergrund stehen pflanzliche Lebensmittel, die ungesättigte Fettsäuren, reichlich Ballaststoffe, Vitamine (unter anderen auch die Schutzstoffe Beta-Carotin, Vitamin C und E) und Mineralstoffe liefern. Mit Hilfe der Tagespläne wird es Ihnen möglich sein, Ihre Speisepläne richtig zusammenzustellen. Probieren Sie alle Rezepte aus diesem Buch aus, dann haben Sie mehr Abwechslung, zumal Sie Ihre neue Ernährungsweise mindestens 6 Monate, am besten für immer, beibehalten sollten.

1. Beispiel

Frühstück:
50 g Roggen-Vollkornbrötchen (1 Stück)
1 Portion Bananen-Weizenkeim-Creme, Seite 41

Mittagessen:
1 Portion Spaghetti mit Broccoliröschen-Püree, Seite 59
50 g Kopfsalat
1 Portion Pikante Joghurtsauce, Seite 29

Zwischenmahlzeit:
1 Stück Apfel-Walnuß-Törtchen, Seite 108

Abendessen:
1 Portion Warmer Spinatsalat mit Schinken und Pinienkernen, Seite 93
50 g Roggenmischbrot oder Vollkorn-Stangenbrot

Pro Tag etwa:
4200 kJ/1000 kcal
45 g Eiweiß
34 g Fett, davon 9 g MUF
130 g Kohlenhydrate
30 g Ballaststoffe
10 mg Cholesterin

2. Beispiel

Frühstück:
1 Portion Weizenflocken-Beeren-Müsli, Seite 36

Mittagessen:
1 Portion Putenragout aus der Bratfolie, Seite 83
50 g Naturreis, Seite 66

Zwischenmahlzeit:
100 g Kiwi (1 große) oder anderes Obst

Abendessen:
1 Portion Hirse-Kohlbratlinge, Seite 55
1 Portion Tofu-Kräutersauce, Seite 55
100 g Tomaten
1 Portion Einfache Sauce Vinaigrette, Seite 29

Pro Tag etwa:
4285 kJ/1020 kcal
50 g Eiweiß
30 g Fett, davon 9,8 g MUF
132 g Kohlenhydrate
24 g Ballaststoffe
78 mg Cholesterin

3. Beispiel

Frühstück:
30 g Vollkorn-Knäckebrot plus Ballaststoffe (3 Scheiben)
1 Portion Hafer-Walnuß-Creme, Seite 43

Mittagessen:
1 Portion Rotbarsch auf Fenchelgemüse, Seite 77
200 g Pellkartoffeln, Seite 69

Zwischenmahlzeit:
1 Portion Apfelgrütze mit Himbeerpüree (ersatzweise 150 g Apfel), Seite 104

Abendessen:
1 Portion Grünkernbratlinge mit Gurke und Erdnußsauce, Seite 55

Pro Tag etwa:
4470 kJ/1065 kcal
51 g Eiweiß
37 g Fett, davon 14,9 g MUF
131 g Kohlenhydrate
34 g Ballaststoffe
48 mg Cholesterin

4. Beispiel

Frühstück:
1 Portion Hafergrütze mit Apfel-Bananenmus, Seite 37

Mittagessen:
1 Portion Japanisches Gemüse mit Tofuwürfeln, Seite 60
50 g Grünkern, Seite 64

Zwischenmahlzeit:
Zitronenquark aus
50 g Magerquark
½ Zitrone (Saft und etwas Schale)
flüssiger Süßstoff
etwas Mineralwasser
5 g Kokosraspeln (1 geh. Teel.)

Abendessen:
1 Portion Gebackene Bohnen, Seite 68
40 g Weizenbrötchen (Semmel, 1 Stück)

Pro Tag etwa:
4325 kJ/1030 kcal
45 g Eiweiß
29 g Fett, davon 10 g MUF
145 g Kohlenhydrate
30 g Ballaststoffe
7 mg Cholesterin

Anteil an der Energiezufuhr:				Anteil an der Energiezufuhr:				Anteil an der Energiezufuhr:				Anteil an der Energiezufuhr:			
Fett	GF	EUF	MUF	Fett	GF	EUF	MUF	Fett	GF	EUF	MUF	Fett	GF	EUF	MUF
30%	7%	15%	8%	26%	7,5%	10%	8,5%	31%	7,5%	11%	12,5%	26%	8,5%	7,5%	10%

GF = gesättigte Fettsäuren, EUF = einfach ungesättigte Fettsäuren, MUF = mehrfach ungesättigte Fettsäuren

Tagespläne für 2000 kcal

Die Tagespläne enthalten etwas weniger als 2000 kcal, damit Sie auch kalorienhaltige Getränke aufnehmen können.
Um den Flüssigkeitsbedarf zu decken, sollten sie täglich etwa 1 bis 1,5 Liter trinken. Mineralwasser, Tee oder Filterkaffee ohne Zucker (eventuell mit Süßstoff) sind kalorienfrei. Kaum zu Buche schlagen auch kalorienarme Limonaden mit Süßstoff oder Gemüsesäfte.

Kalorienhaltige Getränke müssen Sie in Ihrem Tagesplan berücksichtigen. Zum Beispiel enthält ein Glas (0,2 l) Fruchtsaft/-nektar, Limonade oder Bier 85 kcal, ein Glas trockener Weiß- oder Rotwein sogar 160 kcal. Bei gleichem Kaloriengehalt könnten Sie doppelt so viel von einem kalorienreduzierten Fruchtnektar, alkoholfreiem Bier oder alkoholfreiem Wein trinken.

1. Beispiel

Frühstück:
60 g Vollkornbrot
Frischkäse mit Apfel (100 g körniger Frischkäse
100 g geriebener Apfel
Zimt · flüssiger Süßstoff)
200 ccm Multivitaminsaft

Zwischenmahlzeit:
1 Portion Bananen-Joghurt-Creme, Seite 41
30 g Vollkorn-Haferkeks (ungesüßt, 6 Stück)

Mittagessen:
1 Portion Vollkornspaghetti mit Provenzalischem Gemüse, Seite 58
Rohkostsalat aus 200 g Gurken
1 Portion Einfache Sauce Vinaigrette, Seite 29

Zwischenmahlzeit:
2 Stück Pumpernickel-Domino, Seite 98
Möhrenrohkost aus 150 g geraspelten Möhren
1 Eßlöffel Zitronensaft
flüssigem Süßstoff

Abendessen:
1 Portion Chinesisches Gemüse mit Hähnchenfleisch, Seite 86
1 Portion Naturreis, Seite 66

Spätimbiß:
200 g frisches Beerenobst (beispielsweise Erdbeeren)

Pro Tag etwa:
7560 kJ/1800 kcal
79 g Eiweiß
57 g Fett, davon 16,7 g GF
243 g Kohlenhydrate
41 g Ballaststoffe
90 mg Cholesterin

2. Beispiel

Frühstück:
1 Portion Roggenschnitten mit Paprikacreme, Seite 98
1 Stück Apfel-Walnuß-Törtchen, Seite 108
200 ccm Tomaten- oder Gemüsesaft

Zwischenmahlzeit:
100 g Dickmilch (3,5% Fett)
2 Stück Mandarinen oder anderes Obst
flüssiger Süßstoff
1 Portion Knuspermüsli, Seite 39

Mittagessen:
1 Portion Mangold-Möhren-Gemüse mit Putenschnitzel, Seite 83
1 Portion Hirse, Seite 65

Zwischenmahlzeit:
Zwetschgengrütze mit Vanillesahne, Seite 104 oder 100 g Obst

Abendessen:
1 Portion Gemüserisotto, Seite 51
Endiviensalat (50 g Endivien)
1 Portion Einfache Sauce Vinaigrette, Seite 29

Spätimbiß:
1 Portion Bananen-Tofu-Creme (ersatzweise 100 g Bananen), Seite 105

Pro Tag etwa:
7580 kJ/1805 kcal
86 g Eiweiß
57 g Fett, davon 16,7 g GF
237 g Kohlenhydrate
36 g Ballaststoffe
92 mg Cholesterin

3. Beispiel

Frühstück:
60 g Vierkorn-Brot
20 g Halbfett-Margarine
30 g Lachsschinken
100 g grüne Paprikaschote

Zwischenmahlzeit:
1 Portion Trockenobst-Müsli, Seite 39
150 g Joghurt (1,5 % Fett)
150 g Beerenobst (beispielsweise Himbeeren)
flüssiger Süßstoff

Mittagessen:
1 Portion Linsen, Seite 68
200 g Pellkartoffeln, Seite 69
80 g geräucherte Putenbrust
100 g Mixed Pickles

Zwischenmahlzeit:
100 g Obstkuchen mit Mürbeteigboden
Filterkaffee ohne Zucker (eventuell mit Süßstoff)
2 Teel. Kondensmilch (4% Fett)

Abendessen:
1 Portion Zucchini mit Graupen-Nußfüllung, Seite 56
Rohkostplatte aus je 50 g Möhren, Gurken, Kohlrabi
1 Portion Tofu-Salatsauce, Seite 29

Spätimbiß:
200 g Apfel
15 g geröstete Sonnenblumenkerne (3 geh. Teel.)

Pro Tag etwa:
7640 kJ/1820 kcal
90 g Eiweiß
55 g Fett, davon 16,3 g GF
242 g Kohlenhydrate
50 g Ballaststoffe
120 mg Cholesterin

4. Beispiel

Frühstück:
60 g Weizenschrotbrot (Graham)
1 Portion Hafer-Schoko-Creme, Seite 43
½ Grapefruit (130 g ohne Schale)

Zwischenmahlzeit:
1 Portion Roggenmüsli mit Meerrettich und Kresse, Seite 35
200 ccm Tomatensaft

Mittagessen:
1 Portion Seezungenfilets mit Möhren-Staudensellerie-Gemüse, Seite 75
200 g Pellkartoffeln, Seite 69

Zwischenmahlzeit:
2 Stück Bananen-Kokos-Törtchen, Seite 108
Milchkaffee (125 ccm Milch, 1,5 % Fett; Filterkaffee, Süßstoff)

Abendessen:
1 Portion Graupen-Erbsen-Topf mit Röstzwiebeln, Seite 48
50 g Eisbergsalat
1 Portion Einfache Sauce Vinaigrette aus Olivenöl, mit Knoblauch, Seite 29, oder 100 g Gewürzgurken

Spätimbiß:
50 g Dörraprikosen

Pro Tag etwa:
7770 kJ/1850 kcal
84 g Eiweiß
50 g Fett, davon 17,2 g GF
264 g Kohlenhydrate
41 g Ballaststoffe
107 mg Cholesterin

Anteil an der Energiezufuhr:				Anteil an der Energiezufuhr:				Anteil an der Energiezufuhr:				Anteil an der Energiezufuhr:			
Fett	GF	EUF	MUF	Fett	GF	EUF	MUF	Fett	GF	EUF	MUF	Fett	GF	EUF	MUF
28%	8,2%	11,4%	8,4%	28%	10%	7,8%	10,2%	27%	8%	7%	12%	25%	8,6%	7,7%	8,7%

GF = gesättigte Fettsäuren, EUF = einfach ungesättigte Fettsäuren, MUF = mehrfach ungesättigte Fettsäuren

Nährwerttabellen

Fett- und Cholesteringehalt tierischer Lebensmittel (Durchschnittswerte)

Beachten Sie:
Tierische Lebensmittel sind die Hauptlieferanten von »gesättigten« Fettsäuren, die bei einer fettmodifizierten Ernährung unbedingt eingeschränkt werden sollen. Das Fett in Milch, Milchprodukten, Käse, Butter besteht aus 50–70 %, das Fett in Fleisch, Wurstwaren, Speck, Schmalz zu 30–50 % aus gesättigten Fettsäuren. Je niedriger ihr Gesamtfettgehalt, um so weniger gesättigte Fettsäuren enthalten sie. Bevorzugen Sie deshalb immer die fettarmen Sorten.

Sehr hilfreich für die richtige Auswahl von Lebensmitteln sind auch die ausführlichen Tabellen in: GU Kompaß Cholesterin, Gräfe und Unzer, 1994

Lebensmittel 100 g	Gesamtfett g	Cholesterin mg
Milch und Milchprodukte		
Rohmilch, Vorzugsmilch	3,8	14
Trinkmilch, 3,5% Fett	3,5	13
Trinkmilch, fettarm, 1,5% Fett	1,5	6
Trinkmilch, mager, 0,1% Fett	0,1	1
Buttermilch	0,5	2
Dickmilch aus Trinkmilch, 3,5% Fett	3,5	13
Dickmilch, 1,5% Fett	1,5	6
Dickmilch, entrahmt, 0,1% Fett	0,1	1
Joghurt aus Trinkmilch, 3,5% Fett	3,5	13
Joghurt, fettarm, 1,5% Fett	1,5	6
Joghurt aus Magermilch, 0,1% Fett	0,1	1
Kefir aus Trinkmilch, 3,5% Fett	3,5	13
Kondensmilch, 4% Fett	4,1	16
Kondensmilch, 10% Fett	10,1	38
Sahne, 10% Fett (Kaffeerahm)	10,5	39
Sahne, 30% Fett (Schlagsahne)	31,0	90
Saure Sahne (Rahm), 10% Fett	10,0	37
Crème fraîche, 40% Fett	40,0	117
Käse		
Emmentaler, 45% Fett i.Tr.	30,0	70
Bayerntaler, 30% Fett i.Tr.	18,0	40
Edamer, 45% Fett i.Tr.	25,4	59
Edamer, 30% Fett i.Tr.	16,0	37
Edelpilzkäse, 50% Fett i.Tr.	29,6	69
Edelpilzkäse, halbfett, 26% Fett i.Tr.	16,0	37
Gouda, 45% Fett i.Tr.	25,4	59
Parmesan, 35% Fett i.Tr.	25,8	61
Schmelzkäse, 45% Fett i.Tr.	23,0	53
Schmelzkäse »leicht«, 20% Fett i.Tr.	8,6	20
Tilsiter, 45% Fett i.Tr.	25,4	59
Tilsiter, 30% Fett i.Tr.	16,0	37
Toast-Scheiben, 45% Fett i.Tr.	25,4	59
Toast-Scheiben »leicht«	11,0	35
Frischkäse		
Doppelrahmkäse, 60% Fett i.Tr.	29,7	90
Frischkäse »leicht«	15,0	45
Körniger Frischkäse, 20% Fett i.Tr.	5,0	18
Mascarpone	47,5	138
Mozzarella	19,8	46
Tartare	33,5	56
Tartare »leicht«	7,0	25
Schichtkäse, 20% Fett i.Tr.	4,4	16
Schichtkäse, 10% Fett i.Tr.	2,0	7
Speisequark, 40% Fett i.Tr.	10,3	31
Speisequark, 20% Fett i.Tr.	4,4	16
Speisequark, mager	0,2	1

Lebensmittel 100 g	Gesamtfett g	Cholesterin mg
Weichkäse		
Brie, 50% Fett i.Tr. (Rahmbrie)	25,5	72
Camembert, 30% Fett i.Tr.	12,8	30
Harzer, Korbkäse	0,7	3
Limburger Käse, 40% Fett i.Tr.	19,7	46
Limburger Käse, 20% Fett i.Tr.	9,0	21
Eier, Eiprodukte		
1 Hühnerei, Stück 58 g (Gew.Kl. 4)	6,2	314
1 Eidotter, mittelgroß, 19 g	6,1	314
1 Eiklar, mittelgroß, 33 g	0,1	0
Eierteigwaren	2,8	94
Eierteigwaren mit erhöhtem Eigehalt	2,9	146
Mayonnaise, 80% Fett	83,0	140
Tierische Fette		
Butter (Süß- und Sauerrahm)	82,5	230
Butter, dreiviertelfett, 85% weniger Cholesterin	61,0	32
Butterschmalz	99,5	278
Schweineschmalz	99,7	86

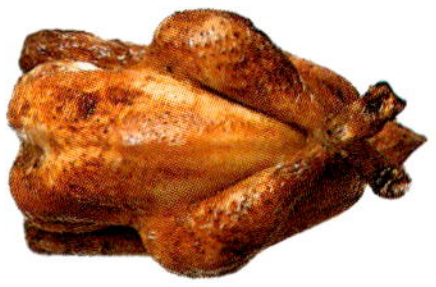

Lebensmittel 100 g	Gesamtfett g	Cholesterin mg
Geflügel		
Ente, Fleisch mit Haut	42,5	120
Gans, Fleisch mit Haut	33,6	90
Hähnchenbrust, ohne Haut	1,0	45
Hähnchenschenkel, ohne Haut	2,4	84
Suppenhuhn, mit Haut	18,8	75
Hühnerleber	4,7	550
Putenbrust, ohne Haut	1,0	45
Putenkeule, ohne Haut	3,6	75
Lammfleisch		
Muskelfleisch (ohne Fett)	3,4	70
Keule	18,7	75
Kotelett	35,4	77
Kalbfleisch		
Haxe	8,0	98
Kalbfleisch, mager	0,8	70
Kalbfleisch, mittelfett	6,5	72
Kotelett	4,3	71
Bries	3,4	290
Leber	4,1	360
Niere	6,4	380

Lebensmittel 100 g	Gesamtfett g	Cholesterin mg
Rindfleisch		
Filet	4,0	50
Rindfleisch, mittelfett	8,1	64
Roastbeef	6,3	50
Tatar (Schabefleisch)	2,6	50
Niere	5,1	375
Leber	2,1	265
Zunge	15,9	108
Schweinefleisch		
Bug (Schulter)	16,8	65
Eisbein (Vorderbein)	10,8	65
Haxe (Hinterbein)	12,2	64
Filet	2,0	55
Kotelett, mittelfett	7,0	50
Schnitzel, mager	1,9	50
Kasseler	12,2	50
Lende	2,0	50
Leber	4,5	340
Niere	3,2	340
Wild		
Hase	3,0	65
Hirsch	5,0	58
Reh, Keule (Schlegel)	1,3	60
Rehrücken	3,6	65
Kaninchen	4,0	70
Fleisch- und Wurstwaren		
Bierschinken	12,0	65
Bockwurst	24,3	64
Bratwurst (Schweinsbratwurst)	26,8	65
Cervelatwurst	34,0	80
Fleischkäse (Leberkäse)	25,5	65
Fleischwurst	25,9	66
Frankfurter Würstchen	26,0	65
Hackfleisch (halb und halb)	10,0	65
Jagdwurst	20,6	70
Kalbsleberwurst	36,0	169
Landjäger	42,2	65
Leberpastete	28,1	137
Leberwurst, grob	27,0	205
Mettwurst, streichfähig	34,5	80
Mortadella	32,8	90
Münchner Weißwurst	25,1	70
Salami	34,0	80
Schinken, gekocht		
Hinterschinken	4,7	85
Vorderschinken	3,0	81
Schinken, roh, geräuchert	16,0	110
Schinken, gekocht, ohne Fettrand	2,9	85
Schinken, roh, geräuchert	16,0	110
Speck, durchwachsen	36,0	80
Wiener Würstchen	26,8	62
Lachsschinken	5,5	70
Putenbrust, geräuchert	1,0	60
Hähnchenbrustschinken	1,0	60

Lebensmittel 100 g	Gesamtfett g	Cholesterin mg
Seefische		
Flunder	0,7	48
Heilbutt	2,3	41
Hering	17,8	91
Kabeljau (Dorsch)	0,4	47
Makrele	11,9	69
Ostseehering	9,2	44
Rotbarsch (Goldbarsch)	3,6	38
Schellfisch	0,1	62
Scholle	0,8	63
Seelachs (Köhler)	0,8	33
Seezunge	1,4	50
Thunfisch	7,2	80
Tintenfisch	0,8	170
Zander	0,7	30
Austern	1,2	250
Garnele (Speisekrabbe)	1,4	138
Hummer	1,9	135
Miesmuschel	1,3	160
Steckmuschel (Klaffmuschel)	1,3	113
Süßwasserfische		
Aal, Flußaal	24,5	142
Barsch (Flußbarsch)	0,8	72
Forelle (Bachforelle)	2,7	56
Lachs	13,6	35
Fischdauerwaren		
Aal, geräuchert	28,5	160
Brathering	15,2	86
Bückling	15,5	90
Hering, mariniert (Bismarckhering)	16,0	85
Hering in Gelee	12,6	36
Heringsfilet in Tomatensauce	15,0	50
Kaviar, echt (Russischer Kaviar)	13,5	300
Krabben in Dosen	2,5	100
Lachs, geräuchert	19,4	42
Makrele, geräuchert	15,5	83
Matjeshering	22,6	80
Ölsardinen in Dosen, ganzer Inhalt	24,4	120
Sprotte, geräuchert	18,4	80
Thunfisch in Öl	20,9	50

Quellen: Nährwerttabellen für Milch und Milchprodukte, Prof. Dr. E. Renner, Dr. A. Renz-Schauer, Verlag Drathen, Gießen. 1993.
Nährstoffe in Lebensmitteln, Die große Energie- und Nährwerttabelle, Beate und Helmut Heseker, Umschau Verlag, Frankfurt, 1993.
Die große GU Nährwert-Tabelle, Neuausgabe 1994/95, Gräfe und Unzer Verlag, München.
Die Nährwerte von Rind- und Schweinefleisch, Wurst und Fleischwaren, Bundesanstalt für Fleischforschung, Kulmbach, 1993/1994/1995.

Nährwerttabellen

Fettgehalt und Fettsäurenzusammensetzung pflanzlicher Öle und Fette

Lebensmittel 100 g	Gesamtfett g	MUF g	EUF g
Öle			
Erdnußöl	99,4	31,0	52,5
Leinöl	99,5	68,7	17,2
Maiskeimöl	99,9	56,0	31,1
Olivenöl	99,6	8,0	71,7
Palmöl	99,8	9,0	37,4
Rapsspeiseöl	99,8	30,0	60,0
Safloröl (Distelöl)	99,9	75,0	11,4
Sesamöl	99,5	43,2	40,1
Sojaöl	99,9	60,0	20,1
Sonnenblumenöl	99,8	63,0	21,9
Walnußöl	99,5	70,0	15,7
Diät-Speiseöl	99,9	65,1	17,0
Kürbiskernöl	99,8	52,8	23,0
Fette			
Margarine	80,0	25,5	27,5
Halbfettmargarine	40,0	18,8	10,1
Diätmargarine	80,0	48,0	12,0
Diät-Halbfettmargarine	40,0	24,0	11,2
Diät-Pflanzencreme	78,0	47,5	10,6
Diät-Pflanzenfett	100,0	60,0	15,0

MUF = mehrfach ungesättigte Fettsäuren
EUF = einfach ungesättigte Fettsäuren

Ausgewählte Lebensmittel mit einem hohen Gehalt an Vitamin E, Vitamin C und Beta-Carotin
(Angaben in mg/100 ml)

Lebensmittel 100 g	Vitamin E mg
Pflanzenöle	
Kürbiskernöl	35,0
Maiskeimöl	42,0
Distelöl	45,0
Sonnenblumenöl	70,0
Weizenkeimöl	208,0
Diät-Speiseöl	65,0
Diät-Margarine	65,0
Erdnüsse	9,1
Haselnüsse	26,0
Mandeln	25,0
Paranüsse	7,6
Pinienkerne	13,7
Sesam-Samen	5,7
Sonnenblumenkerne	21,8
Walnüsse	6,2
Weizenkeime	11,7
Vollkornmüsli	6,5

Quelle: Lebensmitteltabelle für die Praxis, Souci, Fachmann, Kraut, 2. Auflage, Wissenschaftliche Verlagsgesellschaft mbH, Stuttgart, 1991.

Lebensmittel 100 g	Vitamin C mg
Kohlrabi	65
Meerrettich	115
Blumenkohl	75
Broccoli	115
Fenchel	95
Kresse	60
Grünkohl	105
Petersilienblatt	165
Rosenkohl	115
Paprikaschote (grün)	140
Paprikaschote (rot)	140
Erdbeeren	65
Johannisbeeren (schwarz)	175
Orangen	50
Grapefruit	44
Kiwi	100
Zitrone	55
Sanddornsaft	266

Lebensmittel 100 g	Beta-Carotin mg
Broccoli	1,9
Chicoree	1,3
Eisbergsalat	1,3
Feldsalat	3,9
Fenchel	4,7
Grünkohl	4,1
Kräuter	
Dill	6,1
Kerbel	5,5
Kresse	2,2
Liebstöckl	4,0
Petersilie	7,2
Zitronenmelisse	3,5
Kürbis	2,0
Mangold	3,5
Möhren	12,0
Löwenzahn	7,9
Paprikaschoten (rot)	2,1
Sauerampfer	5,0
Spinat	4,2
Aprikosen (getrocknet)	4,6
Honigmelone	1,8
Kakifrucht	1,6
Mango	3,0

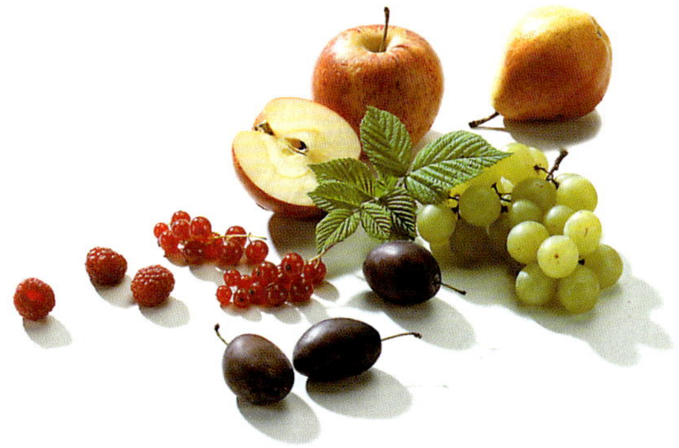

Ballaststoff-Gehalt pflanzlicher Lebensmittel

Getreide

Lebensmittel 100 g	Ballaststoffe Gesamt	Ballaststoffe löslich
Buchweizen	3,7	1,6
Hafer	9,3	4,4
Hirse	3,9	1,4
Gerste	8,7	1,8
Grünkern (Dinkel)	9,9	2,7
Mais	7,7	1,2
Naturreis	4,0	2,9
Reis (poliert)	2,1	1,2
Roggen	13,4	3,2
Weizen	9,6	2,2

Mahlerzeugnisse

Lebensmittel 100 g	Ballaststoffe Gesamt	Ballaststoffe löslich
Weizenmehl		
Type 405	3,2	2,0
Type 550	3,5	2,2
Type 1050	5,2	2,1
Weizenbackschrot (1700)	9,2	2,3
Weizenvollkornmehl	10,0	2,3
Roggenmehl		
Type 815	6,5	3,0
Type 997	6,9	3,0
Type 1150	7,7	3,3
Roggenbackschrot (1800)	12,0	3,3
Roggenvollkornmehl	13,5	3,3

Brot und Brötchen

Lebensmittel 100 g	Ballaststoffe Gesamt	Ballaststoffe löslich
Weizenbrot	3,2	1,5
Weizenbrötchen	3,4	2,0
Weizenmischbrot	4,8	2,7
Toastbrot	3,8	1,8
Weizenvollkornbrot	6,9	2,0
Weizenvollkornbrötchen	7,7	2,4
Weizenknäckebrot	12,9	3,3
Roggenbrot	6,8	2,4
Roggenmischbrot	6,0	2,2
Roggenvollkornbrot	8,9	2,6
Roggenknäckebrot	14,1	4,1
Sonnenblumenbrot	7,6	2,6
Zwieback	5,2	1,6

Sonstige Getreideprodukte

Lebensmittel 100 g	Ballaststoffe Gesamt	Ballaststoffe löslich
Weizenflocken	9,7	2,2
Roggenflocken	13,3	3,2
Haferflocken	9,5	4,5
Gerstenflocken	8,5	1,7
Maisflocken	7,7	1,3
Weizengries	7,1	2,1
Gerstengraupen	4,6	1,9
Cornflakes	4,0	1,2
Nudeln (gekocht)	1,5	1,1
Vollkornnudeln (gekocht)	4,4	3,7
Tortenboden	1,3	0,9
Vollkorn-Tortenboden	4,3	1,4

Ballaststoff-Konzentrate

Lebensmittel 100 g	Ballaststoffe Gesamt	Ballaststoffe löslich
Haferspeisekleie	18,6	8,2
Weizenspeisekleie	49,3	3,6

Heimisches Obst

Lebensmittel 100 g	Ballaststoffe Gesamt	Ballaststoffe löslich
Apfel	2,3	1,2
Birne	2,8	0,6
Brombeeren	3,2	1,0
Erdbeeren	2,0	0,8
Heidelbeeren	4,9	1,4
Himbeeren	4,7	1,0
Johannisbeeren	3,5	0,4
Pfirsiche	1,7	0,9
Pflaumen	1,7	0,8
Sauerkirschen	1,1	0,7
Süßkirschen	1,9	0,9
Weintrauben	1,6	0,4

Südfrüchte

Lebensmittel 100 g	Ballaststoffe Gesamt	Ballaststoffe löslich
Ananas	1,4	0,5
Banane	2,0	0,6
Grapefruit	0,6	0,3
Honigmelone	1,0	0,3
Kiwi	3,9	1,5
Mango	1,7	0,6
Orange	2,2	1,3
Papaya	1,9	0,8
Passionsfrucht	1,4	0,7
Wassermelone	0,2	0,1

Trockenfrüchte

Lebensmittel 100 g	Ballaststoffe Gesamt	Ballaststoffe löslich
Aprikosen	8,0	4,3
Datteln	9,2	2,3
Feigen	9,6	1,9
Korinthen	5,0	1,5
Pflaumen	9,0	4,9
Sultaninen	5,4	1,6

Blattgemüse

Lebensmittel 100 g	Ballaststoffe Gesamt	Ballaststoffe löslich
Blattsalat	1,6	0,2
Blattspinat	1,8	0,5
Chicorée	1,3	0,4
Eisbergsalat	1,8	0,4
Feldsalat	1,8	0,4

Kohlgemüse

Lebensmittel 100 g	Ballaststoffe Gesamt	Ballaststoffe löslich
Blumenkohl	2,9	0,5
Broccoli	3,0	1,3
Chinakohl	1,7	0,2
Kohlrabi	1,5	0,5
Rosenkohl	4,4	1,1
Rotkohl	2,5	0,8
Weißkohl	3,0	0,8
Wirsingkohl	2,8	1,0

Sonstiges Gemüse

Lebensmittel 100 g	Ballaststoffe Gesamt	Ballaststoffe löslich
Aubergine	1,4	0,1
Fenchel	3,3	0,8
Gurke	0,9	0,1
Kartoffel	1,9	1,3
Knollensellerie	4,2	0,6
Möhren	2,9	1,4
Paprika (grün)	2,0	0,3
Porree	2,2	0,5
Radieschen	1,5	0,2
Rettich	1,2	0,3
Rote Beete	2,5	0,5
Spargel	1,4	0,1
Tomaten	1,3	0,5
Zucchini	1,1	0,3
Zwiebeln	1,4	0,7
Champignons	1,9	0,4

Hülsenfrüchte (gegart)

Lebensmittel 100 g	Ballaststoffe Gesamt	Ballaststoffe löslich
Bohnen (weiß)	7,5	4,1
Bohnen (rot)	6,0	3,4
Erbsen (grün)	5,0	1,0
Erbsen (gelb)	4,9	2,4
Kichererbsen	4,4	2,8
Kidneybohnen	8,3	5,1
Linsen	2,8	1,0

Nüsse

Lebensmittel 100 g	Ballaststoffe Gesamt	Ballaststoffe löslich
Caschewnüsse	2,9	1,6
Erdnüsse	7,1	0,8
Haselnüsse	7,4	2,8
Kokosnüsse	9,0	2,1
Mandel	9,8	3,3
Paranüsse	6,7	1,4
Pistazien	6,5	3,0
Walnüsse	4,6	2,1

Quelle: Bundesanstalt für Getreide-, Markt- und Ernährungsforschung e.V. (GMF), Bonn, 1992.

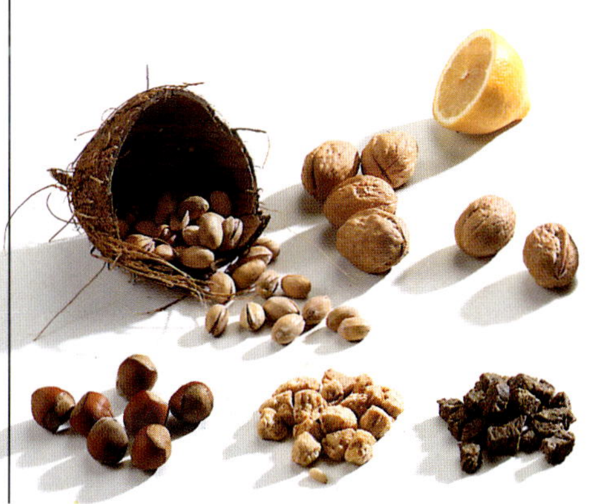

Der Inhalt des Buches von A–Z

Zum Gebrauch

Hier stehen die Rezepttitel und Sachbegriffe in alphabetischer Reihenfolge. Damit Sie Rezepte mit bestimmten Zutaten aber noch schneller finden können, stehen in diesem Register zusätzlich auch die Hauptzutaten wie Soja oder Haferkleie, ebenfalls alphabetisch geordnet und halbfett gedruckt über den entsprechenden Rezepten.

Rezeptregister

A

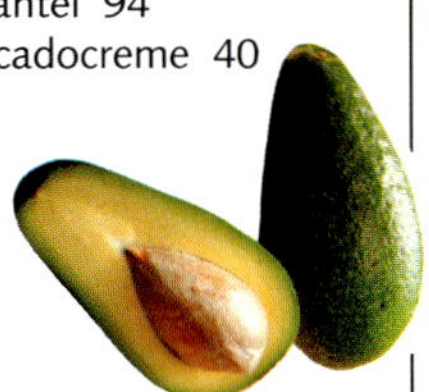

B

C

D

E

F

G

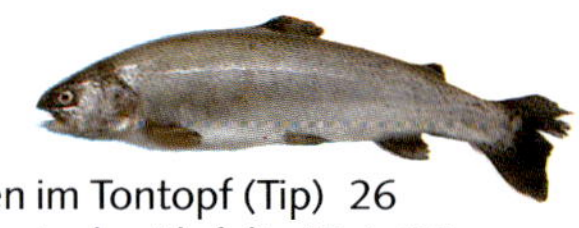

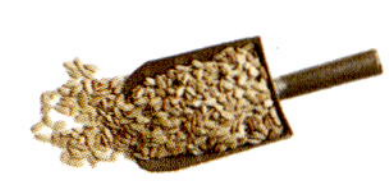

H

Der Inhalt des Buches von A–Z

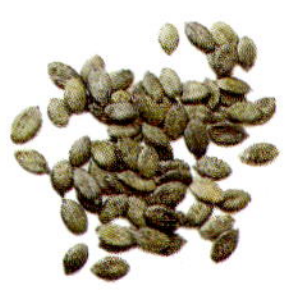

Sachregister

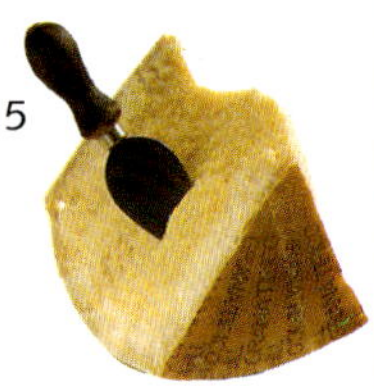

Gesünder leben: auf einen Blick

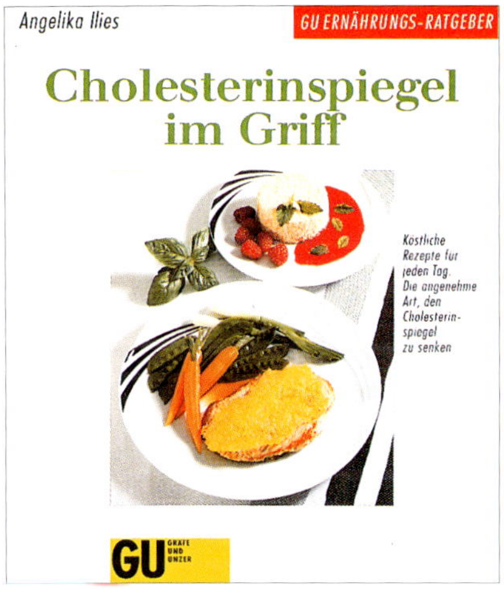

Fachärztlicher Rat und leckere Rezepte, die auch der Familie schmecken.

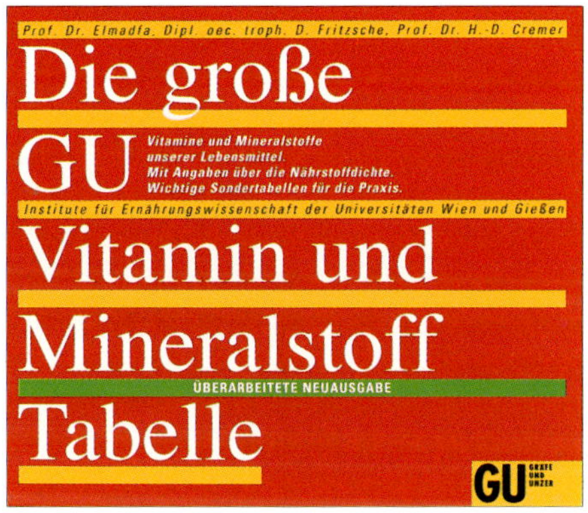

Die zuverlässigen Informationsquellen - für Fachleute und alle, die sich gesund ernähren wollen.

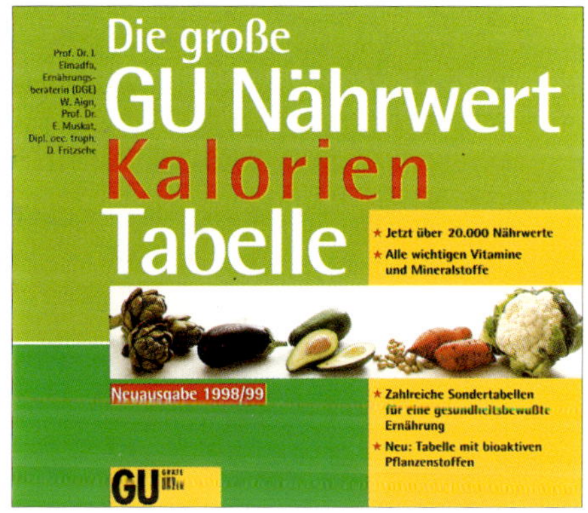

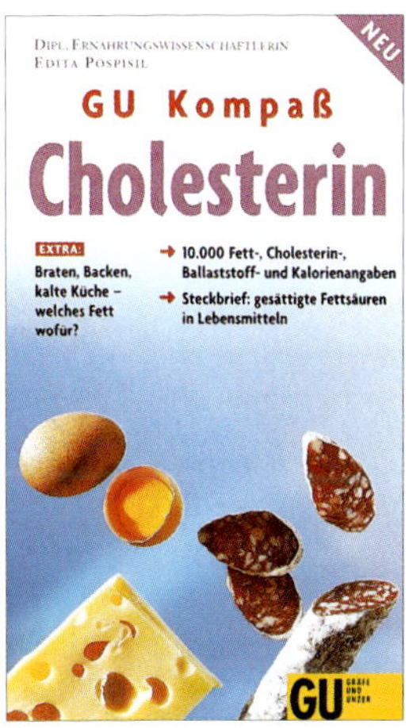

Das Richtige essen bei erhöhtem Cholesterinspiegel. Über 10.000 Fett-, Cholesterin-, Ballaststoff- und Kalorien/ Joule-Werte.

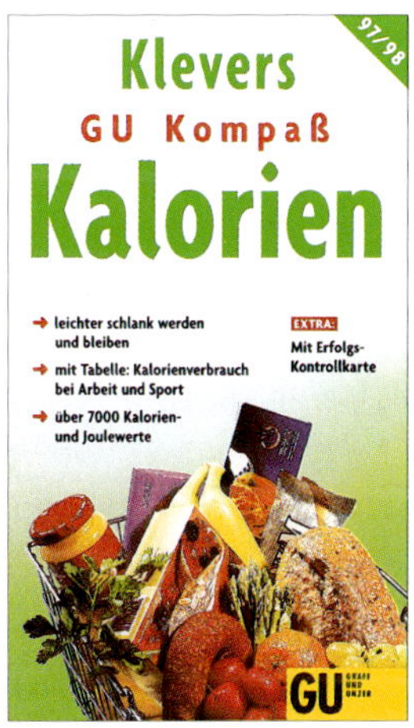

Schlank werden und schlank bleiben!
Über 7000 Werte - auch von neuesten Produkten.

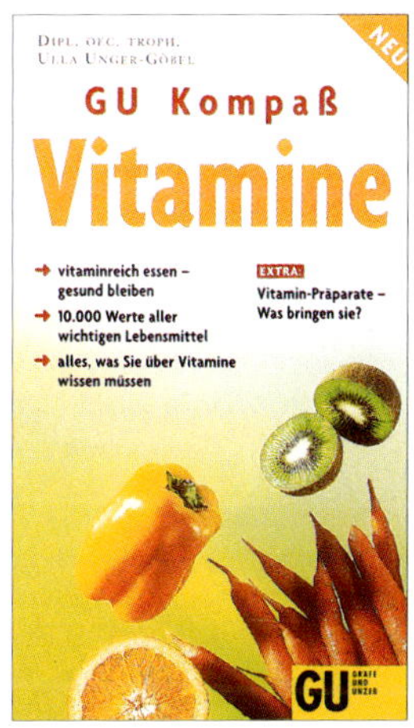

Vitaminreich essen - gesund bleiben! Der Vitamingehalt unserer Lebensmittel in 10.000 Werten.

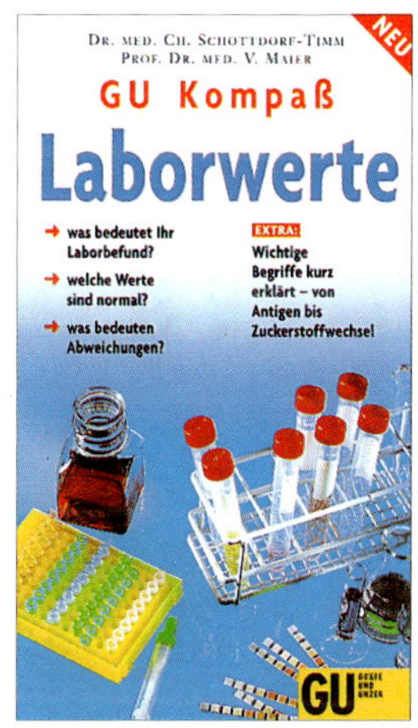

Alle wichtigen Laborwerte sind übersichtlich gegliedert und alphabetisch aufgeführt.

Mehr draus machen
Mit Gräfe und Unzer

GU GRÄFE UND UNZER

Die Autoren

Edita Pospisil

ist Diplom-Ernährungswissenschaftlerin. Ihr Spezialgebiet liegt im Bereich der ernährungsabhängigen Gesundheitsstörungen, der Prophylaxe und diätetischer Behandlung. Die praktische Umsetzung wissenschaftlicher Erkenntnisse steht im Mittelpunkt ihrer Ernährungsseminare, Fachvorträge und Veröffentlichungen in Fach- und Publikumszeitschriften. Im vorliegenden Bildkochbuch wie auch den bisher erschienenen Büchern »Kochbuch für Diabetiker«, »Bluthochdruck senken ohne Medikamente« und »GU Kompaß Cholesterin« gibt sie ihre Erfahrungen und ihr Fachwissen für jedermann in überzeugender und leicht verständlicher Form weiter.

Peter Schwandt

ist Professor für Innere Medizin am Klinikum Großhadern, München. Er ist Mitbegründer und Vorsitzender der Deutschen Gesellschaft für Fettstoffwechselstörungen Lipid-Liga e. V., deren Ziel es ist, Ärzte auf diesem Gebiet gezielt fortzubilden und Präventivmaßnahmen für die Bevölkerung zu ergreifen. Er gilt als allgemein anerkannter »Cholesterin-Spezialist«.

Werner Richter

ist Professor für Innere Medizin an der Ludwig-Maximilians-Universität München. Sein besonderes Interesse gilt den Stoffwechselkrankheiten. Seit 1978 arbeitet er sehr eng mit Prof. Dr. P. Schwandt auf dem Gebiet der Fettstoffwechselstörungen zusammen.

Odette Teubner

Ihr beruflicher Werdegang war von klein an vorprogrammiert, da sie zwischen Kameras, Scheinwerfern, Versuchsküche und Dunkelkammer aufwuchs. Nach der Schulzeit begann sie sofort eine Lehre bei ihrem Vater, dem international bekannten Food-Fotografen Christian Teubner. Obgleich Odette ihrem Vater schon bald eine fast unersetzliche Hilfe war, folgte sie seinem Rat, sich einige Monate in München der Modefotografie zu widmen, um eine einseitige Entwicklung zu verhindern. Außerdem ging sie für einige Wochen nach Alaska, um dort Land und Tiere zu fotografieren. Heute arbeitet sie ausschließlich im Studio für Lebensmittelfotografie Teubner. In ihrer Freizeit ist sie begeisterte Kinderportraitistin – mit dem eigenen Sohn als Modell.

Kerstin Mosny

wuchs in einer kreativen Umgebung auf. Nach dem Abitur besuchte sie eine Fachhochschule für Fotografie in der französischen Schweiz. Danach arbeitete sie als Assistentin bei verschiedenen Fotografen, unter anderem bei dem Food-Fotografen Jürgen Tapprich in Zürich. Durch einen Kochkurs bei der bekannten Kochbuch-Autorin Agnes Amberg wurde ihre Neigung zur Food-Fotografie verstärkt. Um ihre Englischkenntnisse zu vertiefen, arbeitete sie ein halbes Jahr in verschiedenen Fotostudios in London. Seit März 1985 arbeitet sie im Fotostudio Teubner. Ganz besonders gut gelingt es ihr, küchentechnische Arbeitsschritte ins Bild umzusetzen, wie die Beispiele in diesem Buch zeigen.

Impressum

Bezugsadressen

Uns sind folgende Lieferanten bekannt:
Haferkleie mit Keim
HERCULES Vollkorn- und Mühlenbäckerei GmbH
Ulmenstr. 120
40476 Düsseldorf

PANFIT Bratpapier
PSG
Postfach 130241
44312 Dortmund

Das Farbfoto auf der Einband-Vorderseite zeigt Spanisches Hähnchen mit Paprikagemüse (Rezept Seite 84).
Auf der Einband-Rückseite sehen Sie: Blumenkohl-Kartoffel-Curry und Kartoffel-Erbsen-Curry (Rezepte Seite 52), Warmer Spinatsalat mit Schinken und Pinienkernen sowie Apfel-Gemüse-Salat mit geräucherter Hähnchenbrust (Rezepte Seite 93), Lachs-Krabben-Topf mit Safranreis und Gegrillter Seelachs mit Salbei (Rezepte Seite 73), Auberginen-Kartoffel-Moussaka mit Soja und Wurzelgemüse mit Sojawürfeln (Rezepte Seite 62).

Überarbeitete Neuausgabe von Cholesterinspiegel senken, Gräfe und Unzer Verlag GmbH 1989
ISBN 3-7742-4249-6

Auflage 5. 4. 3.
Jahr 1998 97

Redaktion: Maryna Zimdars, Ina Schröter
Herstellung: Karl Schaumann und Robert Gigler
Farbfotos: Odette Teubner und Kerstin Mosny
Umschlaggestaltung: Heinz Kraxenberger
Druck und Bindung: Neue Stalling, Oldenburg
ISBN 3-7742-2327-0